JN316639

マンガでわかる成功へのプロセス30

歯科医院に本当に必要なこと

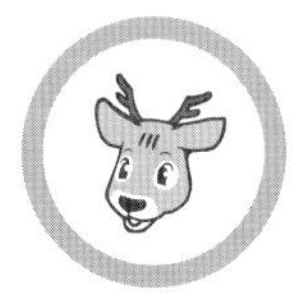

高井康博　佐々生康宏　著

開発牧子　画

This book was originally published in Japanese
under the title of :

MANGA DE WAKARU SEIKOU ENO PUROSESU 30
SHIKAIIN NI HONTOU NI HITSUYOUNAKOTO
(The Manga Guide-Secrets of Success on Dental Clinic Management)

TAKAI, Yasuhiro
Takai Dental Clinic

SASAO, Yasuhiro
Sasao Dental Clinic

© 2015 1st ed.

ISHIYAKU PUBLISHERS, INC.
7-10, Honkomagome 1 chome, Bunkyo-ku,
Tokyo 113-8612, Japan

序文

昨今,「歯科医院を取り巻く環境は厳しく，その経営は容易ではない」と種々のマスメディアが警鐘を鳴らしております．このような状況の下，歯科医院存続のために，医療とはかけ離れた経営努力がなされたり，患者さんの健康維持のための治療ではなく，経営のための治療が選択される状況も散見されます．そしてなかには，やむなく廃院に追い込まれている歯科医院が存在することも事実です．

しかし本来，医療とは時代背景に翻弄されるものでしょうか？　時代に関係なく生き残る歯科医院とは何か？　ひいては医療とは何か？　これらを読者の先生方と共に考えていく機会になればと思い，本書を企画した次第です．特に今後，開業を目標とされている若い先生方の参考になれば幸いです．

最後に，歯科業界が尊敬される存在であり続けられることを切に願っております．

高井康博

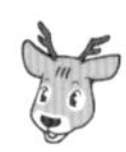

マンガでわかる成功へのプロセス30

歯科医院に本当に必要なこと

第1話　新規開業

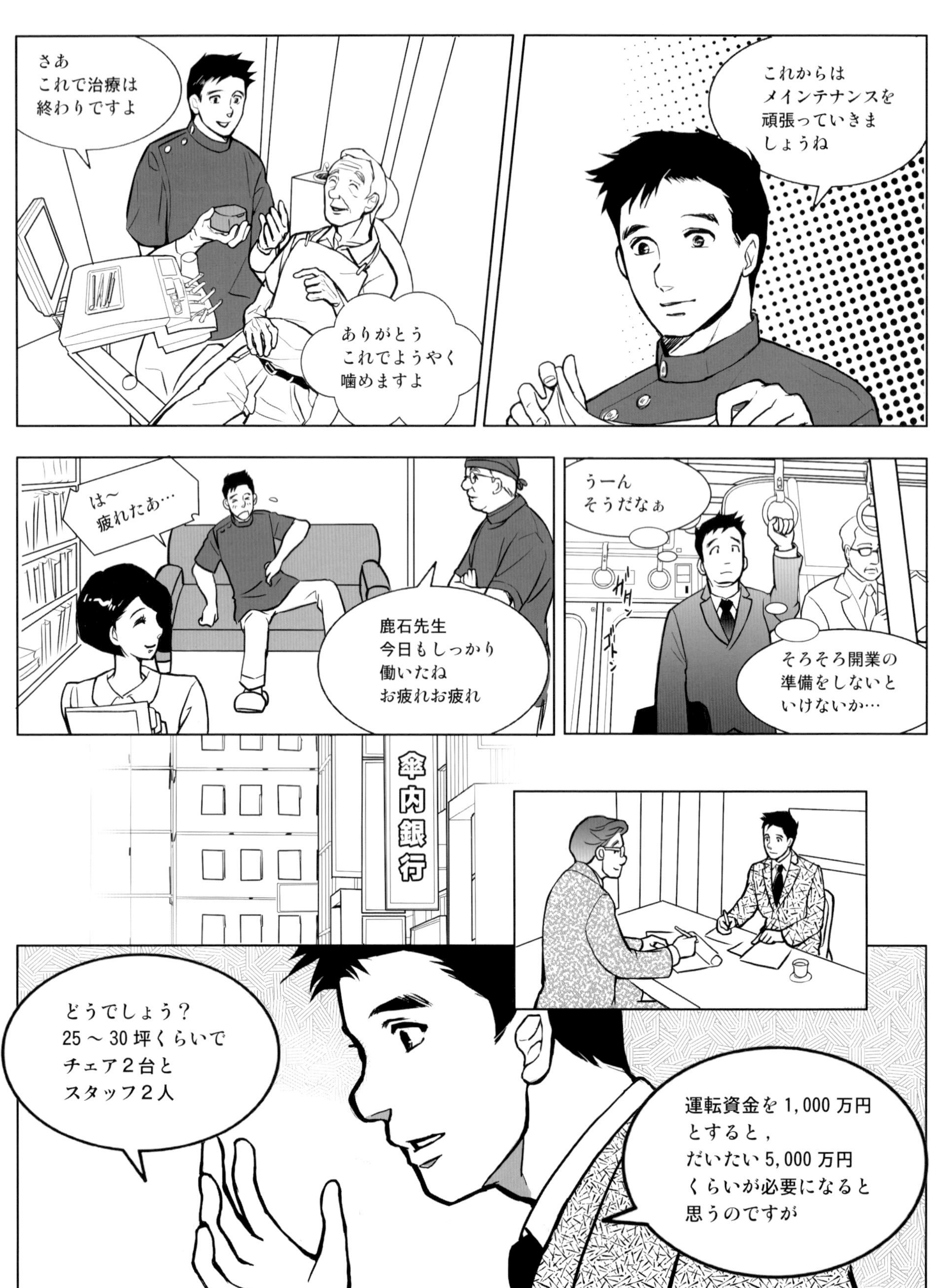
さあ
これで治療は
終わりですよ
ありがとう
これでようやく
噛めますよ
これからは
メインテナンスを
頑張っていきま
しょうね
は〜
疲れたあ…
鹿石先生
今日もしっかり
働いたね
お疲れお疲れ
うーん
そうだなぁ
ガタンゴトン
そろそろ開業の
準備をしないと
いけないか…
傘内銀行
どうでしょう？
25〜30坪くらいで
チェア2台と
スタッフ2人
運転資金を1,000万円
とすると，
だいたい5,000万円
くらいが必要になると
思うのですが

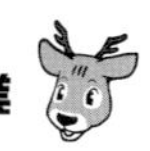

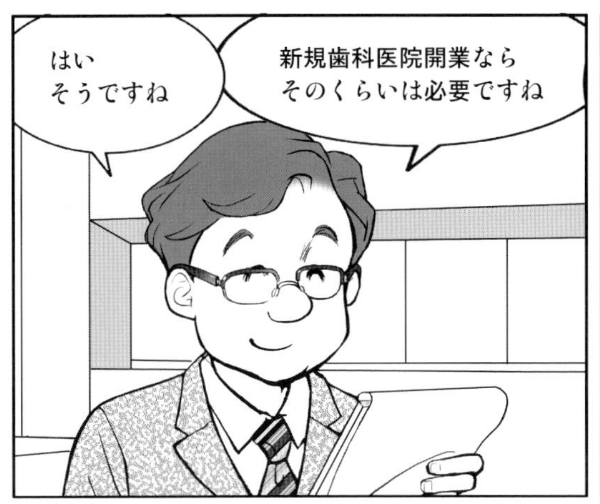
新規歯科医院開業なら
そのくらいは必要ですね
はい
そうですすね

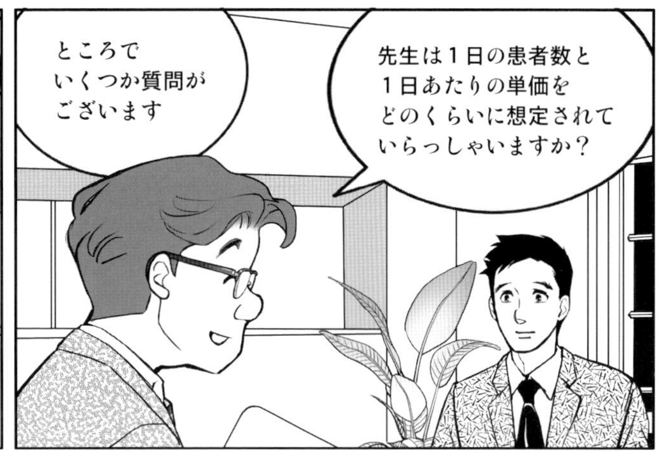
先生は１日の患者数と
１日あたりの単価を
どのくらいに想定されて
いらっしゃいますか？
ところで
いくつか質問が
ございます

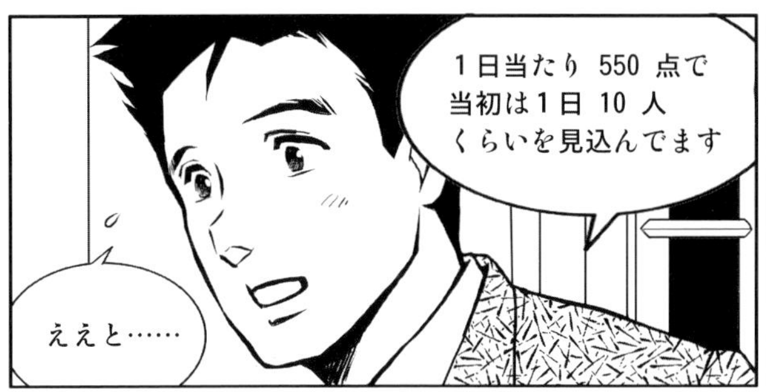
１日当たり 550 点で
当初は１日 10 人
くらいを見込んでます
ええと……

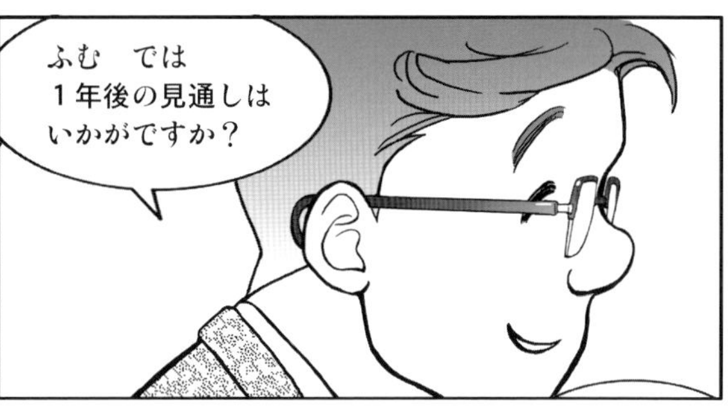
ふむ　では
１年後の見通しは
いかがですか？

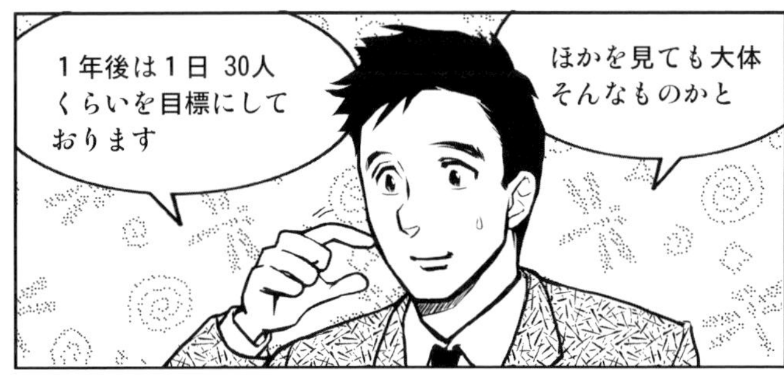
ほかを見ても大体
そんなものかと
１年後は１日 30人
くらいを目標にして
おります

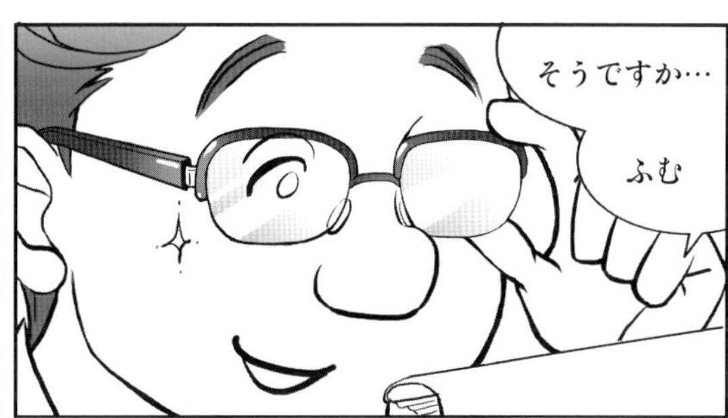
そうですか…
ふむ

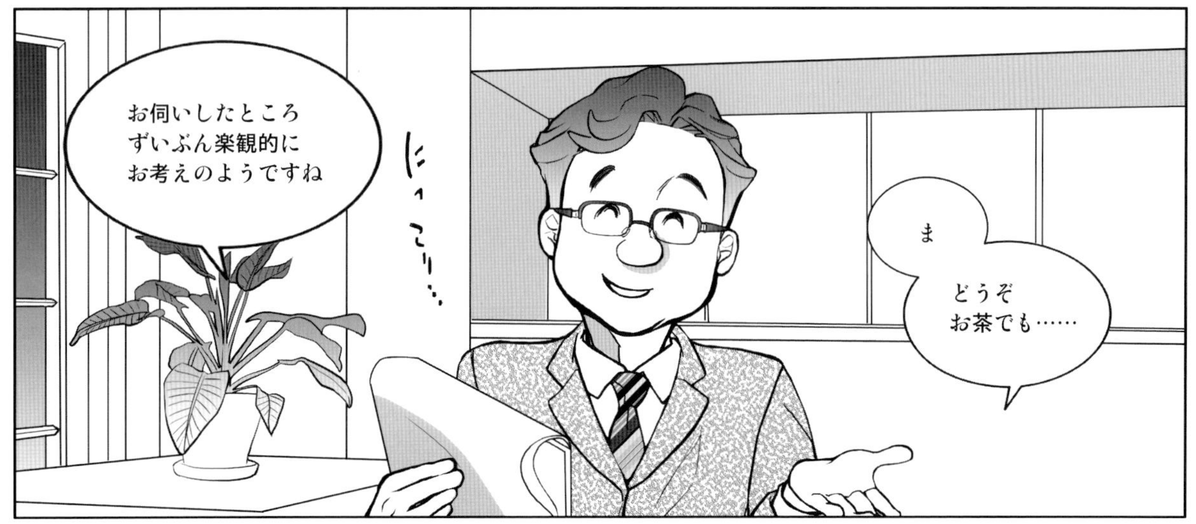
お伺いしたところ
ずいぶん楽観的に
お考えのようですね
ま
どうぞ
お茶でも……

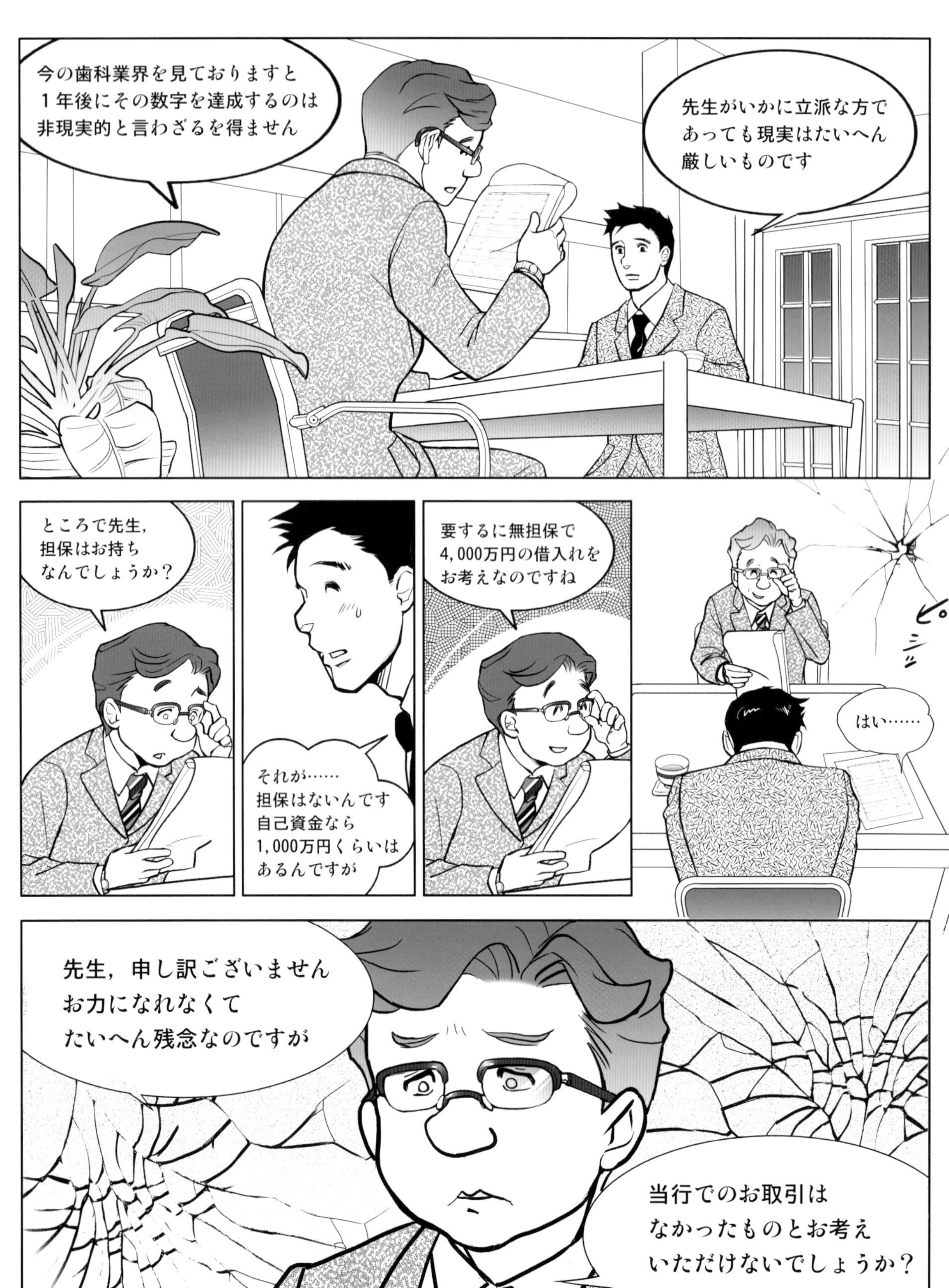

今の歯科業界を見ておりますと
1年後にその数字を達成するのは
非現実的と言わざるを得ません
先生がいかに立派な方で
あっても現実はたいへん
厳しいものです
ところで先生，
担保はお持ち
なんでしょうか？
それが……
担保はないんです
自己資金なら
1,000万円くらいは
あるんですが
要するに無担保で
4,000万円の借入れを
お考えなのですね
はい……
ピシッ
先生，申し訳ございません
お力になれなくて
たいへん残念なのですが
当行でのお取引は
なかったものとお考え
いただけないでしょうか？

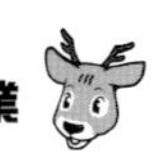

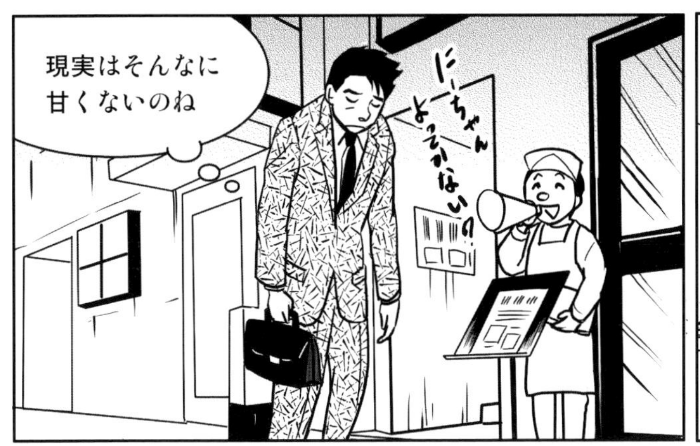
現実はそんなに
甘くないのね
にーちゃん
よってかない!?

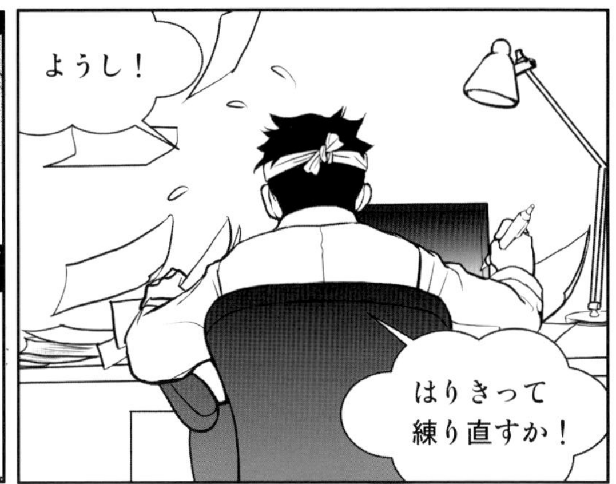
ようし！
はりきって
練り直すか！

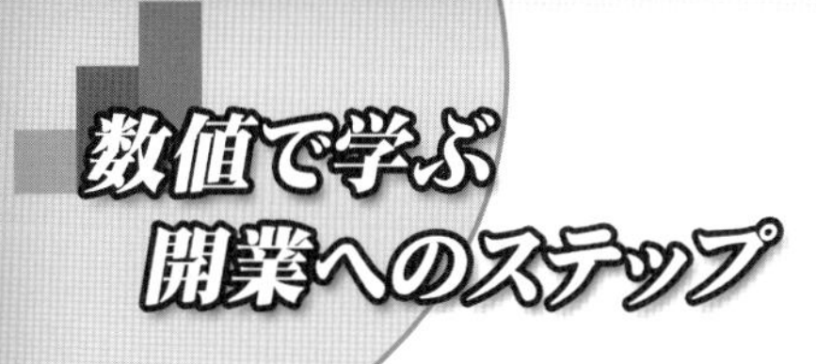
数値で学ぶ
開業へのステップ

シビアな時代に
なってますものね

前提条件

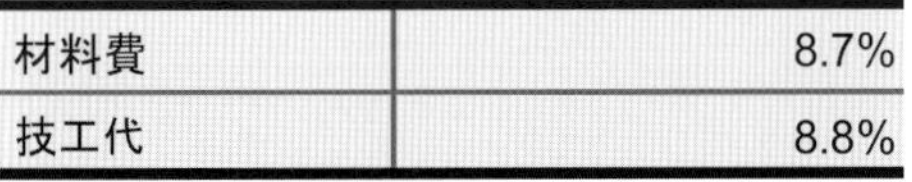

材料費	8.7%
技工代	8.8%

計17.5％
（M-BASTの数値参考）

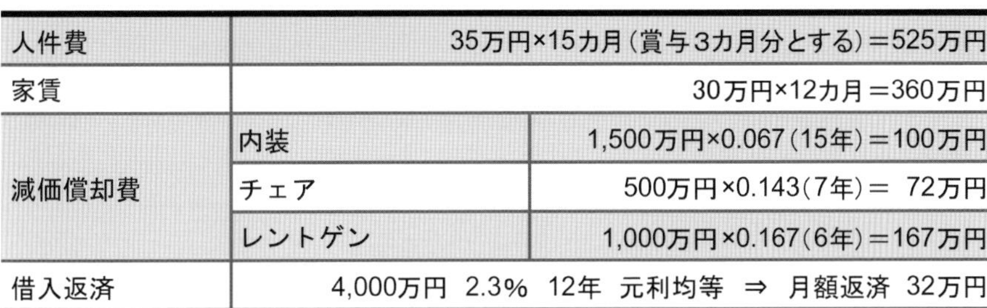

人件費		35万円×15カ月（賞与3カ月分とする）＝525万円
家賃		30万円×12カ月＝360万円
減価償却費	内装	1,500万円×0.067（15年）＝100万円
	チェア	500万円×0.143（7年）＝ 72万円
	レントゲン	1,000万円×0.167（6年）＝167万円
借入返済		4,000万円 2.3％ 12年 元利均等 ⇒ 月額返済 32万円

※年数が経つにしたがい，利息は減っていき元金が増えていきます
※当初の年間金利90万円，元金返済300万円として考えます

その他経費	757万円

参考資料：TKC M-BAST（平成26年度版）より 個人歯科，院外技工，黒字平均

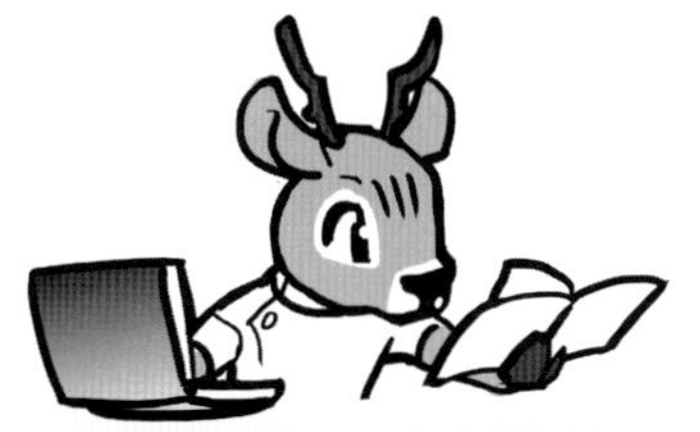

ちょっと一緒に
考えてみましょう

開業シミュレーション

1 損益計算書上の損益分岐点

収入		2,510万円	
経費	材料費	218万円	8.7%※
	技工代	221万円	8.8%※
	人件費	525万円	
	家賃	360万円	
	減価償却費	339万円	
	支払利益	90万円	
	その他	757万円※	
経費合計		2,510万円	
利益		0万円	

2 院長生活費・資金繰りを考慮した場合

収入		3,410万円	
経費	材料費	297万円	8.7%※
	技工代	300万円	8.8%※
	人件費	525万円	
	家賃	360万円	
	減価償却費	339万円	
	支払利益	90万円	
	その他	757万円※	
経費合計		2,668万円	
利益		742万円	

税金	(－)	181万円	
減価償却費	(＋)	339万円	
借入元金返済	(－)	300万円	
残り資金		600万円	…生活費に使える金額

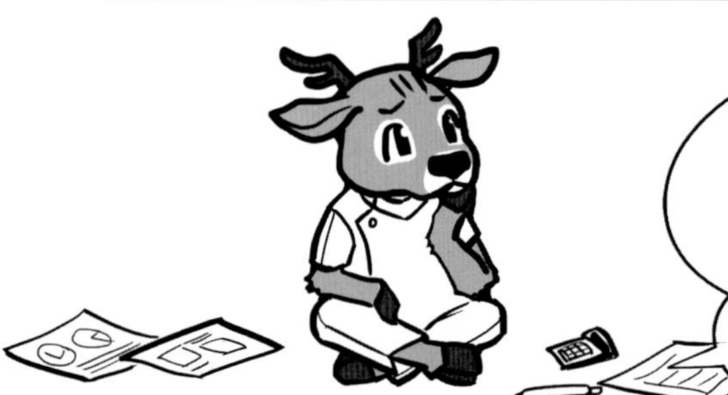
治療を行ったうえに
事務処理から
スタッフマネジメントまで
すべて行って……，
しかも経営リスクを
抱えながらこれだけって
しんどくない？

※M-BASTの数値参考

概算計算のため，諸条件により実際とは大きく異なる場合がありますのでご了承ください．

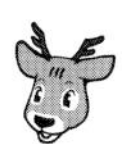

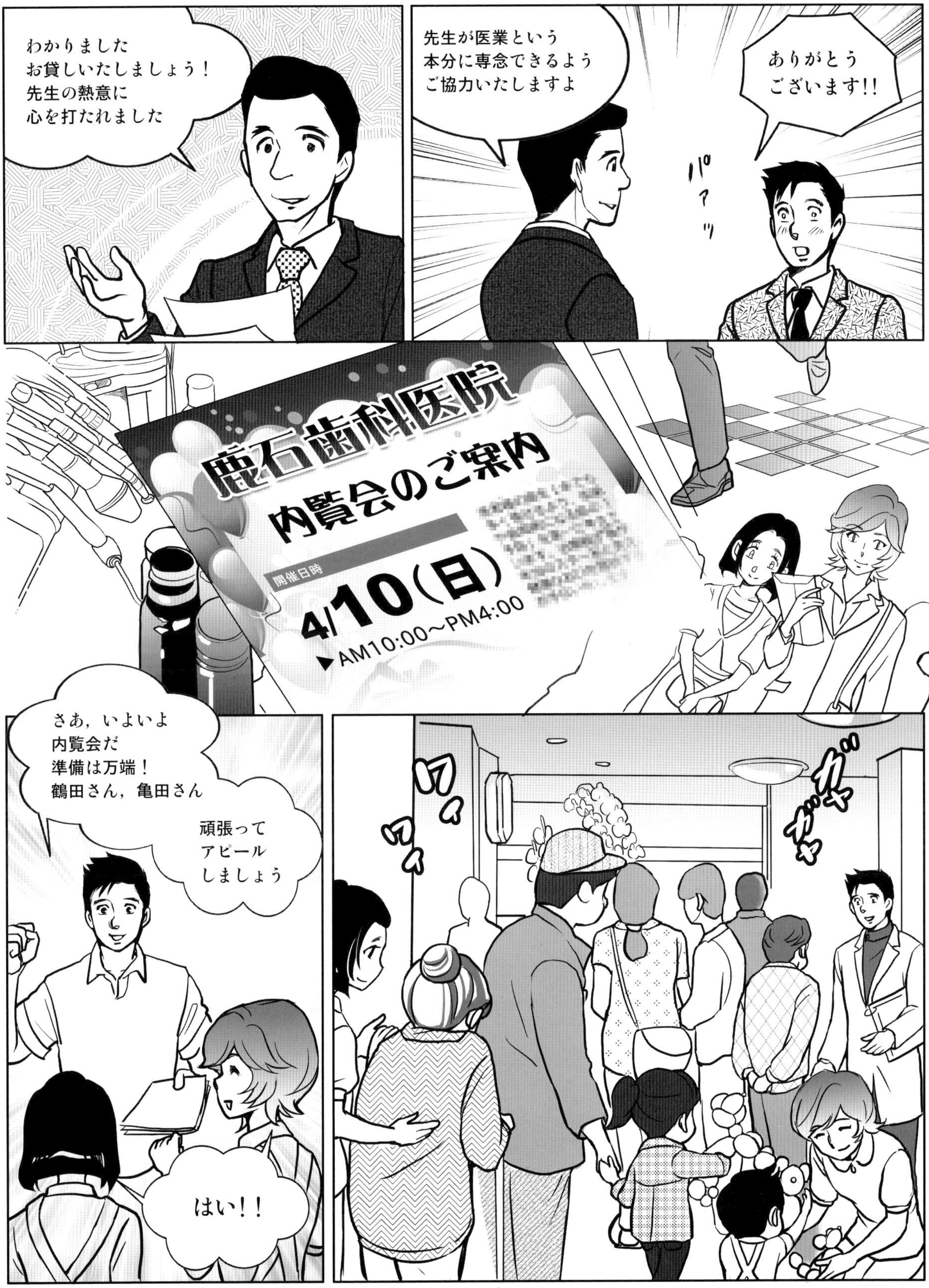

わかりました
お貸しいたしましょう！
先生の熱意に
心を打たれました

先生が医業という
本分に専念できるよう
ご協力いたしますよ

ありがとう
ございます!!

パァッ

鹿石歯科医院
内覧会のご案内
開催日時
4/10（日）
▶AM10:00～PM4:00

さあ，いよいよ
内覧会だ
準備は万端！
鶴田さん，亀田さん

頑張って
アピール
しましょう

はい！！

ワイ
ワイ

ガヤ
ガヤ

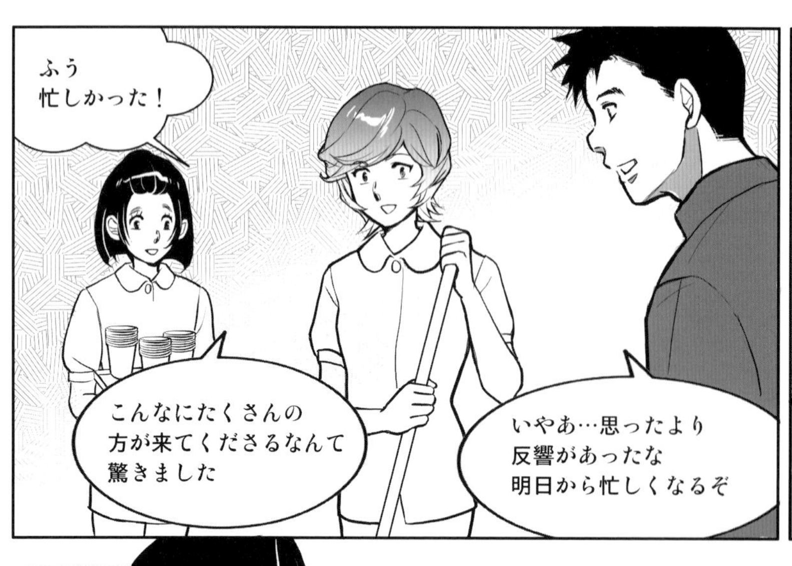
ふう
忙しかった！
こんなにたくさんの
方が来てくださるなんて
驚きました
いやあ…思ったより
反響があったな
明日から忙しくなるぞ

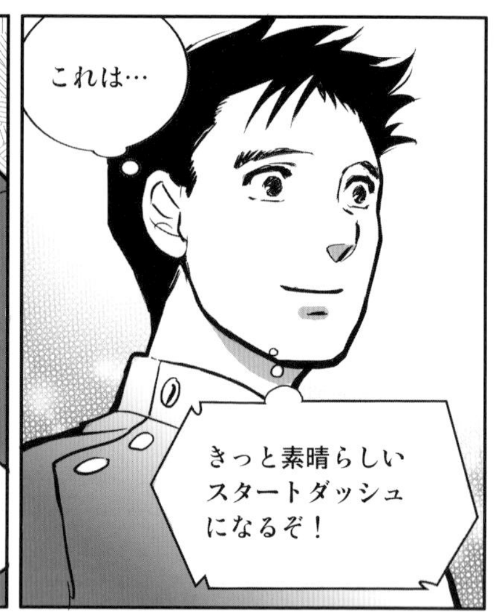
これは…
きっと素晴らしい
スタートダッシュ
になるぞ！

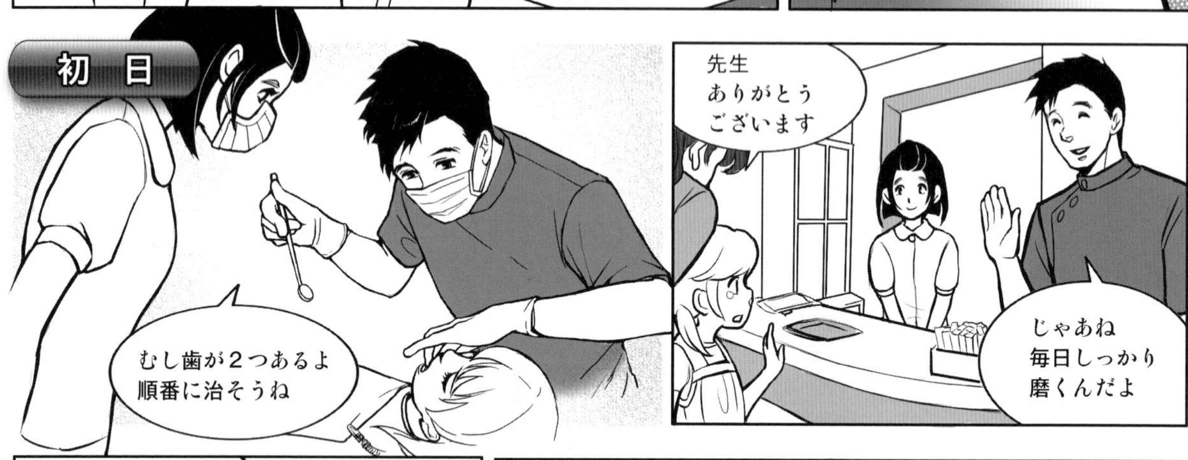
初日
むし歯が２つあるよ
順番に治そうね
先生
ありがとう
ございます
じゃあね
毎日しっかり
磨くんだよ

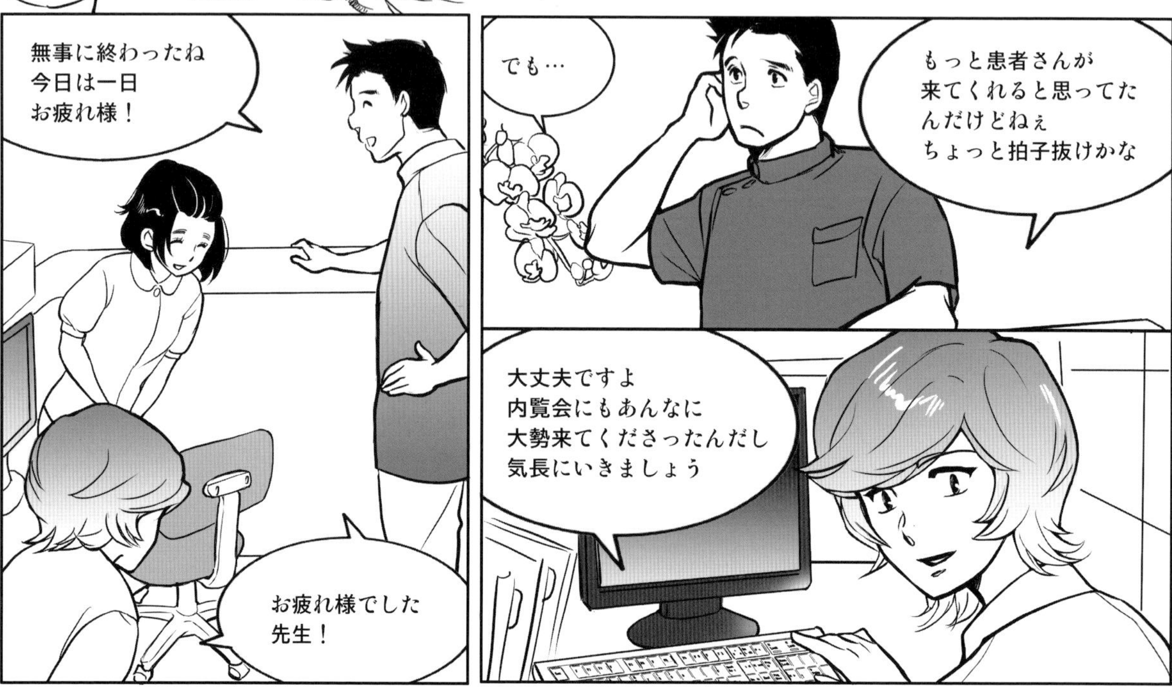
無事に終わったね
今日は一日
お疲れ様！
お疲れ様でした
先生！
でも…
もっと患者さんが
来てくれると思ってた
んだけどねぇ
ちょっと拍子抜けかな
大丈夫ですよ
内覧会にもあんなに
大勢来てくださったんだし
気長にいきましょう

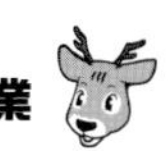

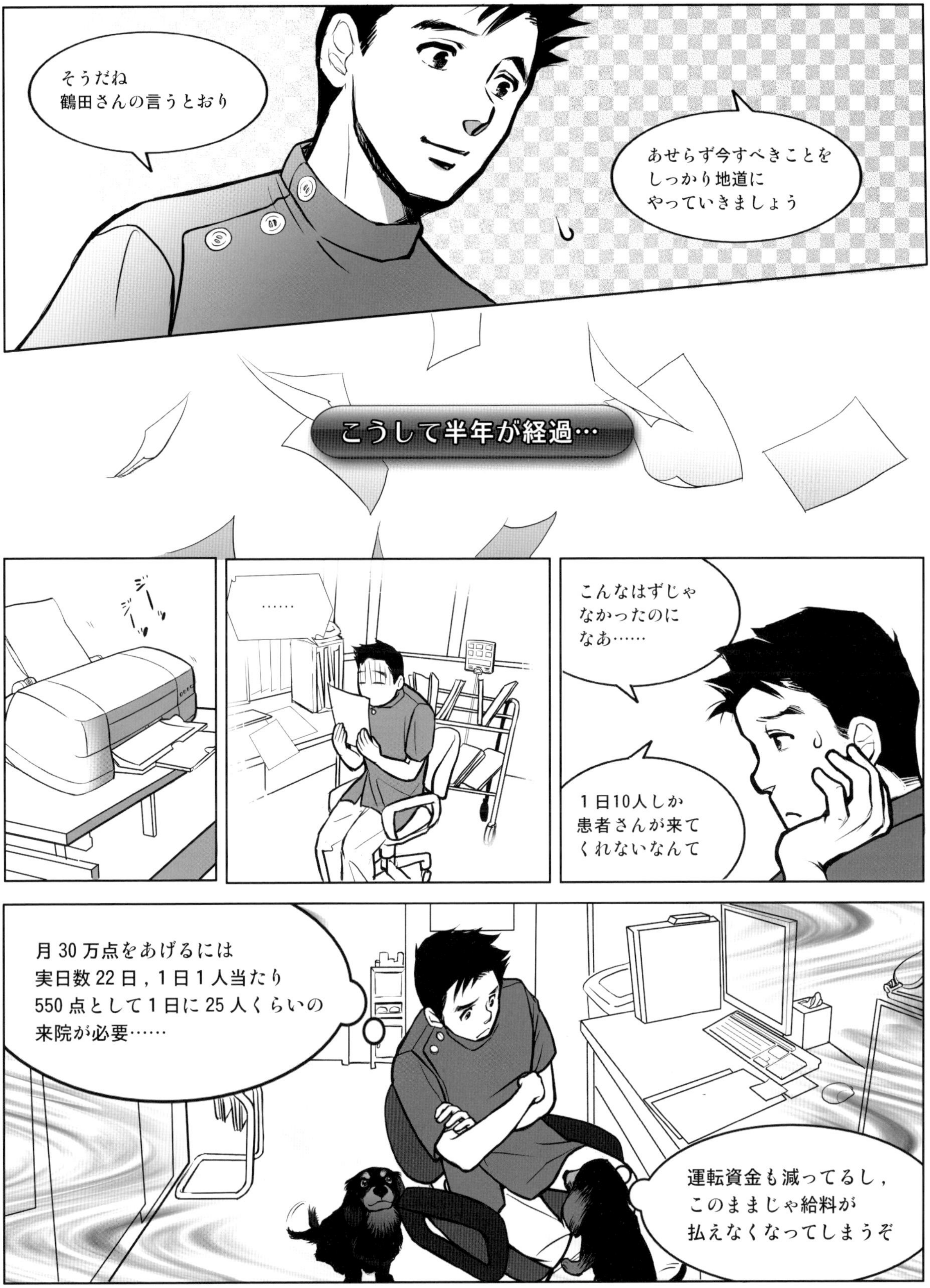

そうだね
鶴田さんの言うとおり

あせらず今すべきことを
しっかり地道に
やっていきましょう

こうして半年が経過…

ジーッ
ジーッ

……

こんなはずじゃ
なかったのに
なあ……

１日10人しか
患者さんが来て
くれないなんて

月 30 万点をあげるには
実日数 22 日，1 日 1 人当たり
550 点として 1 日に 25 人くらいの
来院が必要……

運転資金も減ってるし，
このままじゃ給料が
払えなくなってしまうぞ

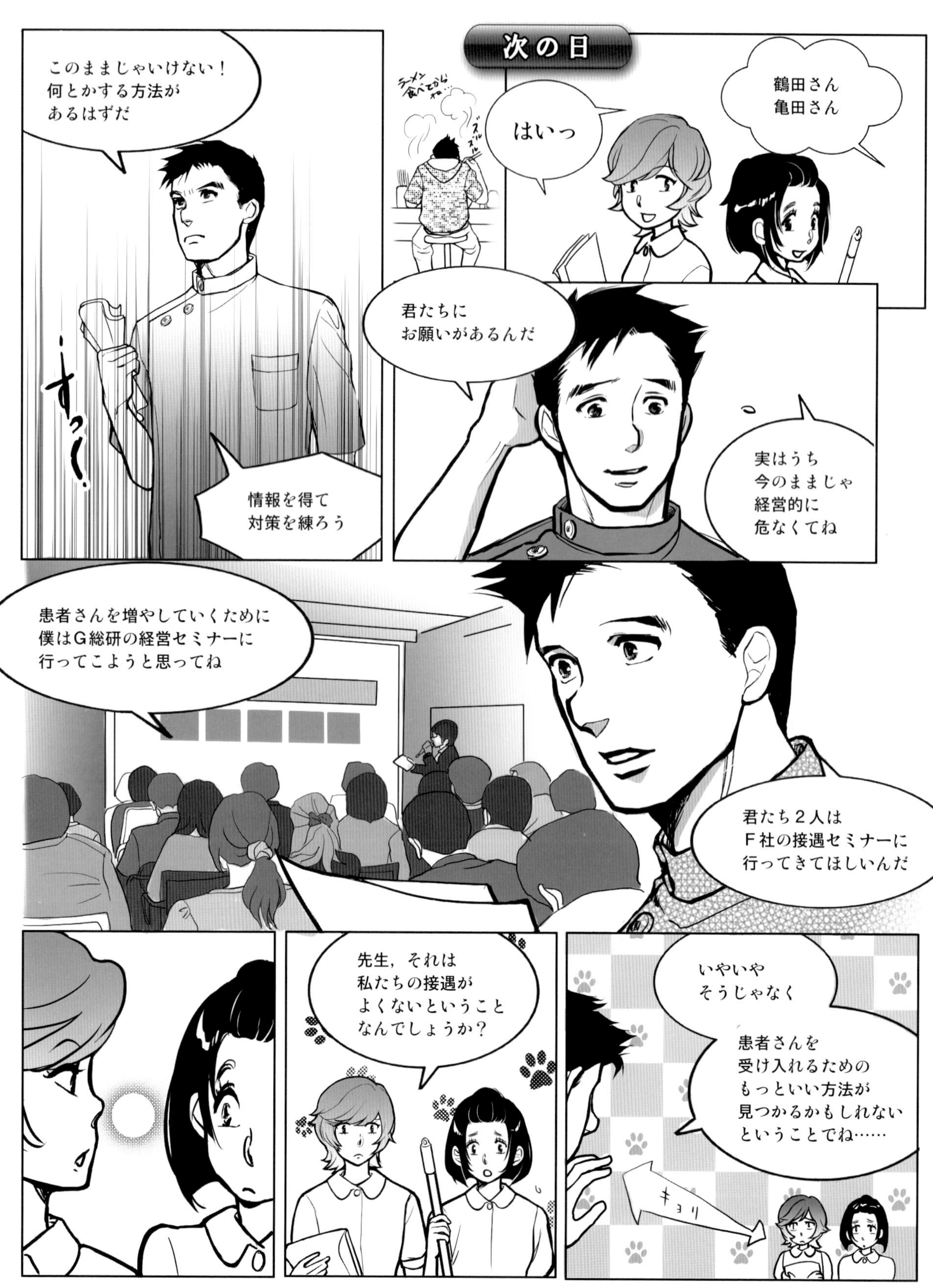
このままじゃいけない！
何とかする方法が
あるはずだ
すっく
情報を得て
対策を練ろう
ラーメン食べてからね…
ズルズル
次の日
鶴田さん
亀田さん
はいっ
君たちに
お願いがあるんだ
実はうち
今のままじゃ
経営的に
危なくてね
患者さんを増やしていくために
僕はG総研の経営セミナーに
行ってこようと思ってね
君たち２人は
F社の接遇セミナーに
行ってきてほしいんだ
先生，それは
私たちの接遇が
よくないということ
なんでしょうか？
いやいや
そうじゃなく
患者さんを
受け入れるための
もっといい方法が
見つかるかもしれない
ということでね……
キョリ

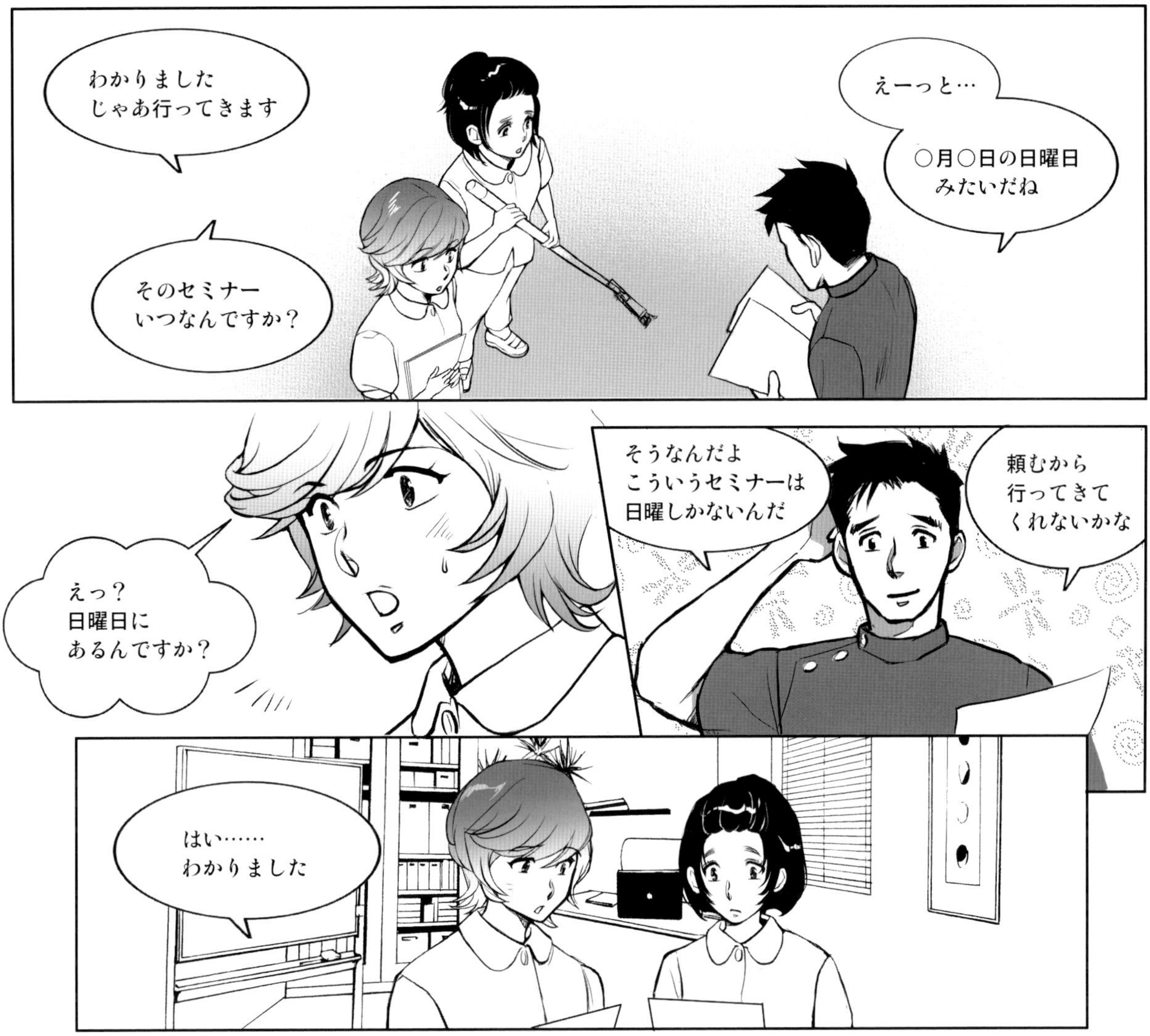

わかりました
じゃあ行ってきます

そのセミナー
いつなんですか？

えーっと…

○月○日の日曜日
みたいだね

えっ？
日曜日に
あるんですか？

そうなんだよ
こういうセミナーは
日曜しかないんだ

頼むから
行ってきて
くれないかな

はい……
わかりました

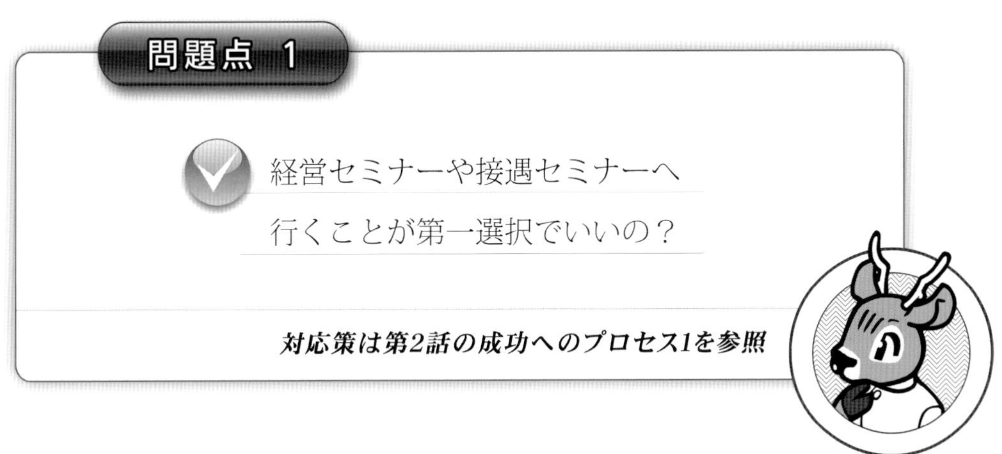
問題点 1
経営セミナーや接遇セミナーへ
行くことが第一選択でいいの？
対応策は第2話の成功へのプロセス1を参照

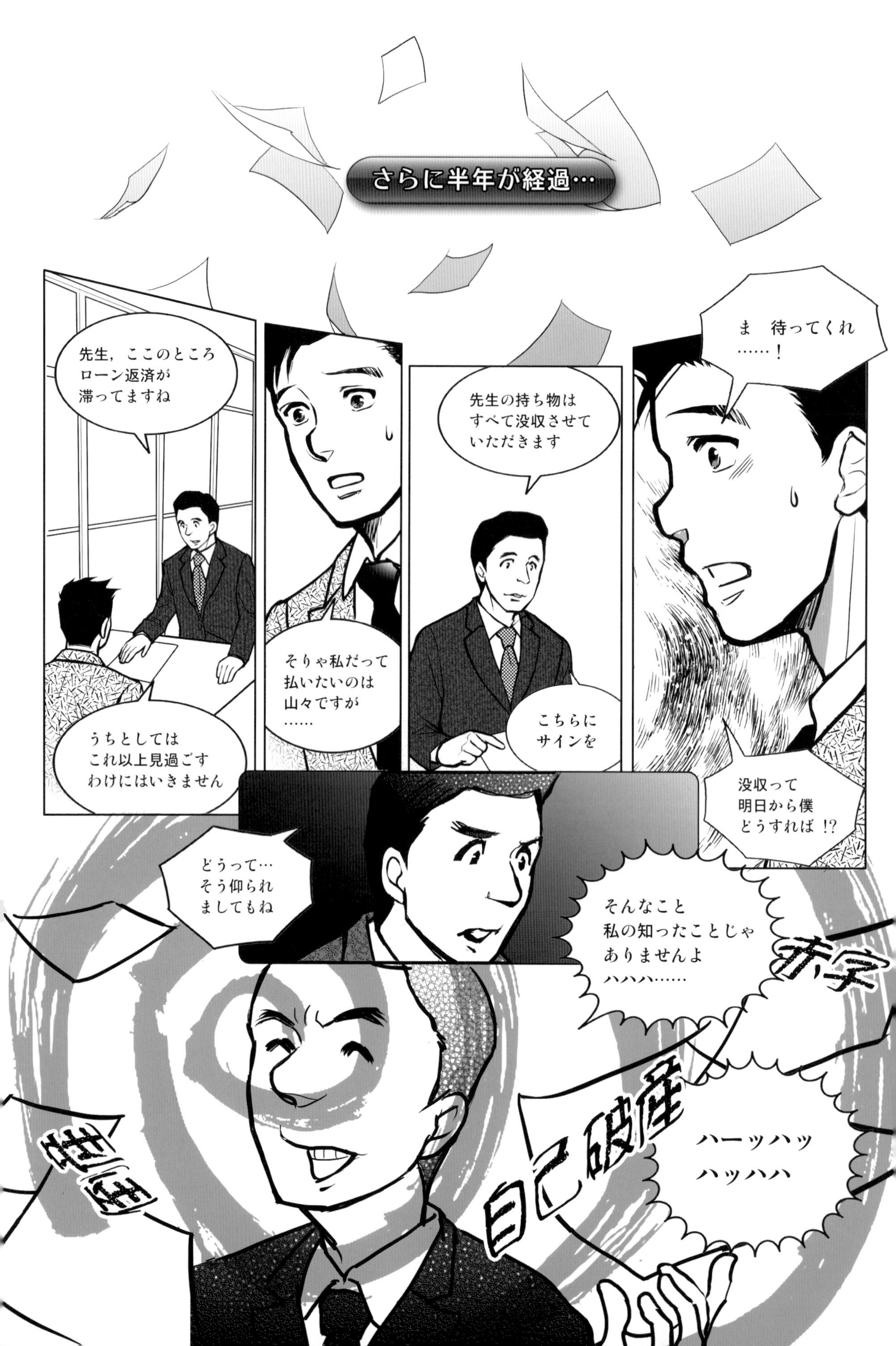

さらに半年が経過…
先生，ここのところ ローン返済が 滞ってますね
うちとしては これ以上見過ごす わけにはいきません
そりゃ私だって 払いたいのは 山々ですが ……
先生の持ち物は すべて没収させて いただきます
こちらに サインを
ま 待ってくれ ……！
没収って 明日から僕 どうすれば !?
どうって… そう仰られ ましてもね
そんなこと 私の知ったことじゃ ありませんよ ハハハ……
赤字
自己破産
ハーッハッ ハッハハ

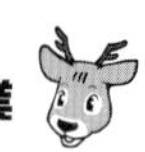

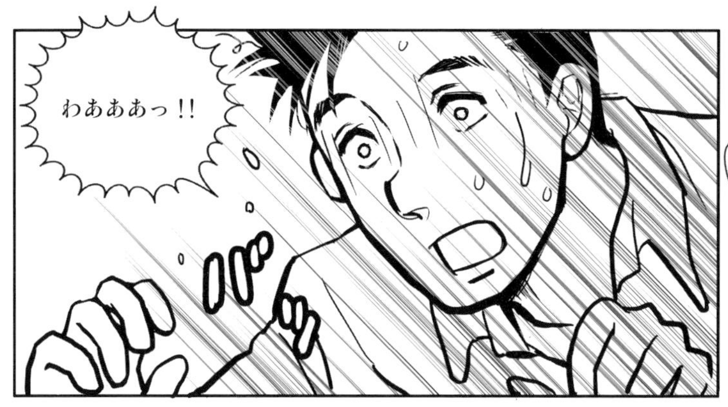
わあああっ!!

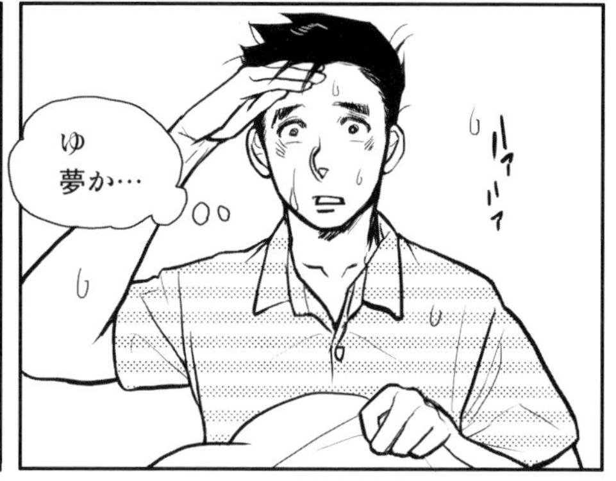
ゆ
夢か…

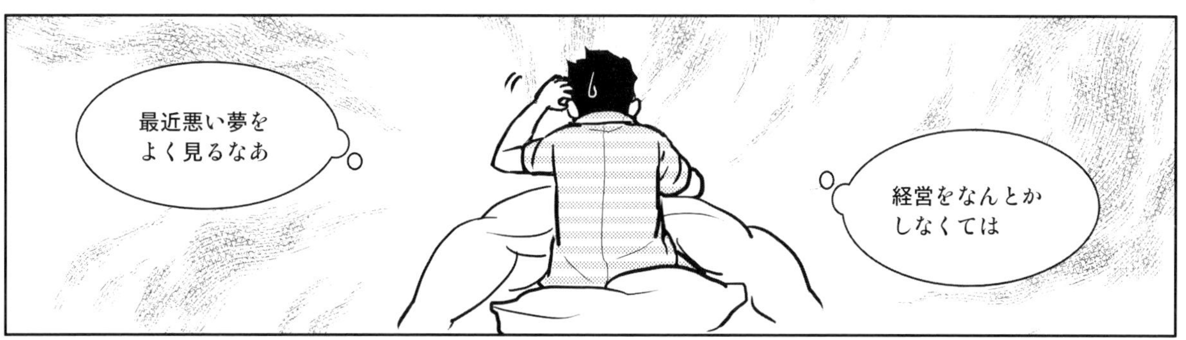
最近悪い夢をよく見るなあ
経営をなんとかしなくては

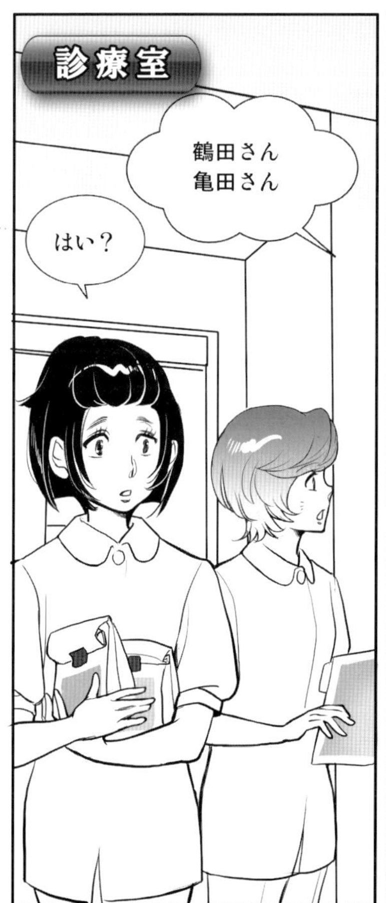
診療室
鶴田さん
亀田さん
はい?

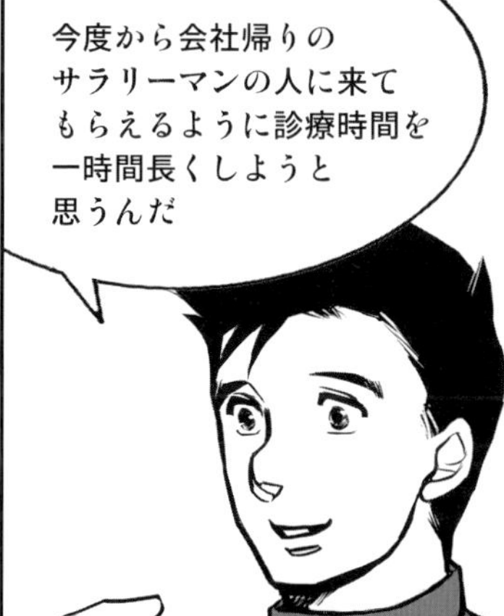
今度から会社帰りのサラリーマンの人に来てもらえるように診療時間を一時間長くしようと思うんだ

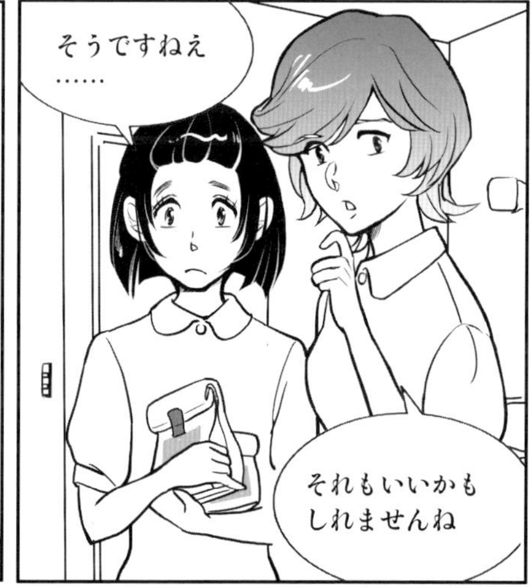
そうですねえ……
それもいいかもしれませんね

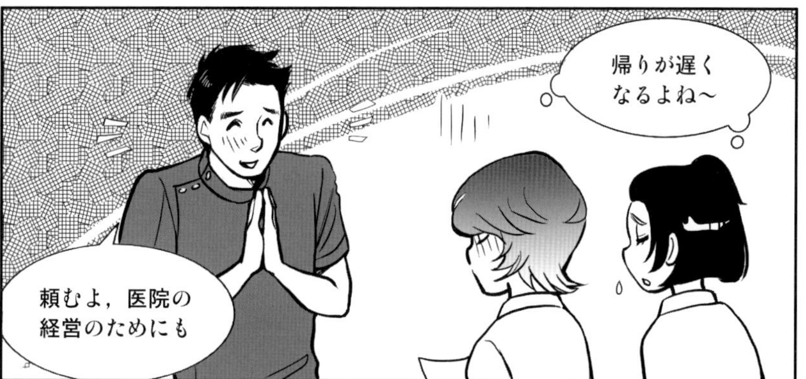
帰りが遅くなるよね〜
頼むよ，医院の経営のためにも

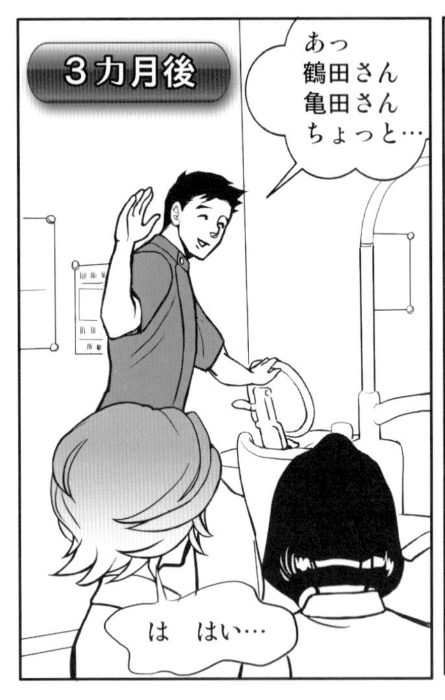
3カ月後
あっ
鶴田さん
亀田さん
ちょっと…
は　はい…

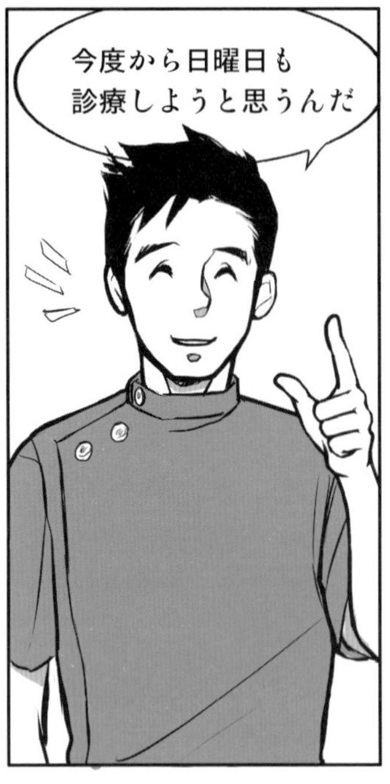
今度から日曜日も
診療しようと思うんだ

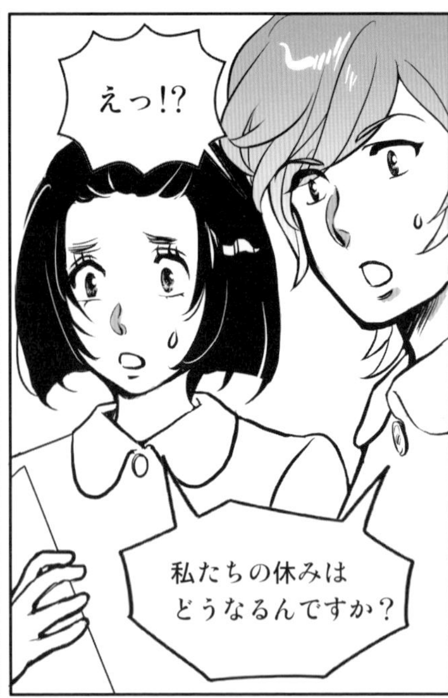
えっ!?
私たちの休みは
どうなるんですか？

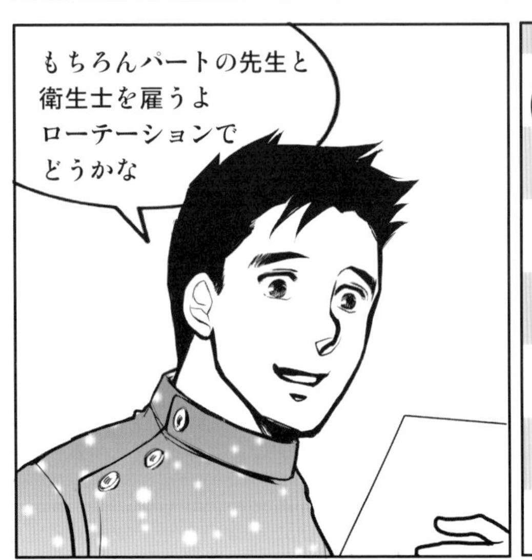
もちろんパートの先生と
衛生士を雇うよ
ローテーションで
どうかな

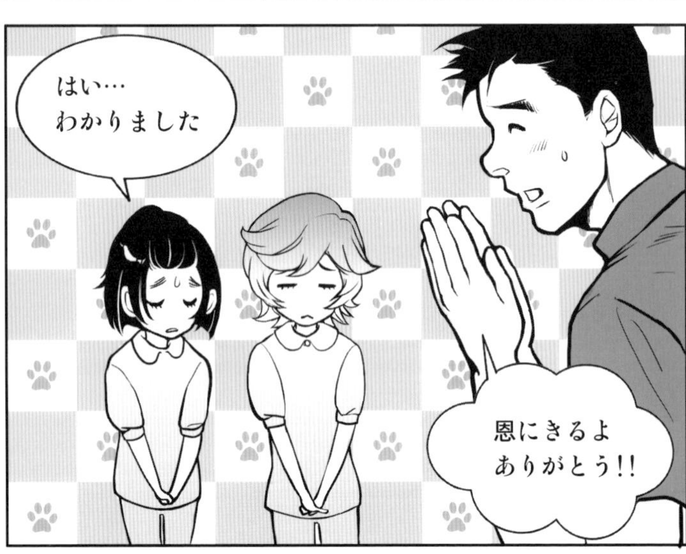
はい…
わかりました
恩にきるよ
ありがとう!!

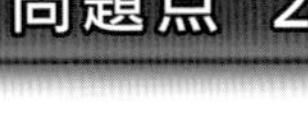
問題点 2

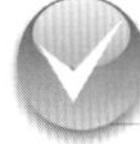

診療時間の延長や日曜診療が

根本的な解決になるのか？

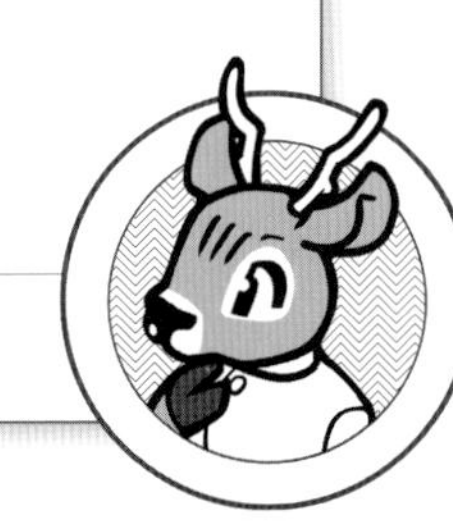

対応策は第2話の成功へのプロセス1を参照

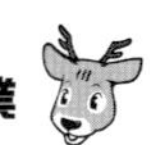

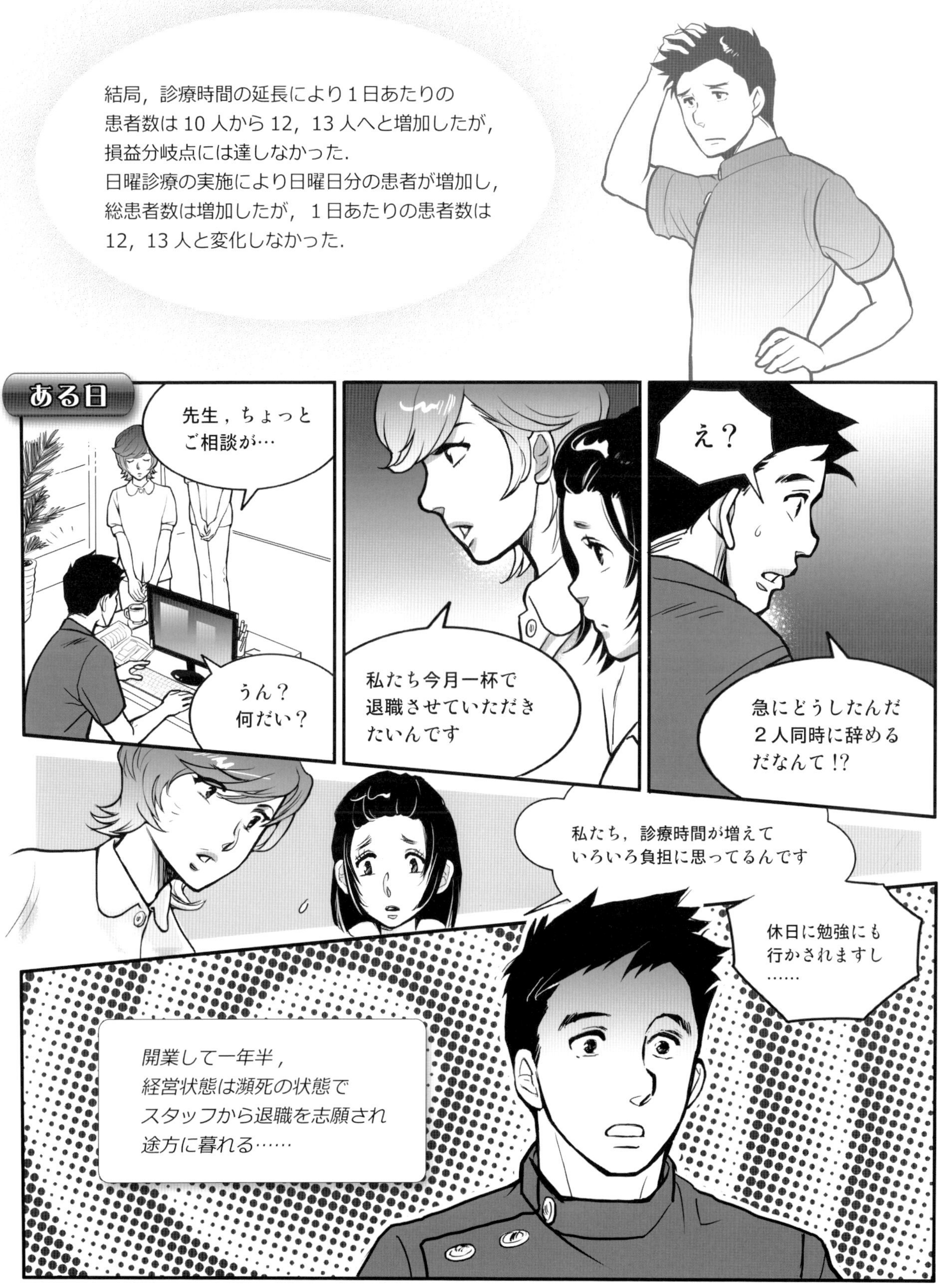

結局，診療時間の延長により１日あたりの
患者数は 10 人から 12，13 人へと増加したが，
損益分岐点には達しなかった．
日曜診療の実施により日曜日分の患者が増加し，
総患者数は増加したが，１日あたりの患者数は
12，13 人と変化しなかった．

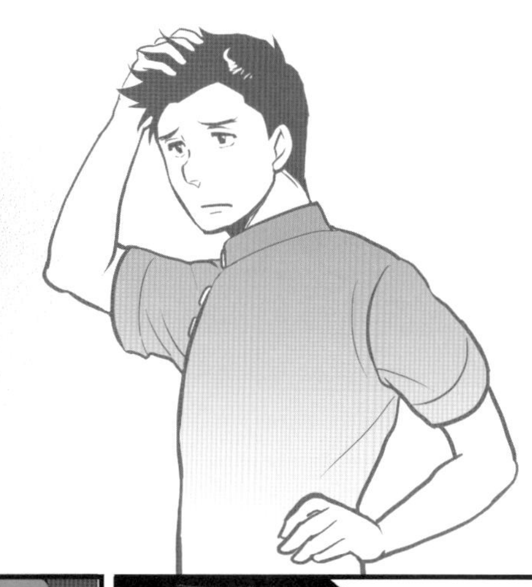

ある日

先生，ちょっと
ご相談が…

うん？
何だい？

私たち今月一杯で
退職させていただき
たいんです

え？

急にどうしたんだ
２人同時に辞める
だなんて!?

私たち，診療時間が増えて
いろいろ負担に思ってるんです

休日に勉強にも
行かされますし
……

開業して一年半，
経営状態は瀕死の状態で
スタッフから退職を志願され
途方に暮れる……

第2話　ノブレス・オブリージュ

われわれ歯科医師・コデンタルスタッフ・歯科技工士・受付は，日々何のために医療に携わっているのでしょうか？
医療の根底に流れているものは何かをよく考えてみましょう．

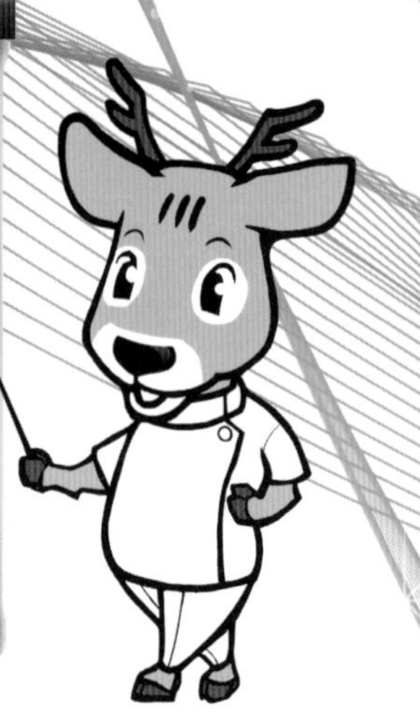

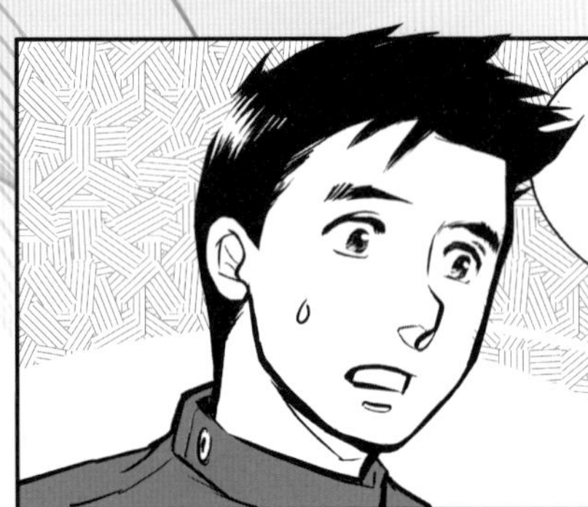
急に２人とも退職
したいと言われても
医院はどうなる
んだい？

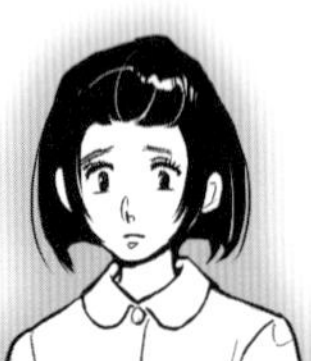
せめて次のスタッフが見つかるまでは
勤務してくれないか？

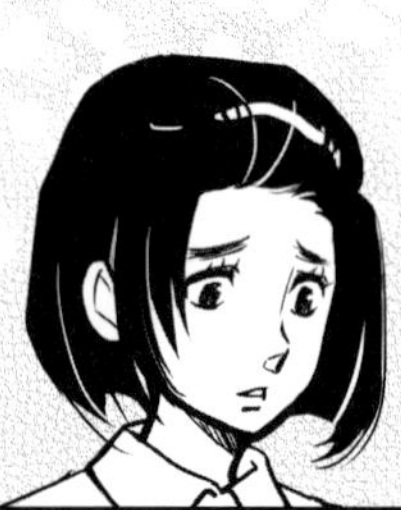
そうですね
私たちが急にいなくなったら
院長が困りますものね
わかりました

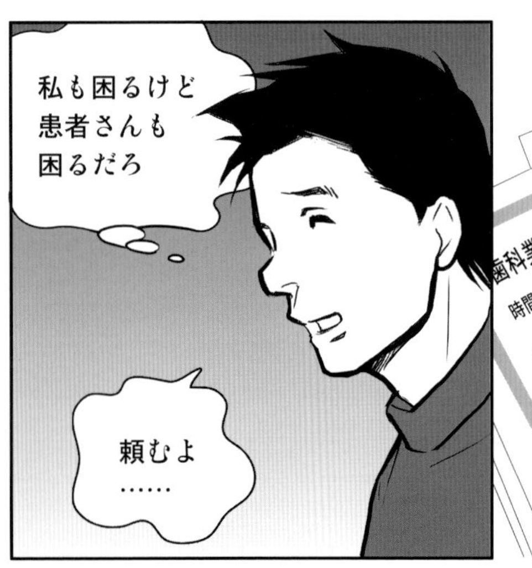
私も困るけど
患者さんも
困るだろ
歯科業務スタッフ募
時間 ① 9:00~13:00
② 15:00~20:00
給与 : 常勤
: パート
頼むよ
……

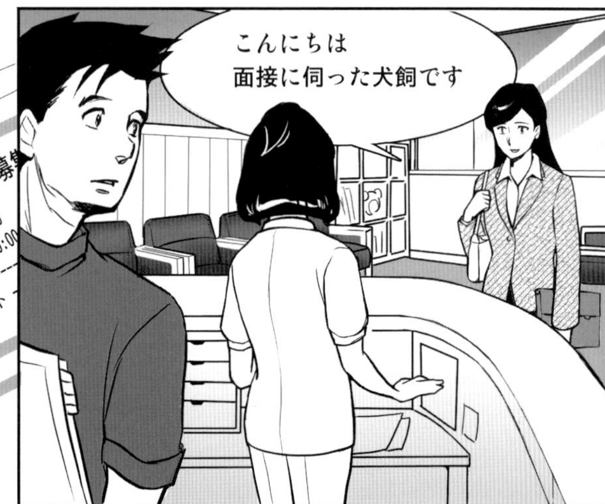
こんにちは
面接に伺った犬飼です

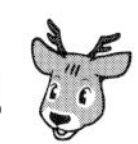

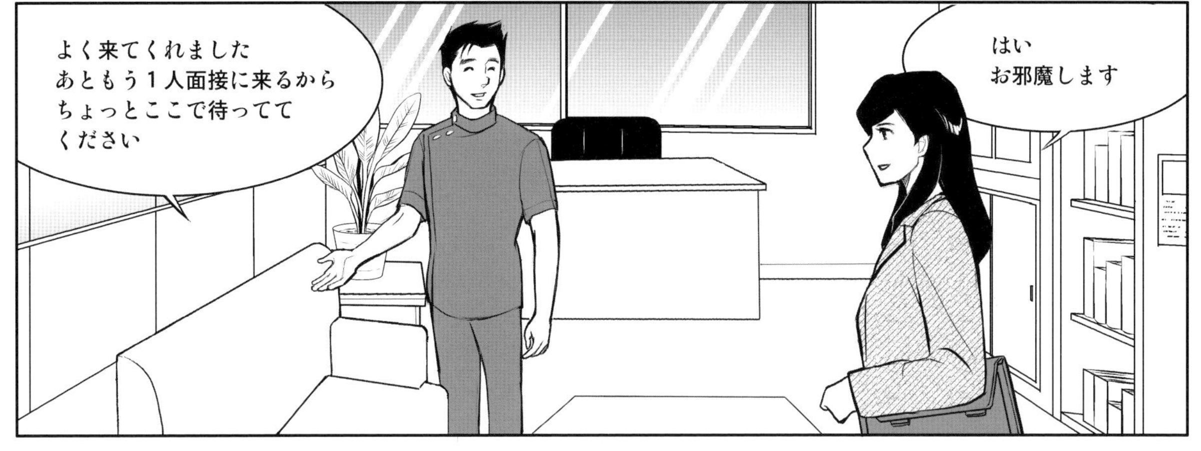
はい
お邪魔します
よく来てくれました
あともう１人面接に来るから
ちょっとここで待っててください

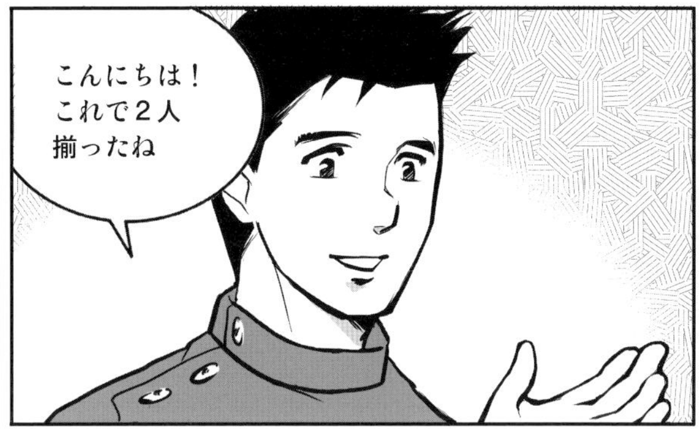
こんにちは！
これで２人
揃ったね

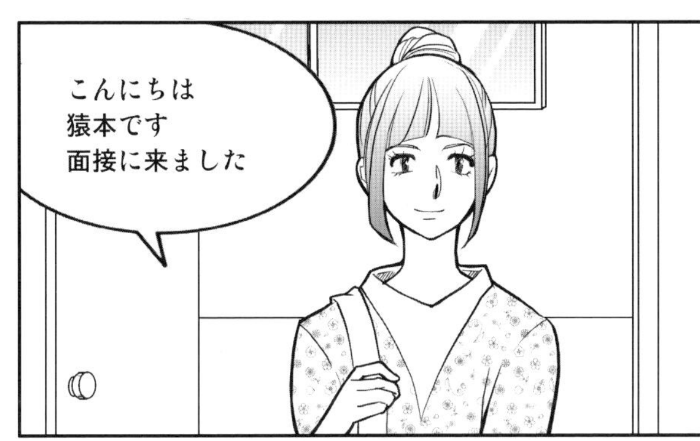
こんにちは
猿本です
面接に来ました

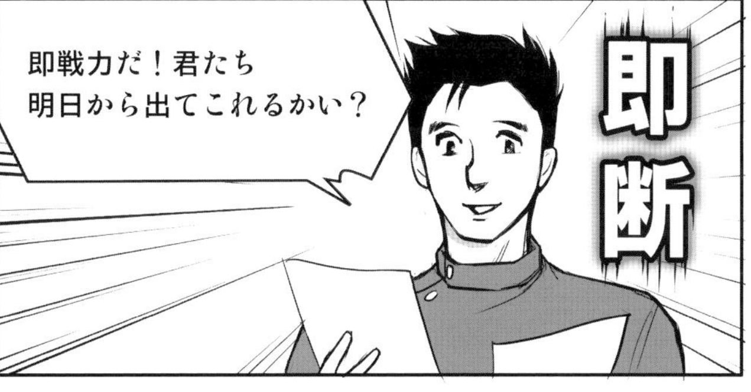
即断
即戦力だ！君たち
明日から出てこれるかい？

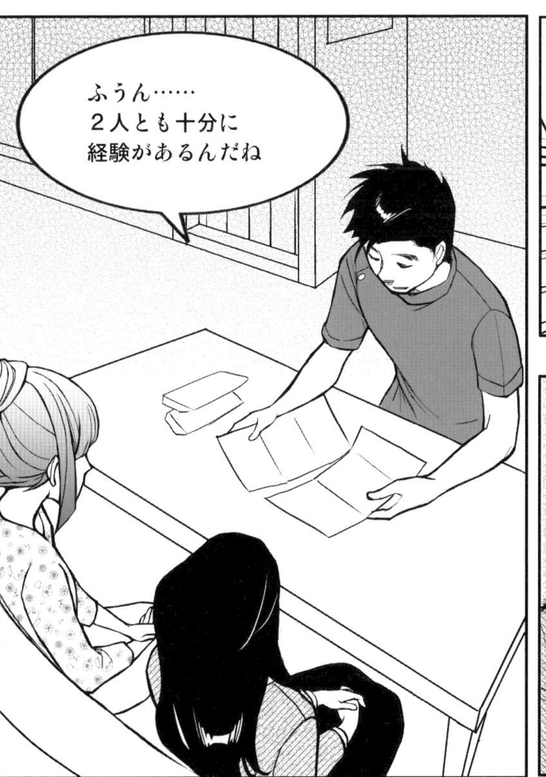
ふうん……
２人とも十分に
経験があるんだね

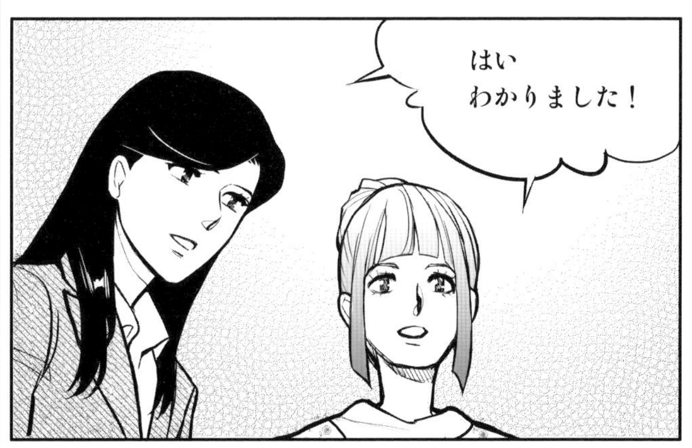
はい
わかりました！

ちょっと待った！

問題点 3

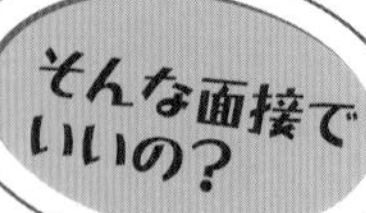
そんな面接でいいの？

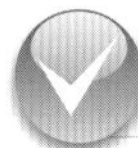

面接をしっかりしないと後悔することになるよ

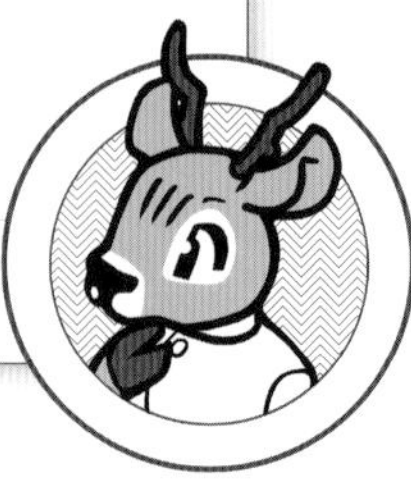

対応策は第4話の成功へのプロセス5を参照

院長
ご相談があるんですけれど…
1カ月後

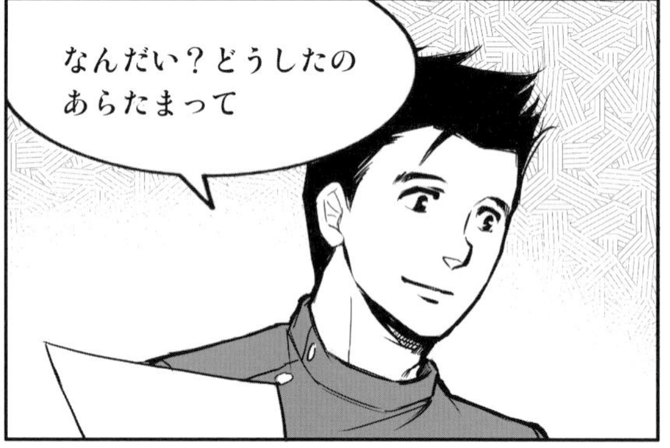
なんだい？どうしたのあらたまって

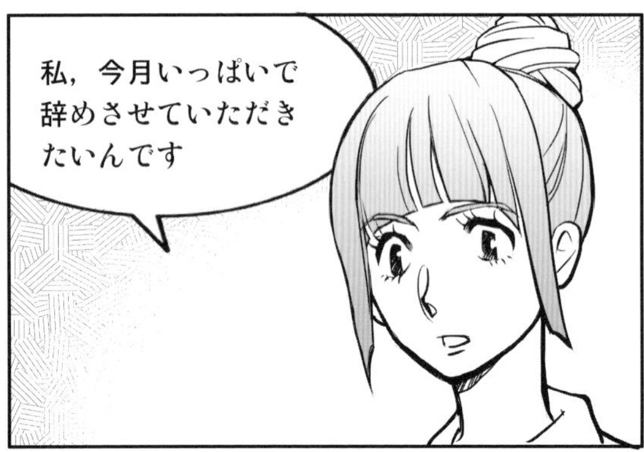
私，今月いっぱいで辞めさせていただきたいんです

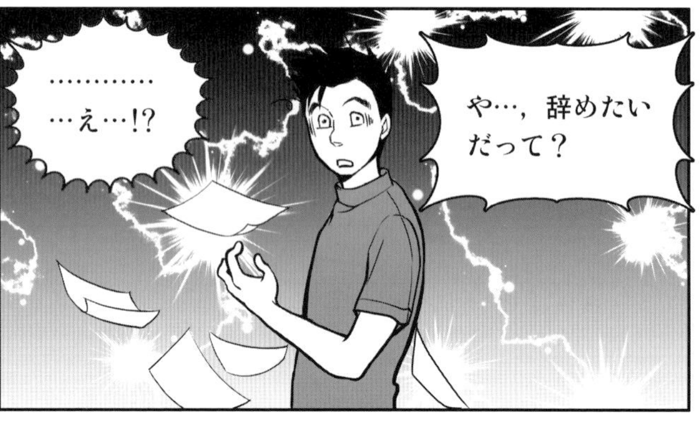
や…，辞めたいだって？
…………
…え…!?

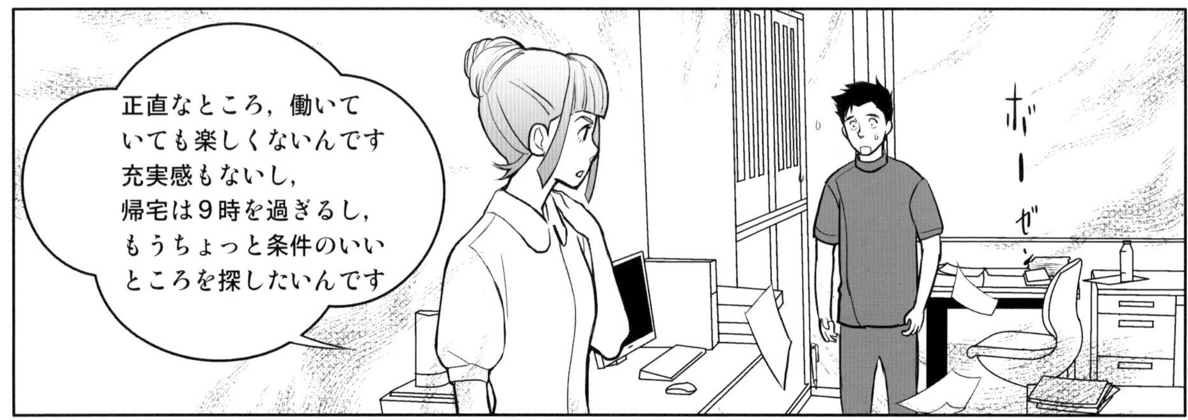
ボーゼン
正直なところ，働いていても楽しくないんです
充実感もないし，
帰宅は9時を過ぎるし，
もうちょっと条件のいいところを探したいんです

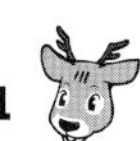

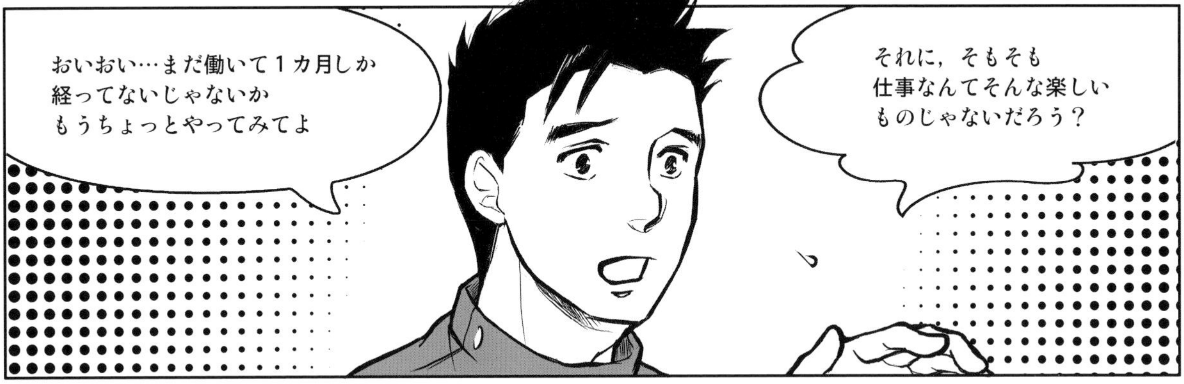

おいおい…まだ働いて１カ月しか
経ってないじゃないか
もうちょっとやってみてよ

それに，そもそも
仕事なんてそんな楽しい
ものじゃないだろう？

ちょっと待った！

問題点 4

仕事は楽しくないもの？

なぜ仕事が楽しくないか，もっと根本的に考える必要があるんじゃないの？

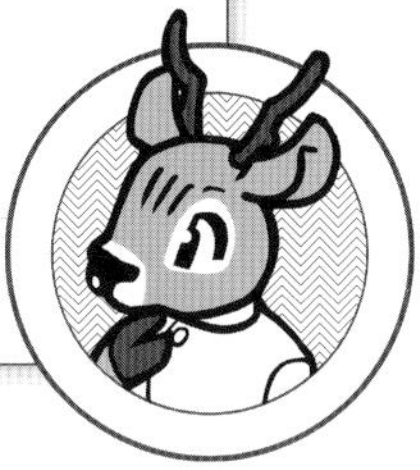

対応策は第3話の成功へのプロセス3を参照

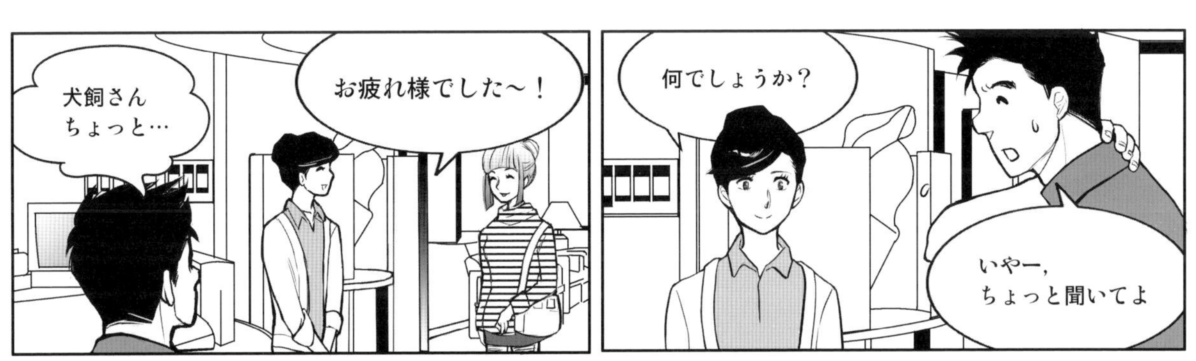
犬飼さん
ちょっと…
お疲れ様でした～！
何でしょうか？
いやー，
ちょっと聞いてよ

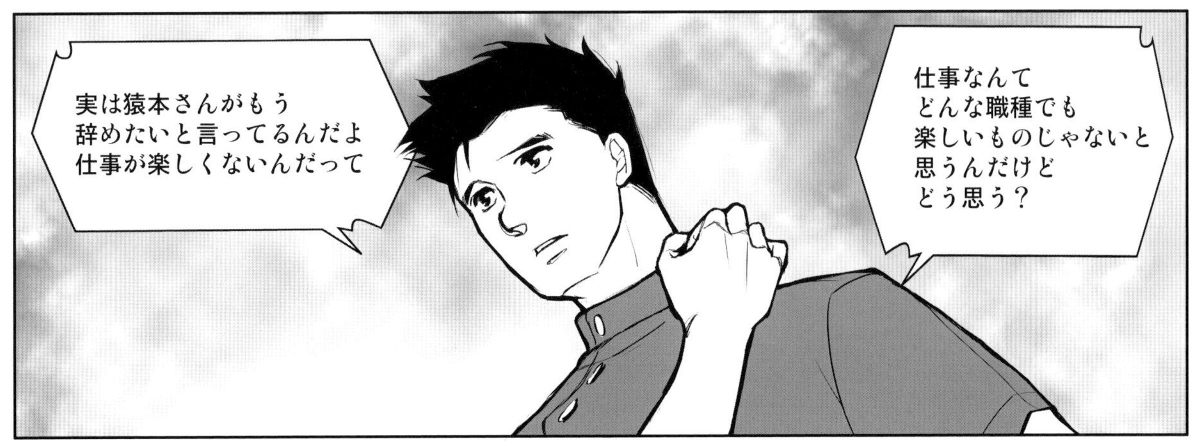
実は猿本さんがもう
辞めたいと言ってるんだよ
仕事が楽しくないんだって
仕事なんて
どんな職種でも
楽しいものじゃないと
思うんだけど
どう思う？

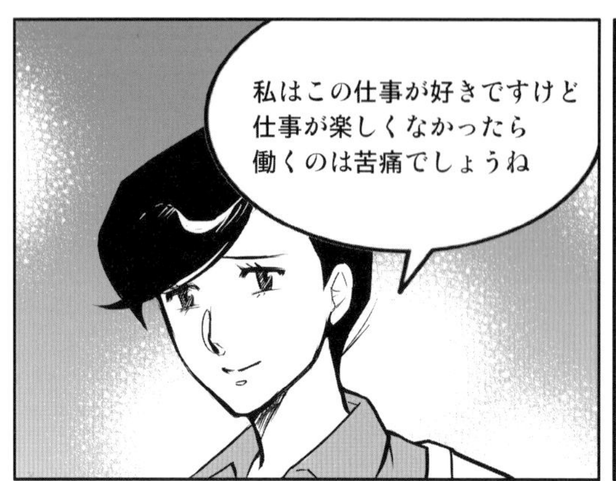
私はこの仕事が好きですけど
仕事が楽しくなかったら
働くのは苦痛でしょうね

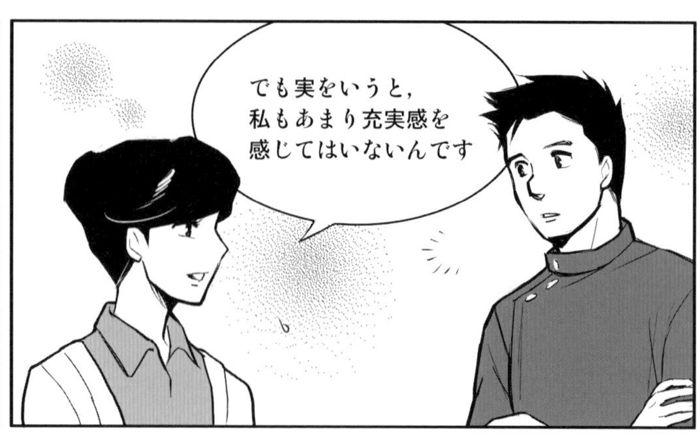
でも実をいうと，
私もあまり充実感を
感じてはいないんです

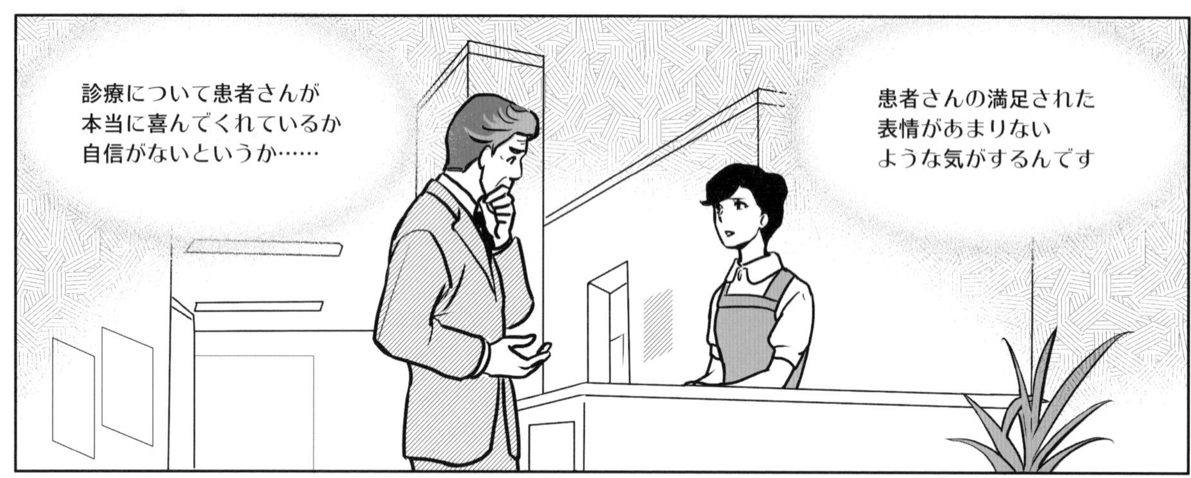
診療について患者さんが
本当に喜んでくれているか
自信がないというか……
患者さんの満足された
表情があまりない
ような気がするんです

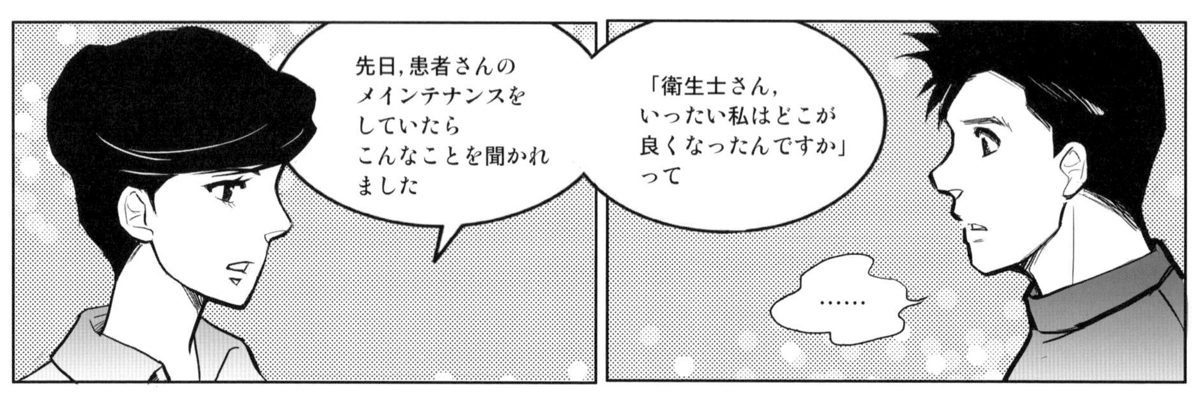
先日，患者さんの
メインテナンスを
していたら
こんなことを聞かれ
ました
「衛生士さん，
いったい私はどこが
良くなったんですか」
って
……

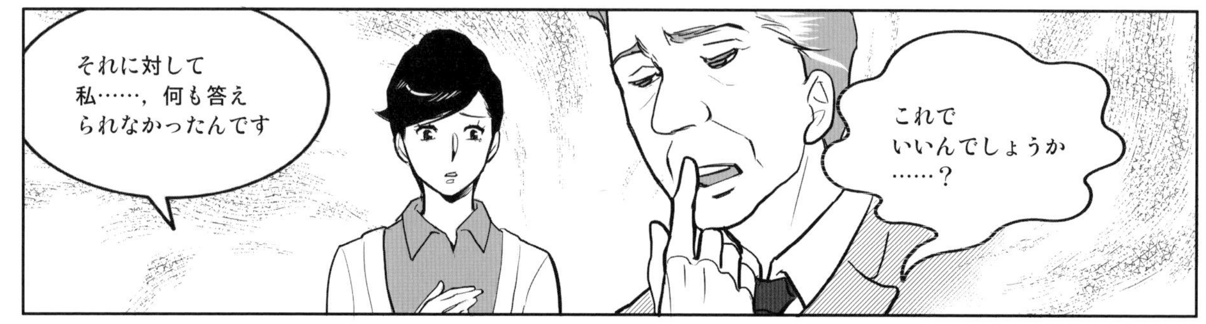
それに対して
私……，何も答え
られなかったんです
これで
いいんでしょうか
……？

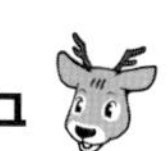

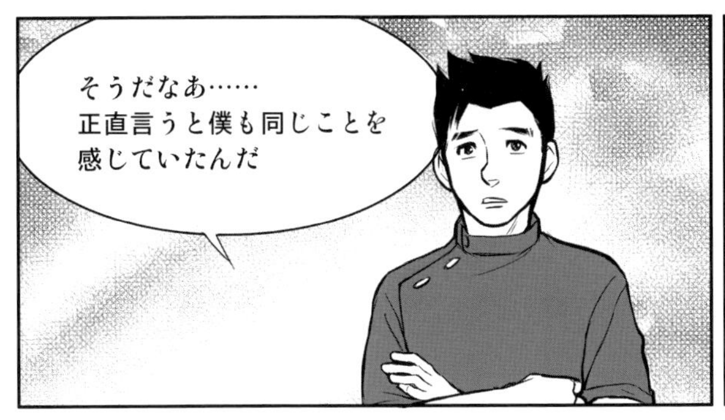
そうだなあ……
正直言うと僕も同じことを
感じていたんだ

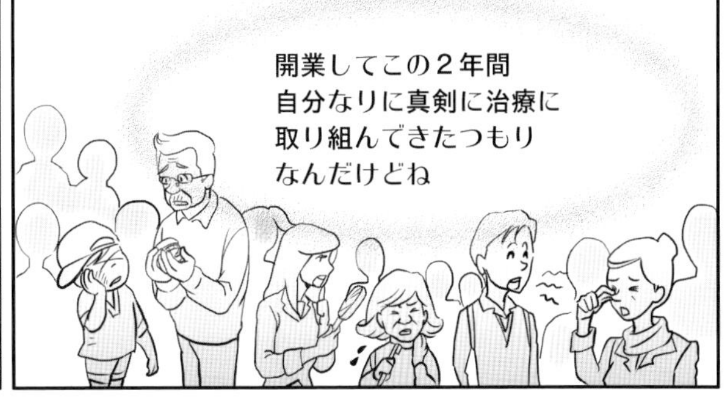
開業してこの２年間
自分なりに真剣に治療に
取り組んできたつもり
なんだけどね

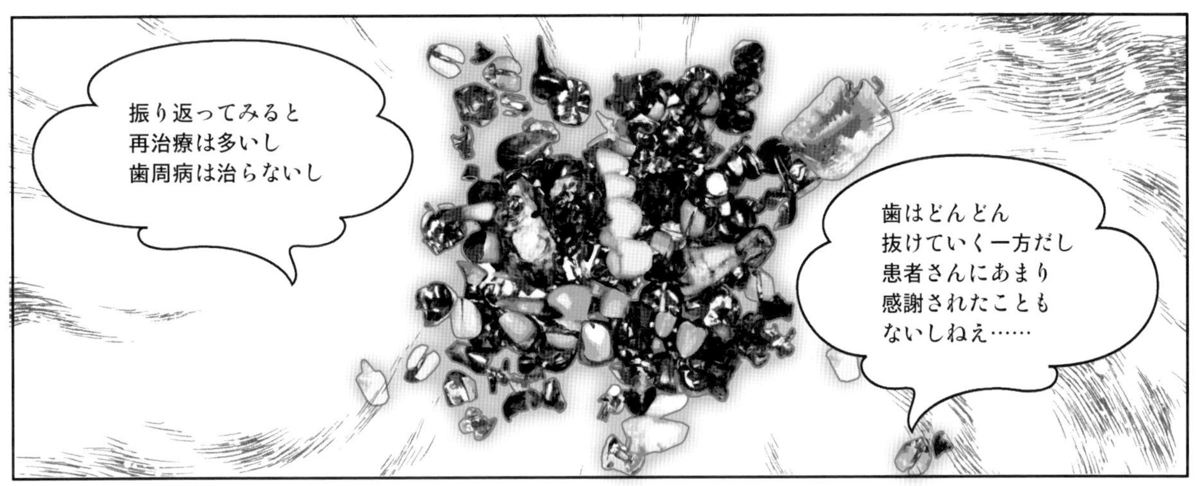
振り返ってみると
再治療は多いし
歯周病は治らないし
歯はどんどん
抜けていく一方だし
患者さんにあまり
感謝されたことも
ないしねえ……

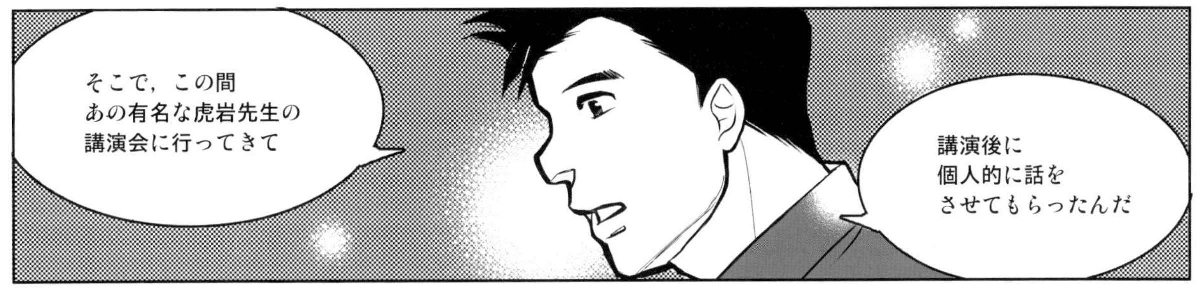
そこで，この間
あの有名な虎岩先生の
講演会に行ってきて
講演後に
個人的に話を
させてもらったんだ

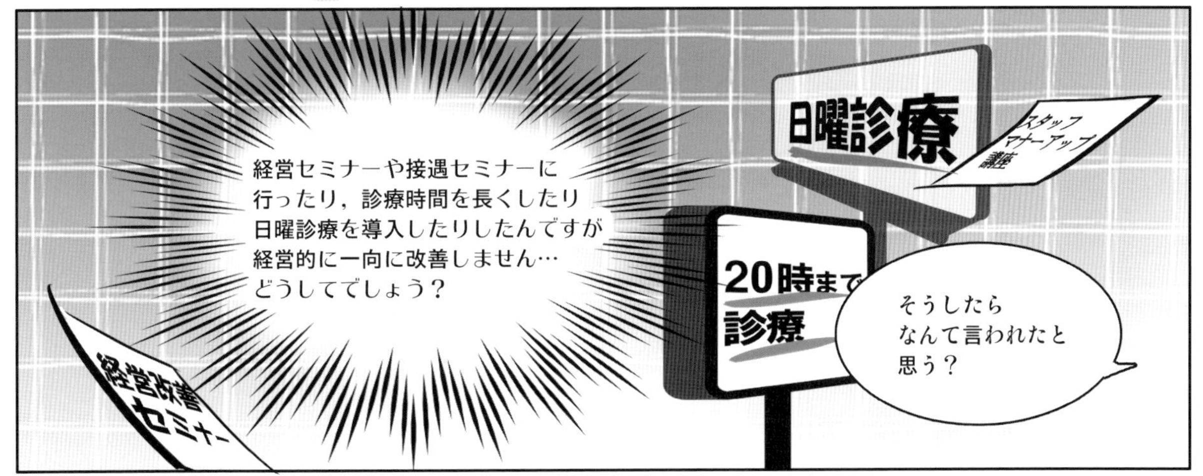
日曜診療
スタッフ
マナーアップ
講座
経営セミナーや接遇セミナーに
行ったり，診療時間を長くしたり
日曜診療を導入したりしたんですが
経営的に一向に改善しません…
どうしてでしょう？
20時まで
診療
そうしたら
なんて言われたと
思う？
経営改善
セミナー

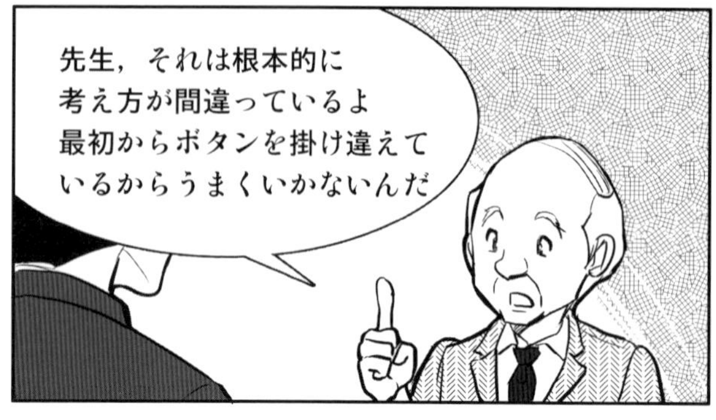
先生，それは根本的に
考え方が間違っているよ
最初からボタンを掛け違えて
いるからうまくいかないんだ

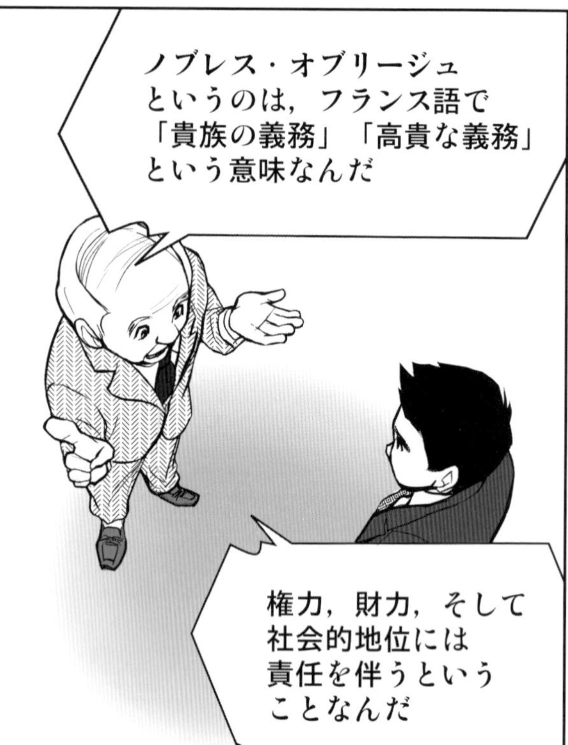
ノブレス・オブリージュ
というのは，フランス語で
「貴族の義務」「高貴な義務」
という意味なんだ
権力，財力，そして
社会的地位には
責任を伴うという
ことなんだ

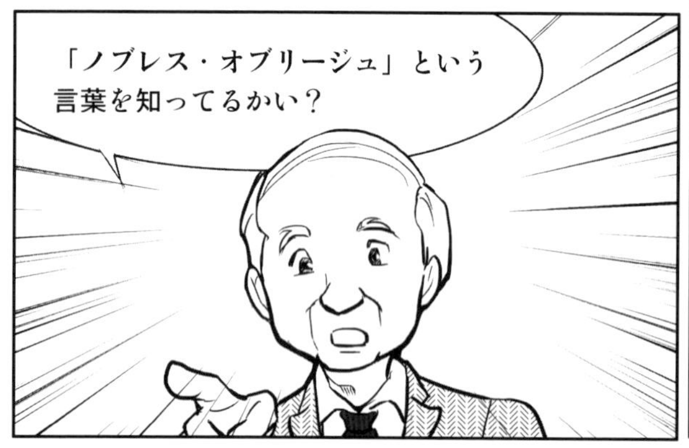
「ノブレス・オブリージュ」という
言葉を知ってるかい？

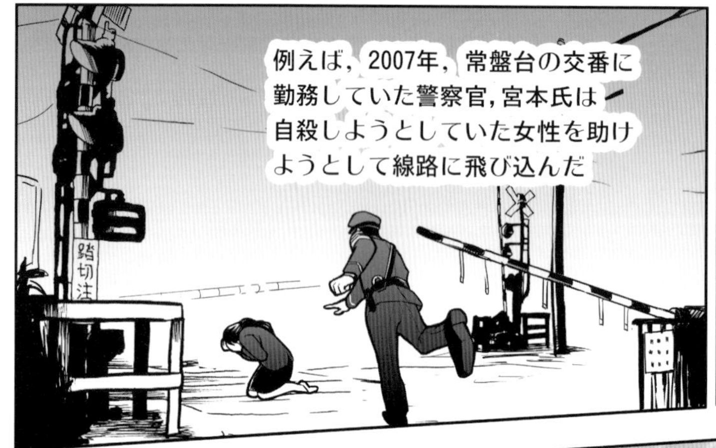
例えば，2007年，常盤台の交番に
勤務していた警察官，宮本氏は
自殺しようとしていた女性を助け
ようとして線路に飛び込んだ
踏切注

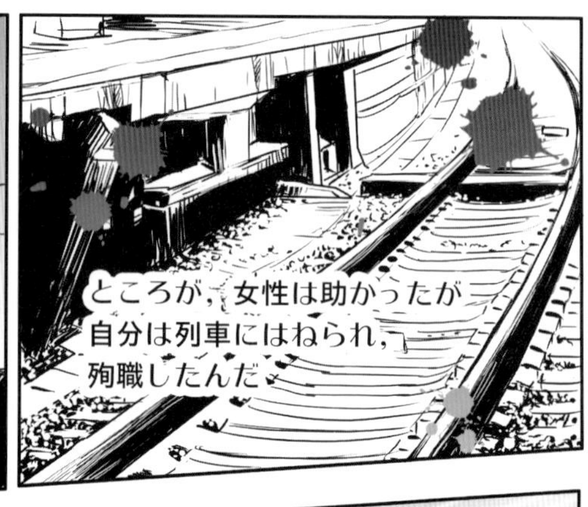
ところが，女性は助かったが
自分は列車にはねられ，
殉職したんだ

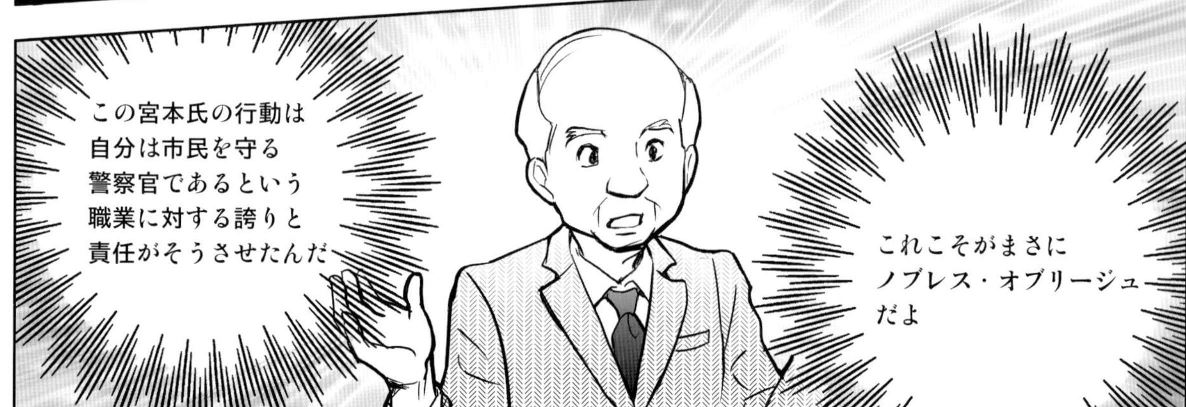
この宮本氏の行動は
自分は市民を守る
警察官であるという
職業に対する誇りと
責任がそうさせたんだ
これこそがまさに
ノブレス・オブリージュ
だよ

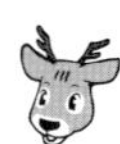

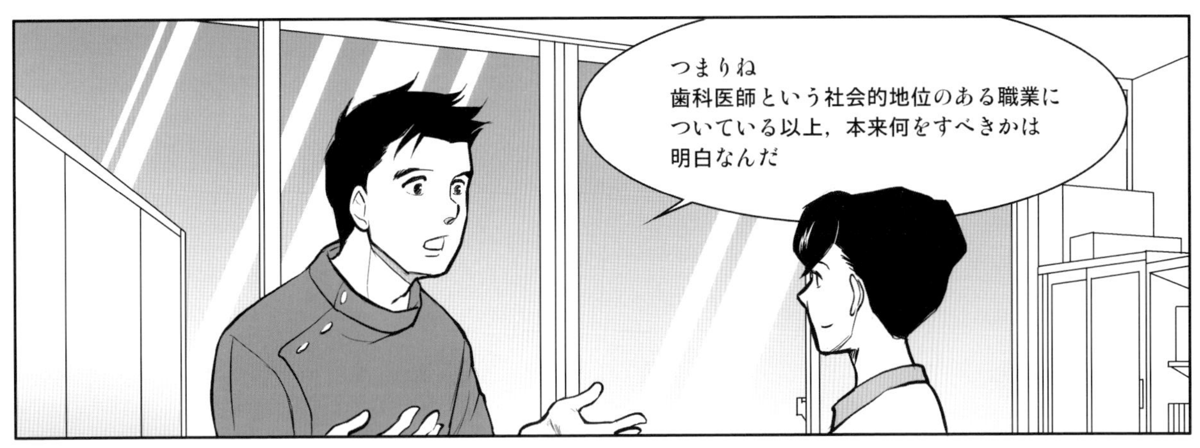
つまりね
歯科医師という社会的地位のある職業に
ついている以上，本来何をすべきかは
明白なんだ

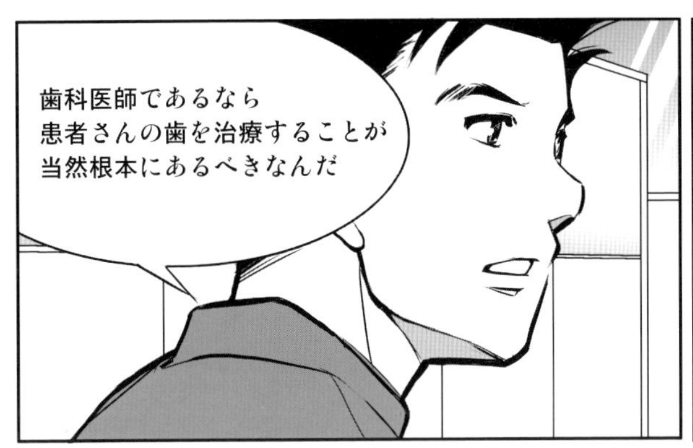
歯科医師であるなら
患者さんの歯を治療することが
当然根本にあるべきなんだ

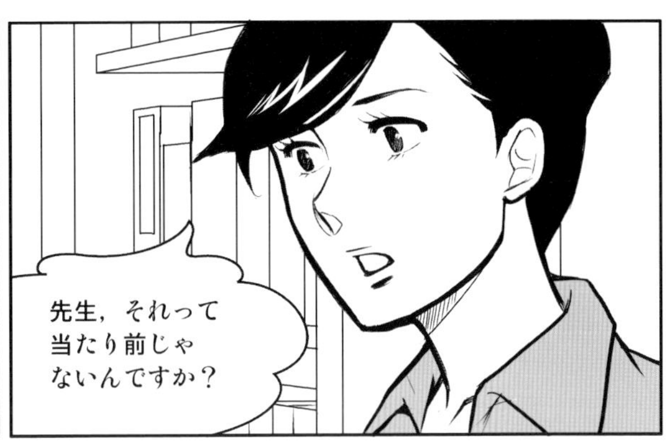
先生，それって
当たり前じゃ
ないんですか？

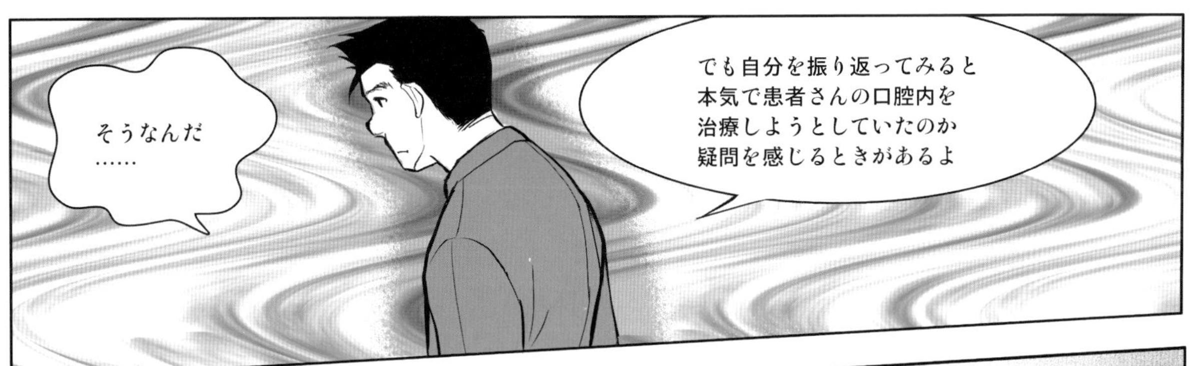
でも自分を振り返ってみると
本気で患者さんの口腔内を
治療しようとしていたのか
疑問を感じるときがあるよ
そうなんだ
……

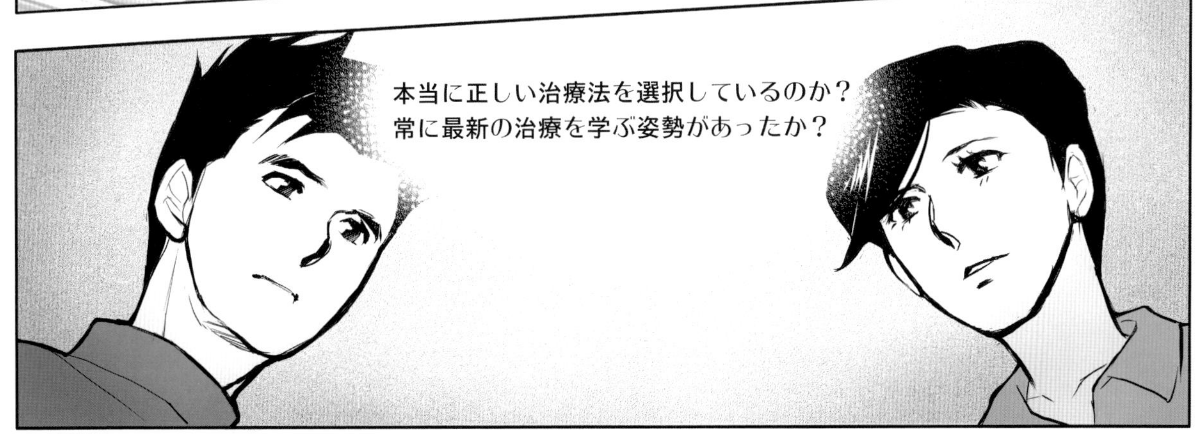
本当に正しい治療法を選択しているのか？
常に最新の治療を学ぶ姿勢があったか？

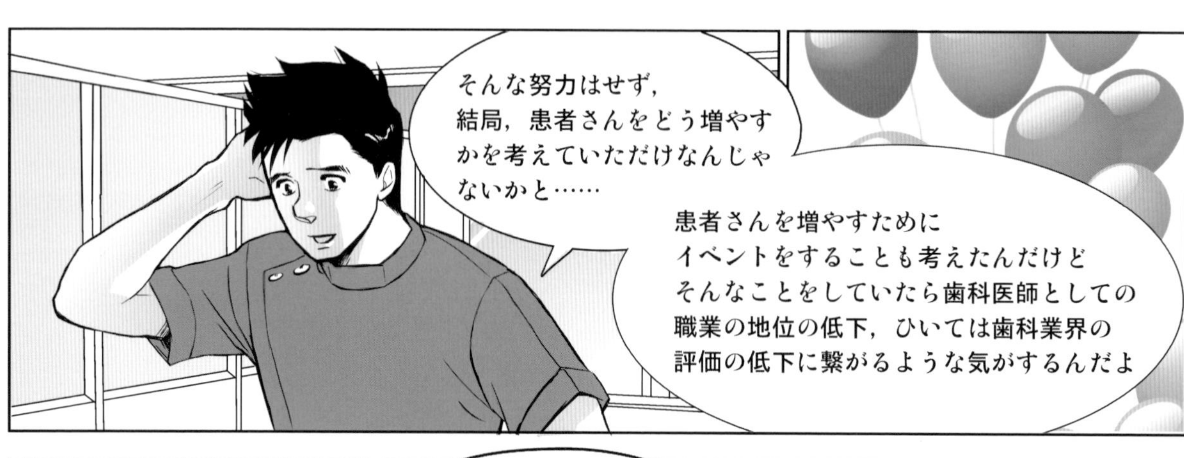
そんな努力はせず，
結局，患者さんをどう増やすかを考えていただけなんじゃないかと……
患者さんを増やすために
イベントをすることも考えたんだけど
そんなことをしていたら歯科医師としての
職業の地位の低下，ひいては歯科業界の
評価の低下に繋がるような気がするんだよ

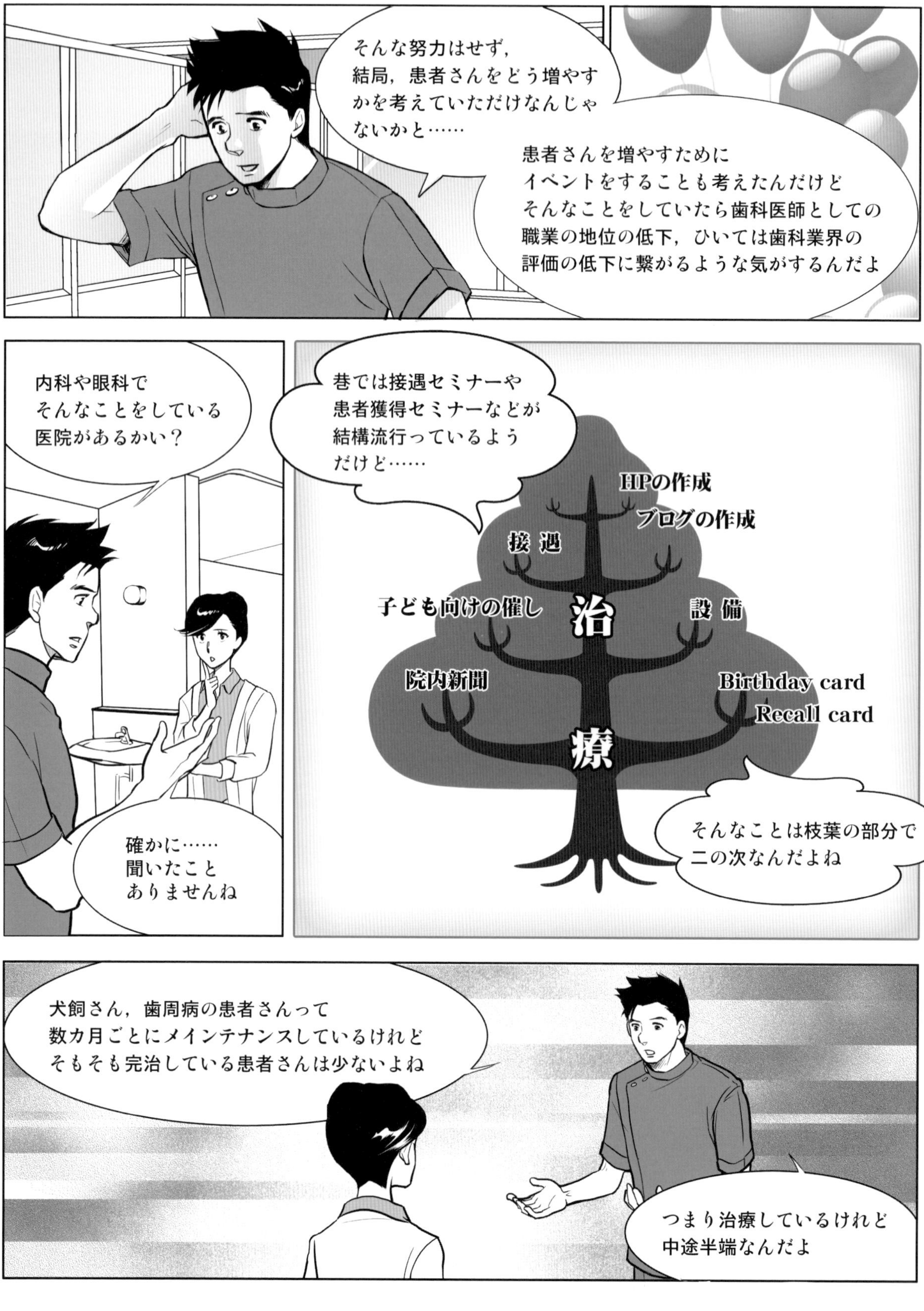

内科や眼科で
そんなことをしている
医院があるかい？

確かに……
聞いたこと
ありませんね

巷では接遇セミナーや
患者獲得セミナーなどが
結構流行っているよう
だけど……

HPの作成
ブログの作成
接 遇
子ども向けの催し
治
設 備
院内新聞
Birthday card
Recall card
療

そんなことは枝葉の部分で
二の次なんだよね

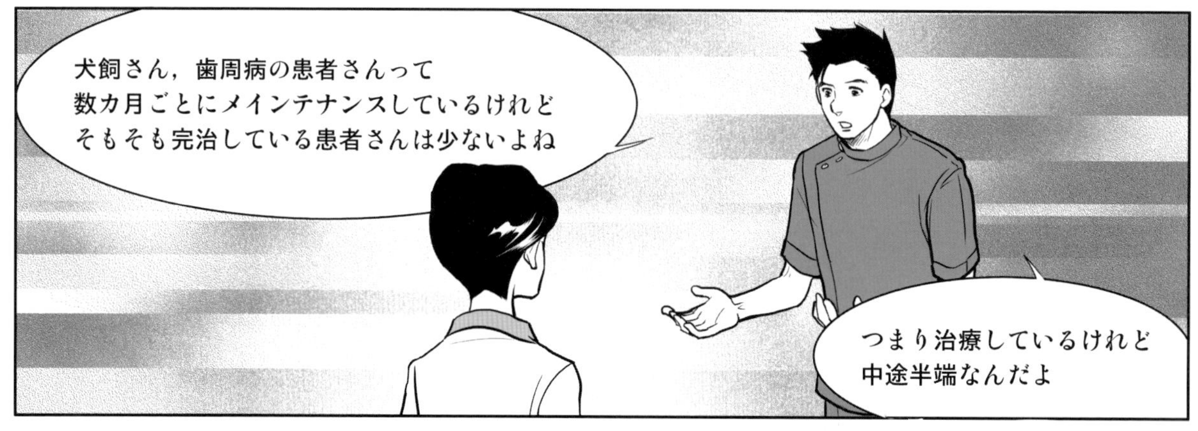
犬飼さん，歯周病の患者さんって
数カ月ごとにメインテナンスしているけれど
そもそも完治している患者さんは少ないよね
つまり治療しているけれど
中途半端なんだよ

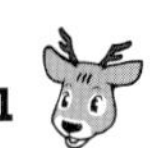

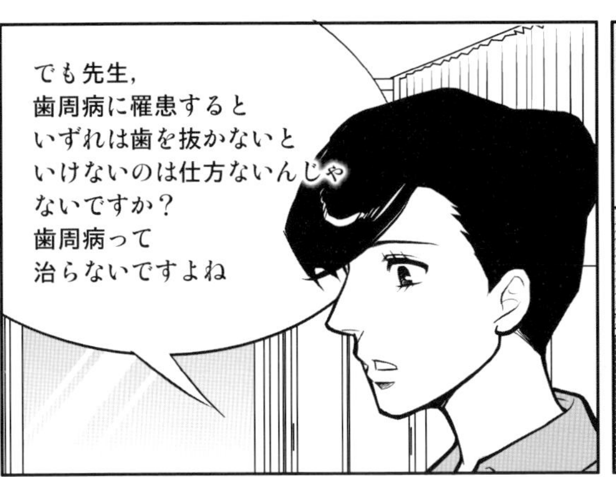
でも先生，
歯周病に罹患すると
いずれは歯を抜かないと
いけないのは仕方ないんじゃ
ないですか？
歯周病って
治らないですよね

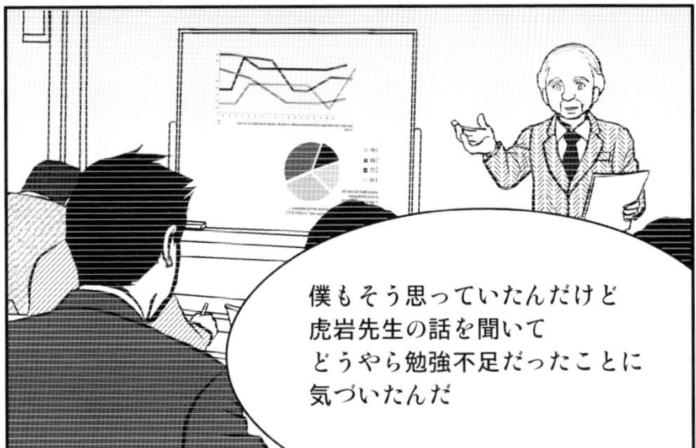
僕もそう思っていたんだけど
虎岩先生の話を聞いて
どうやら勉強不足だったことに
気づいたんだ

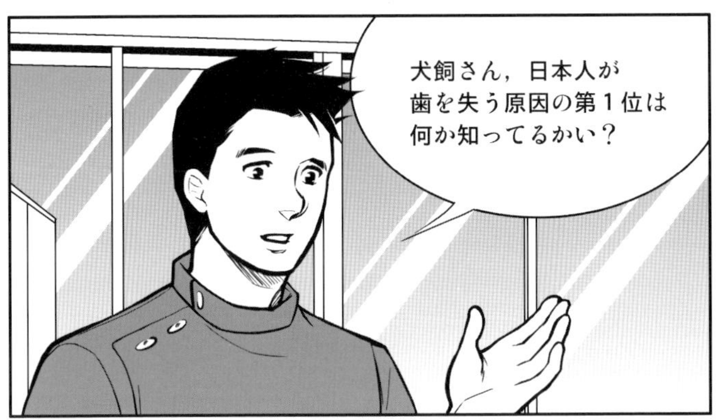
犬飼さん，日本人が
歯を失う原因の第１位は
何か知ってるかい？

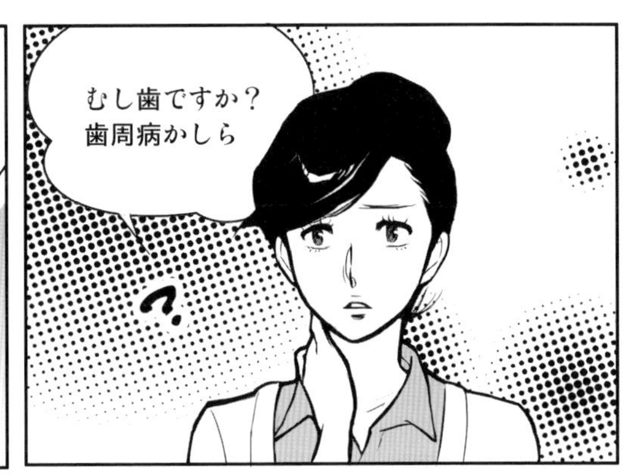
むし歯ですか？
歯周病かしら
?

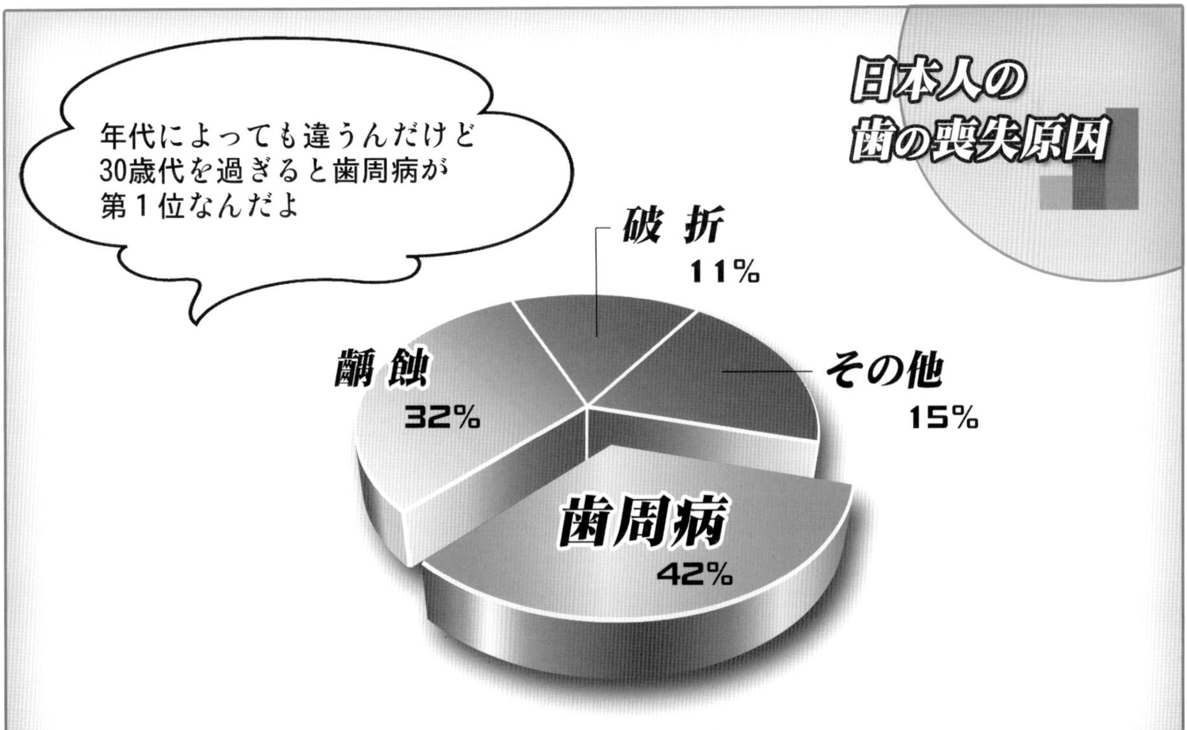

年代によっても違うんだけど
30歳代を過ぎると歯周病が
第１位なんだよ

日本人の歯の喪失原因

- 歯周病 42%
- 齲蝕 32%
- その他 15%
- 破折 11%

8020推進財団．全国抜歯原因調査．2005より

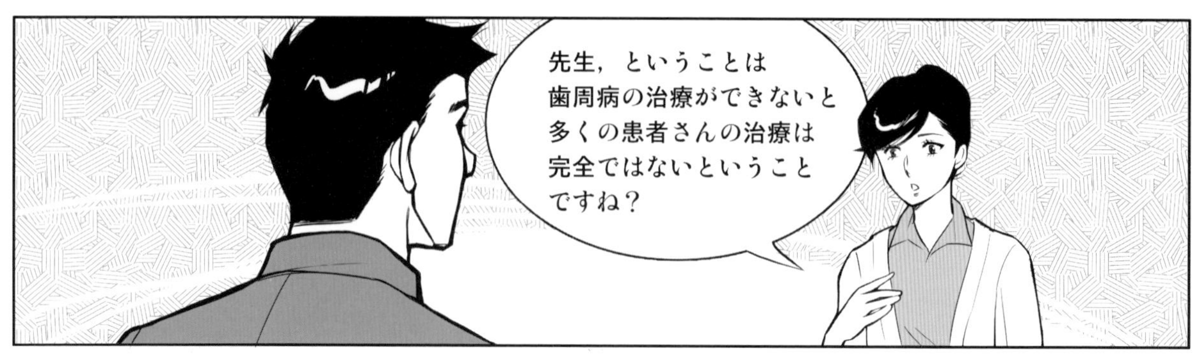
先生，ということは
歯周病の治療ができないと
多くの患者さんの治療は
完全ではないということ
ですね？

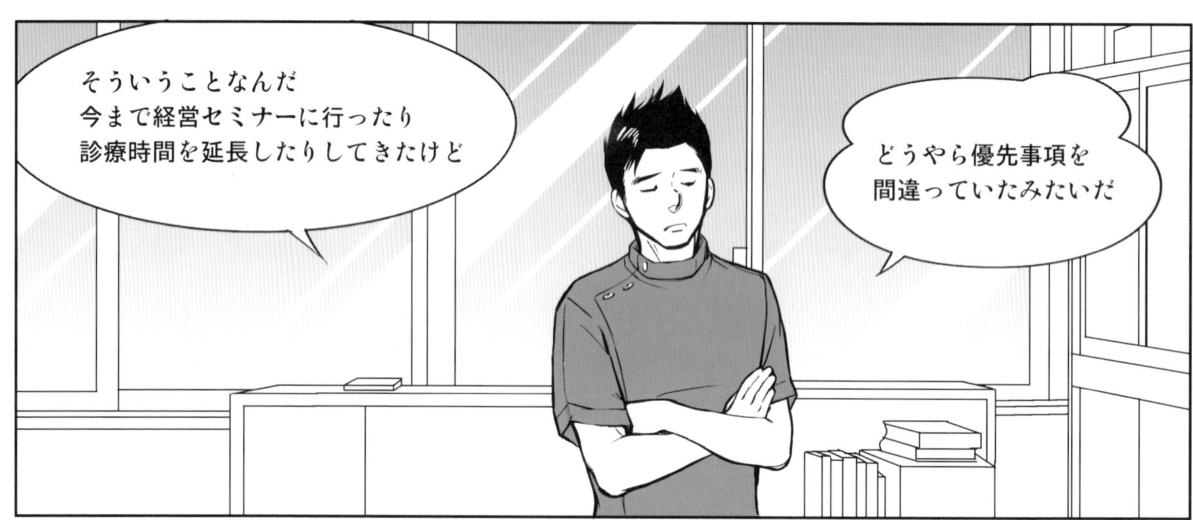
そういうことなんだ
今まで経営セミナーに行ったり
診療時間を延長したりしてきたけど
どうやら優先事項を
間違っていたみたいだ

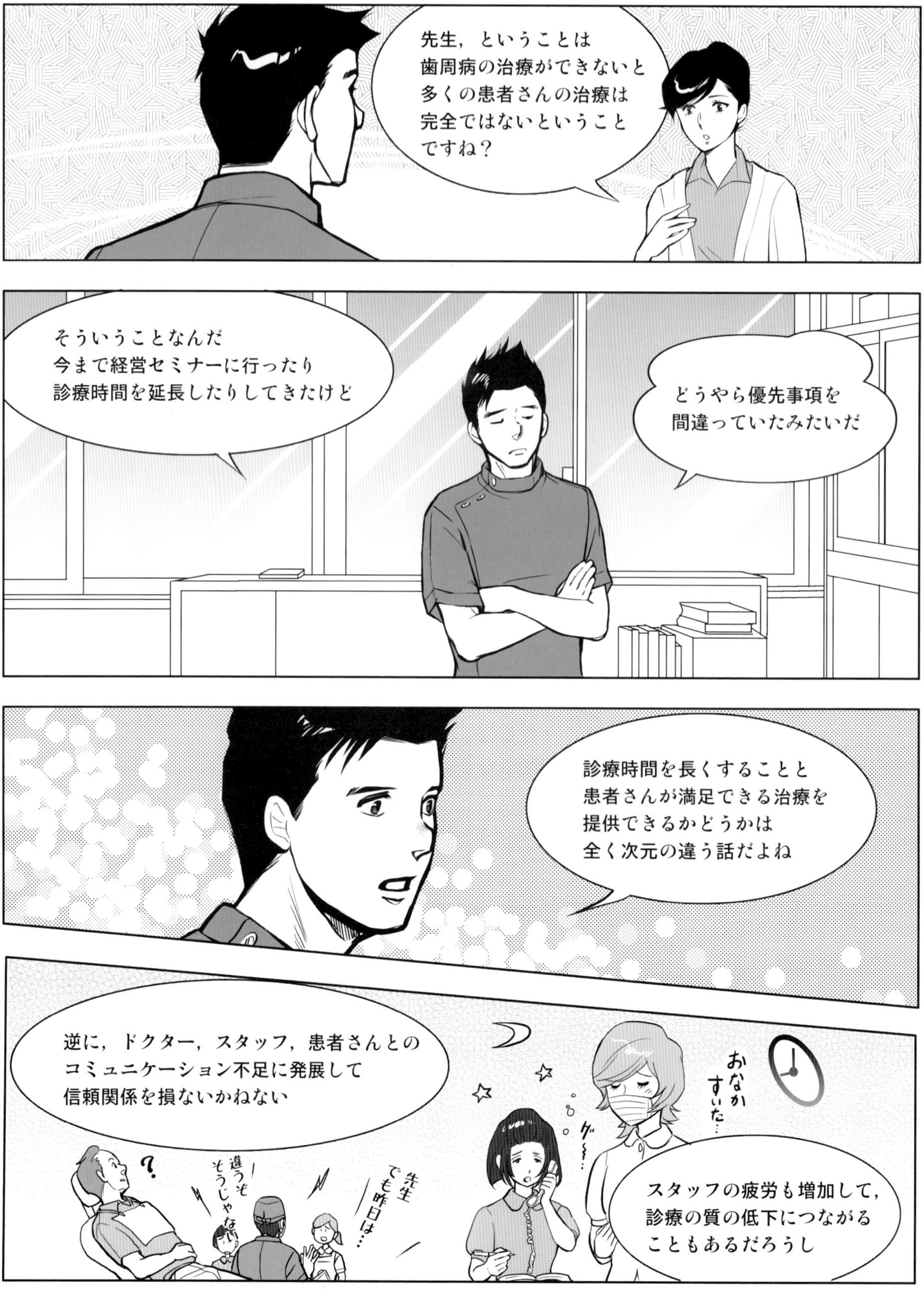

診療時間を長くすることと
患者さんが満足できる治療を
提供できるかどうかは
全く次元の違う話だよね

逆に，ドクター，スタッフ，患者さんとの
コミュニケーション不足に発展して
信頼関係を損ないかねない

先生
でも昨日は…

違うぞ
そうじゃない

おなか
すいた…

グ～

スタッフの疲労も増加して，
診療の質の低下につながる
こともあるだろうし

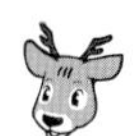

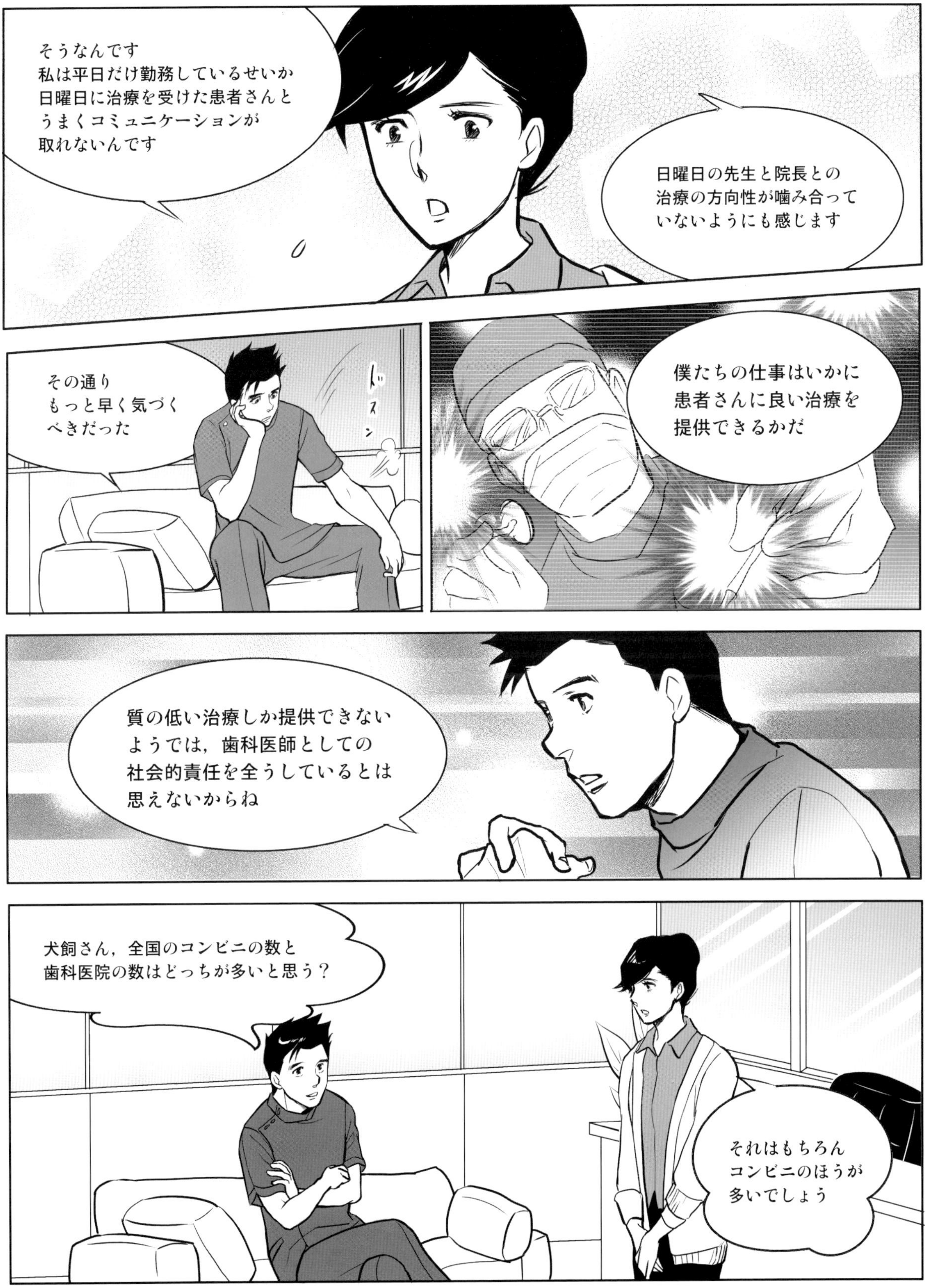

そうなんです
私は平日だけ勤務しているせいか
日曜日に治療を受けた患者さんと
うまくコミュニケーションが
取れないんです
日曜日の先生と院長との
治療の方向性が噛み合って
いないようにも感じます
その通り
もっと早く気づく
べきだった
ドスン
僕たちの仕事はいかに
患者さんに良い治療を
提供できるかだ
質の低い治療しか提供できない
ようでは，歯科医師としての
社会的責任を全うしているとは
思えないからね
犬飼さん，全国のコンビニの数と
歯科医院の数はどっちが多いと思う？
それはもちろん
コンビニのほうが
多いでしょう

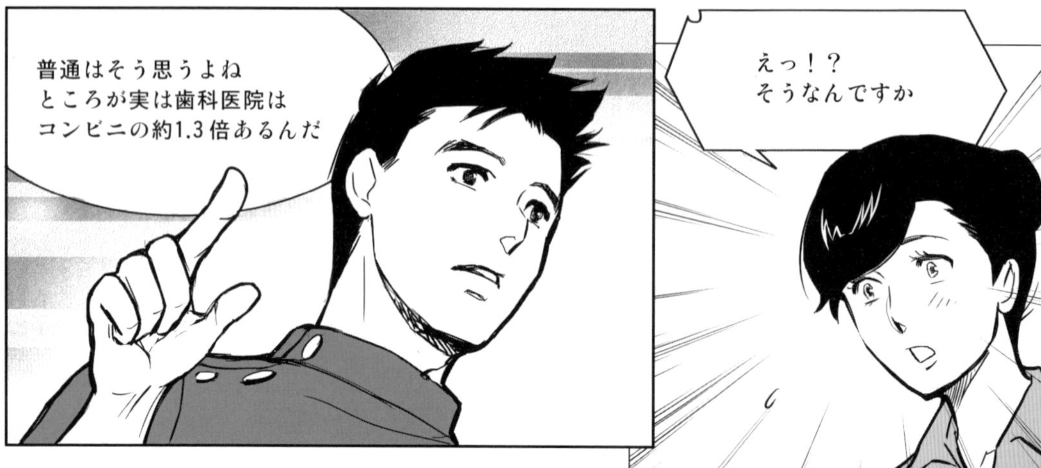
普通はそう思うよね
ところが実は歯科医院は
コンビニの約1.3倍あるんだ
えっ！？
そうなんですか

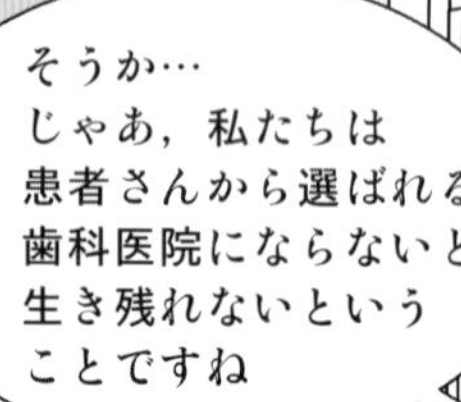
犬飼さん，この数字は何を
意味すると思う？
つまりね，患者さんの選択肢は
いくらでもあるということなんだ
患者さんは良い歯科医院を
いくらでも選べるということ
なんだよ

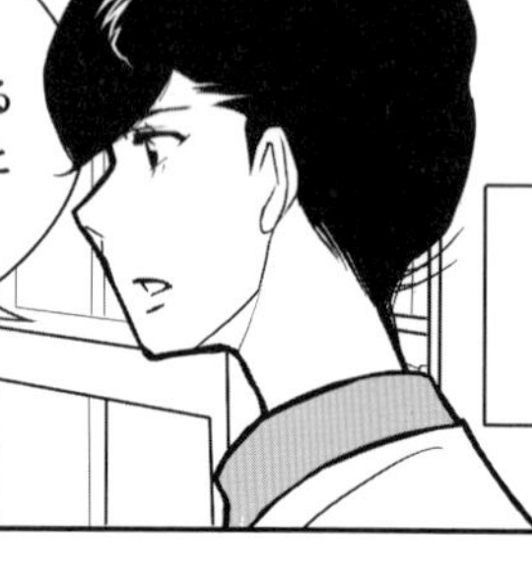
そうか…
じゃあ，私たちは
患者さんから選ばれる
歯科医院にならないと
生き残れないという
ことですね

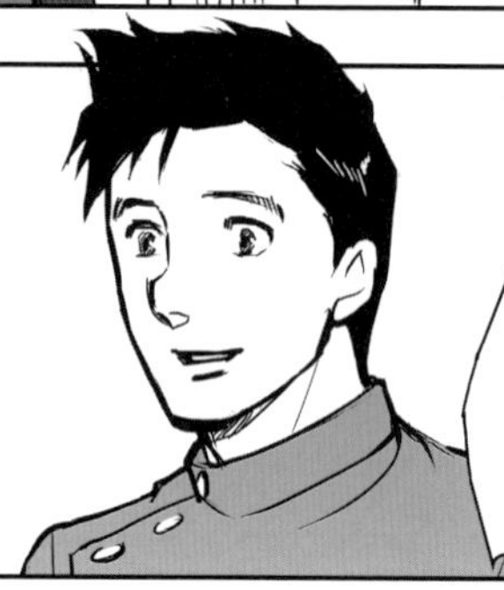
その通りだね
そこで今度，虎岩先生の
歯周病研修会で治療の
神髄を学んでこようと
思う
自分の歯科医院の
コンセプトを
しっかりさせようと
思うよ！

成功へのプロセス 1

歯科医師の本分　　第1話の問題点1・2について

当然，接遇や経営を学ぶことも必要です．
また，診療時間の延長も需要があるでしょう．
ただし，歯科医院にとって最も重要なことは，
適切な治療を可能にする知識と技術の習得です．
私たちは，プロフェッショナルであるべきです．
本末転倒し大事なことを忘れないように!!

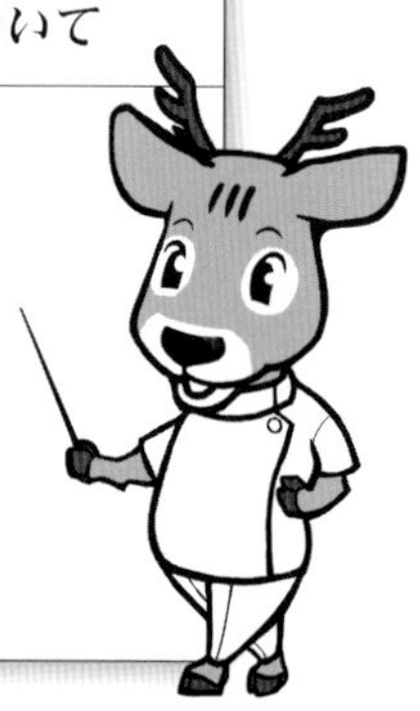

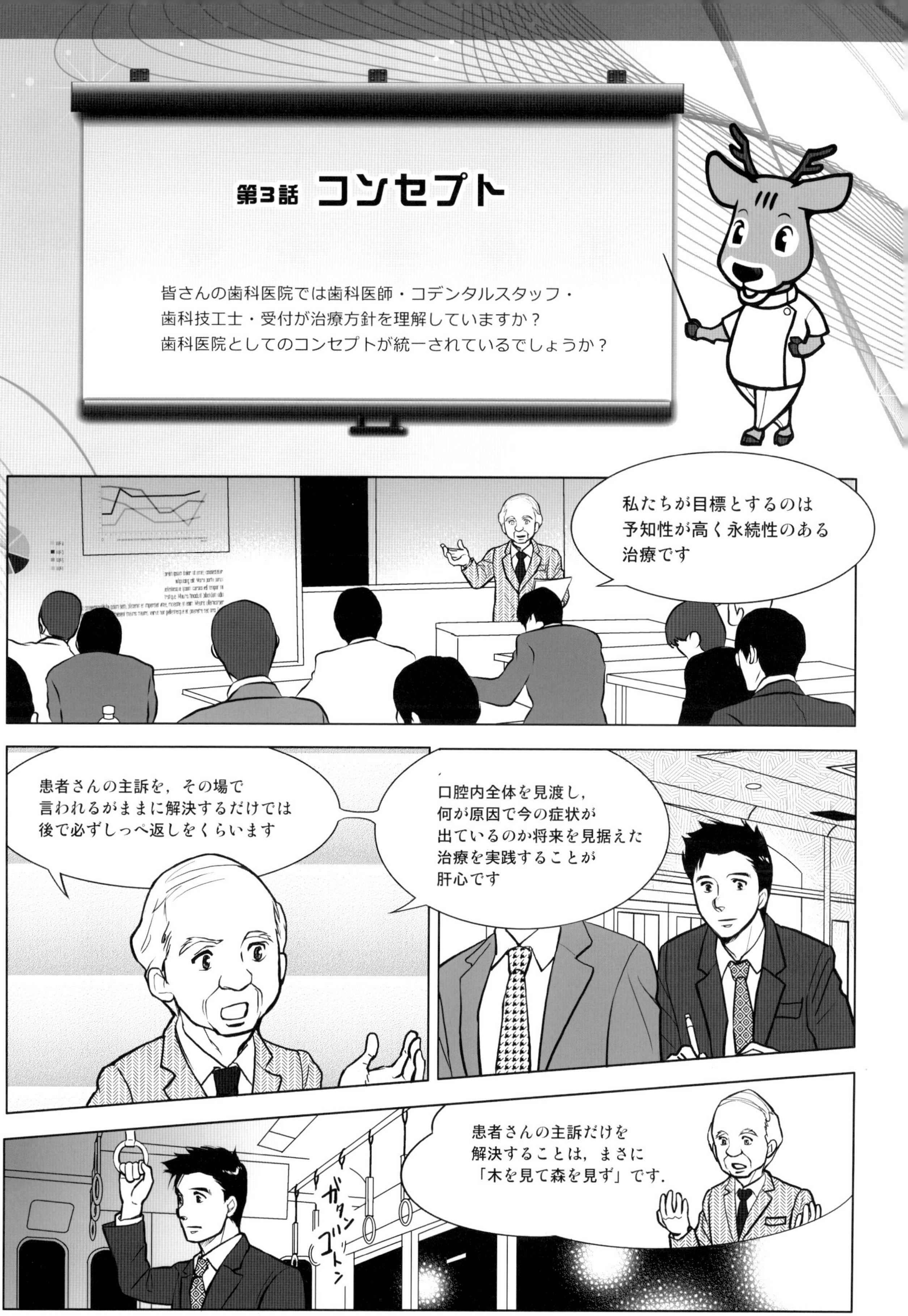

第3話 コンセプト

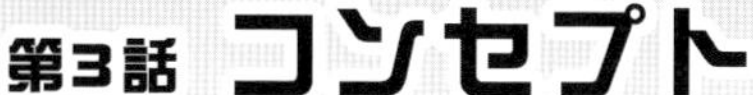

皆さんの歯科医院では歯科医師・コデンタルスタッフ・
歯科技工士・受付が治療方針を理解していますか？
歯科医院としてのコンセプトが統一されているでしょうか？

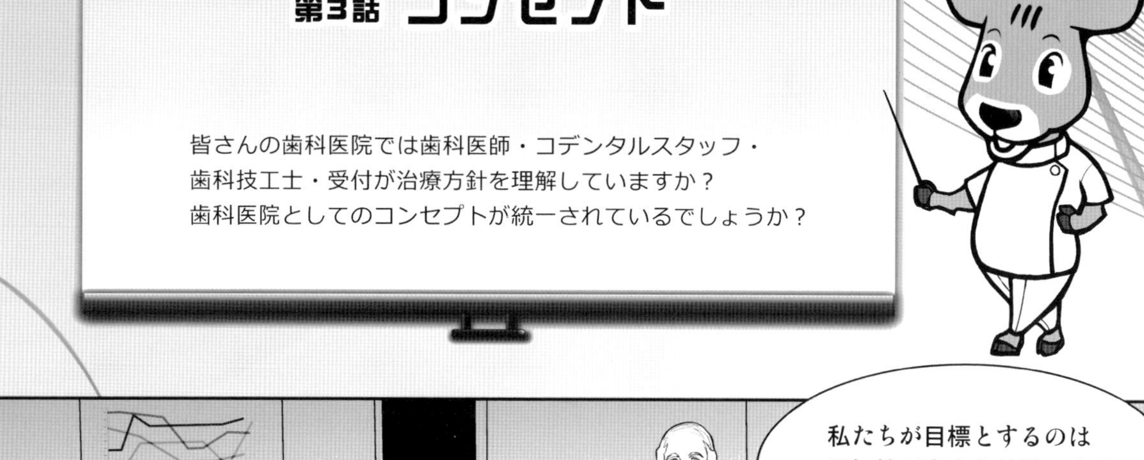

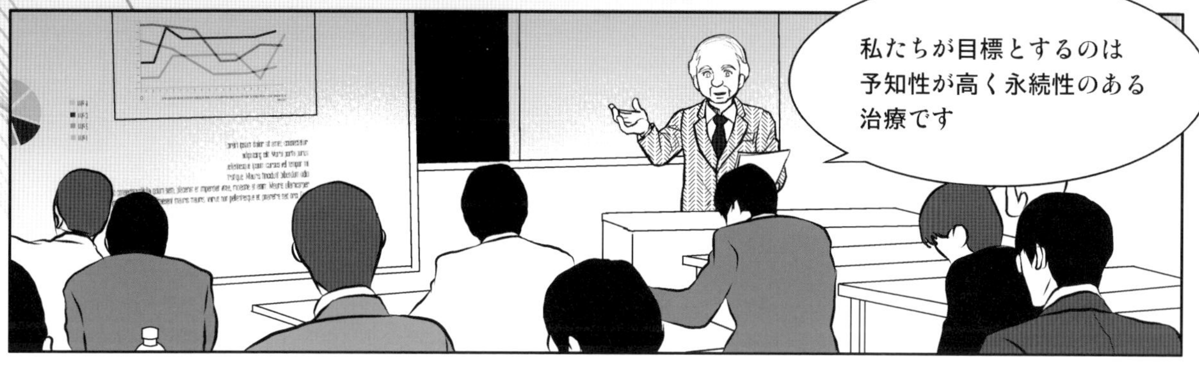
私たちが目標とするのは
予知性が高く永続性のある
治療です

患者さんの主訴を，その場で
言われるがままに解決するだけでは
後で必ずしっぺ返しをくらいます

口腔内全体を見渡し，
何が原因で今の症状が
出ているのか将来を見据えた
治療を実践することが
肝心です

患者さんの主訴だけを
解決することは，まさに
「木を見て森を見ず」です．

ガタンゴトン

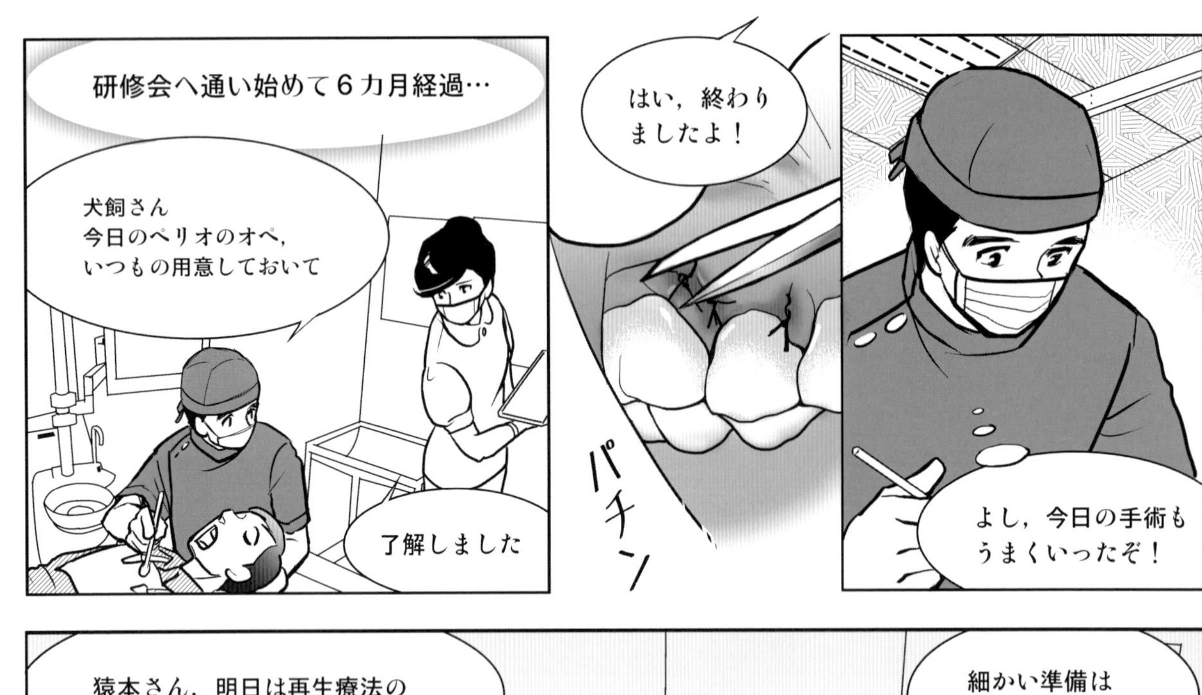
研修会へ通い始めて６カ月経過…
犬飼さん
今日のペリオのオペ，
いつもの用意しておいて
了解しました
はい，終わり
ましたよ！
パチン
よし，今日の手術も
うまくいったぞ！

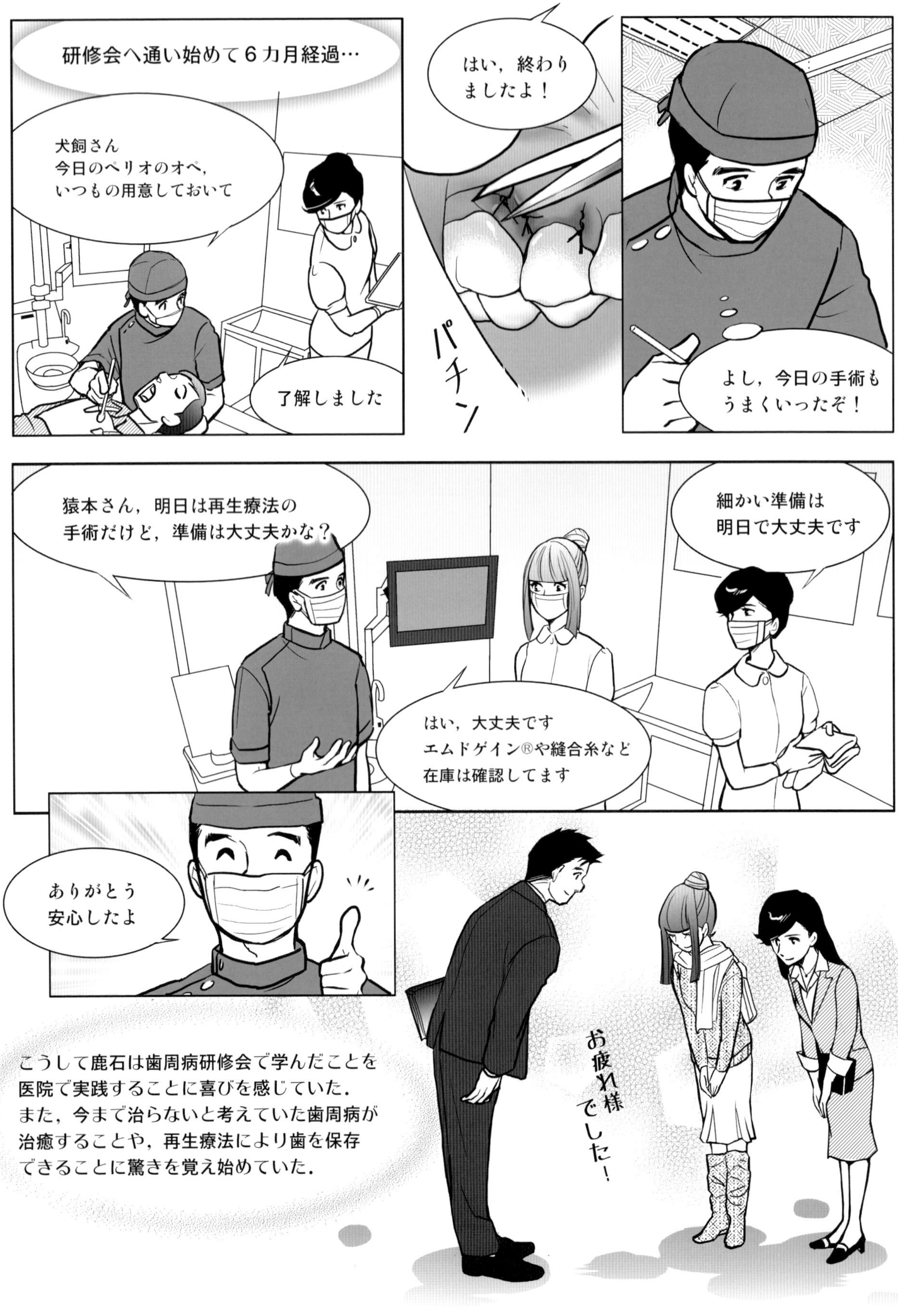

猿本さん，明日は再生療法の
手術だけど，準備は大丈夫かな？

細かい準備は
明日で大丈夫です

はい，大丈夫です
エムドゲイン®や縫合糸など
在庫は確認してます

ありがとう
安心したよ

お疲れ様
でした！

こうして鹿石は歯周病研修会で学んだことを
医院で実践することに喜びを感じていた．
また，今まで治らないと考えていた歯周病が
治癒することや，再生療法により歯を保存
できることに驚きを覚え始めていた．

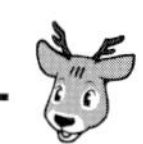

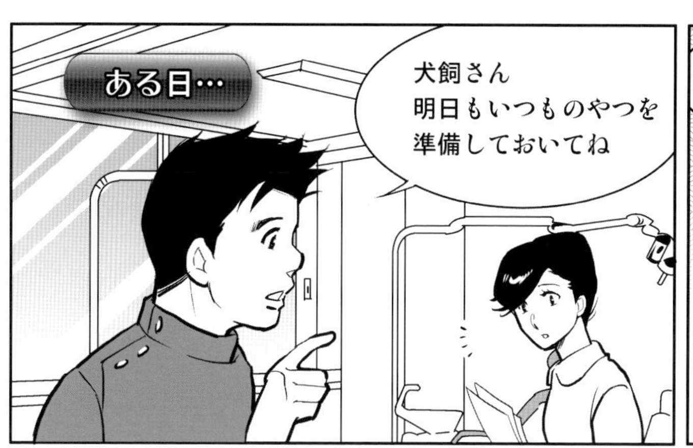
ある日…
犬飼さん
明日もいつものやつを
準備しておいてね

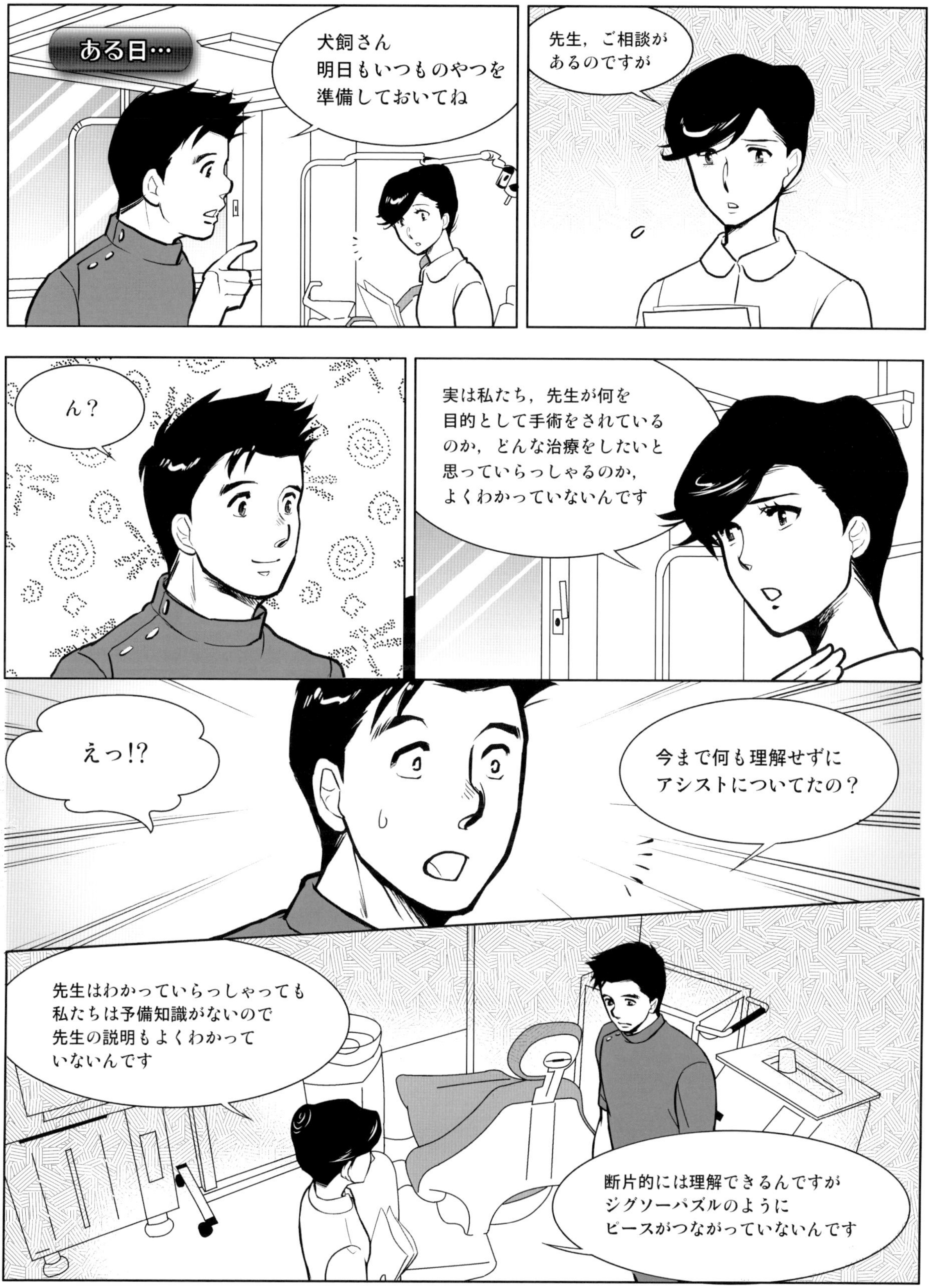

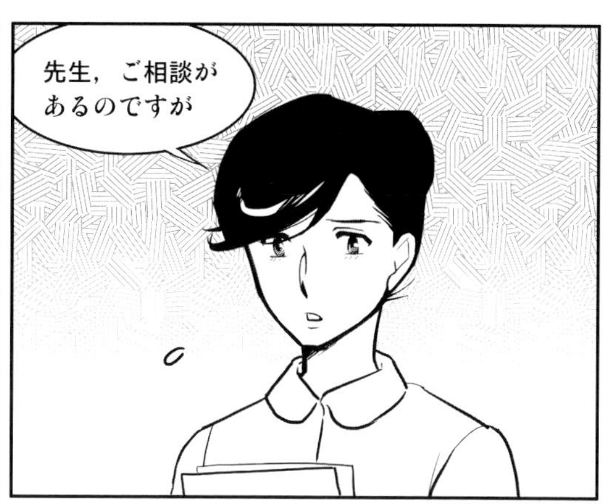
先生，ご相談が
あるのですが

実は私たち，先生が何を
目的として手術をされている
のか，どんな治療をしたいと
思っていらっしゃるのか，
よくわかっていないんです
ん？
今まで何も理解せずに
アシストについてたの？
えっ!?
断片的には理解できるんですが
ジグソーパズルのように
ピースがつながっていないんです
先生はわかっていらっしゃっても
私たちは予備知識がないので
先生の説明もよくわかって
いないんです

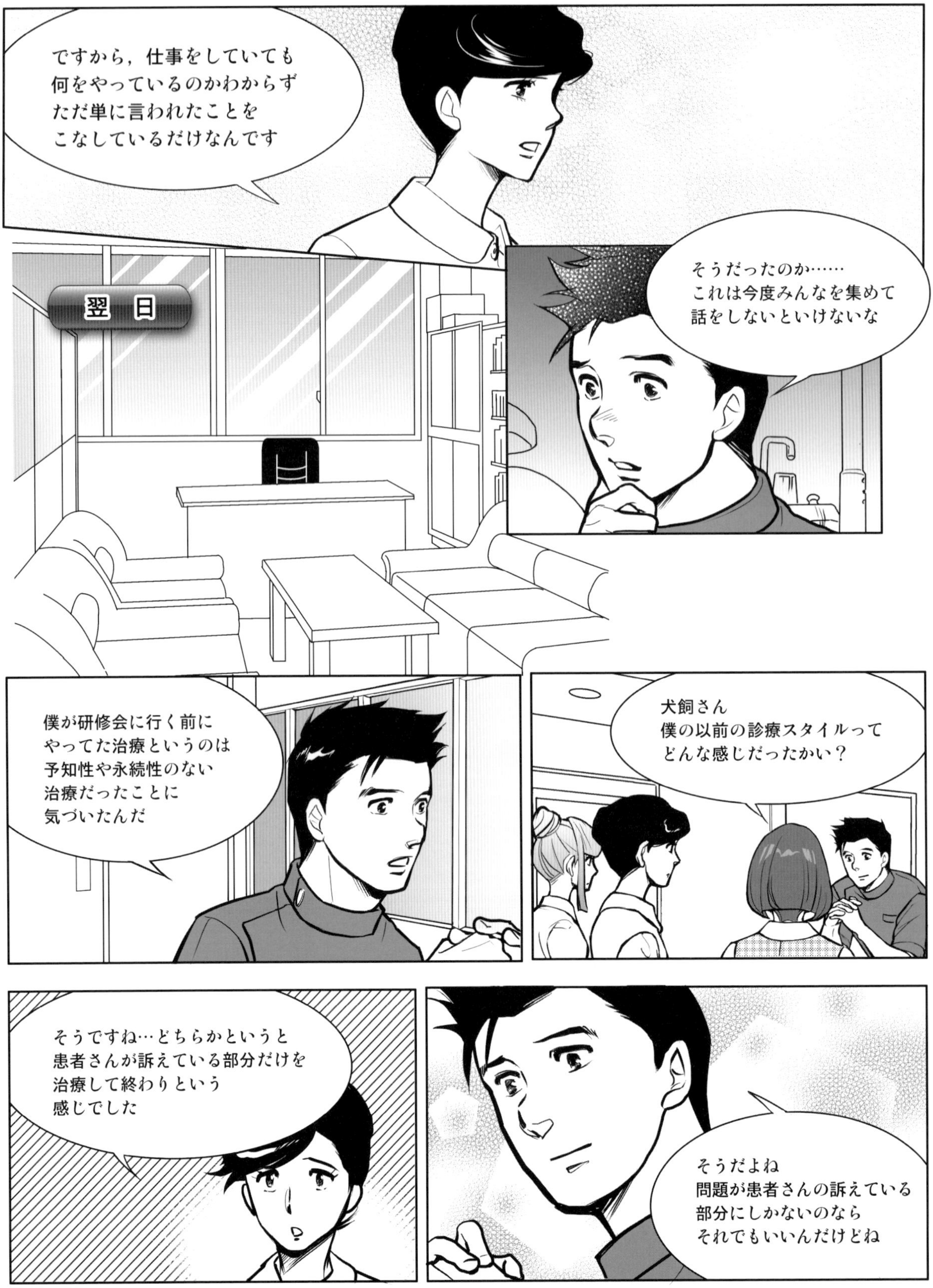

ですから，仕事をしていても
何をやっているのかわからず
ただ単に言われたことを
こなしているだけなんです

そうだったのか……
これは今度みんなを集めて
話をしないといけないな

翌　日

僕が研修会に行く前に
やってた治療というのは
予知性や永続性のない
治療だったことに
気づいたんだ

犬飼さん
僕の以前の診療スタイルって
どんな感じだったかい？

そうですね…どちらかというと
患者さんが訴えている部分だけを
治療して終わりという
感じでした

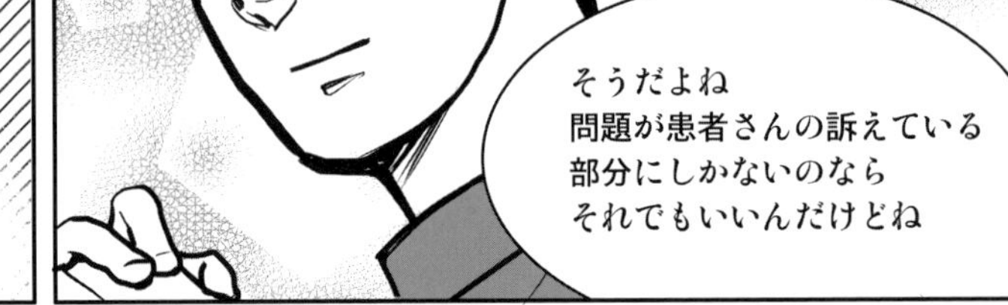
そうだよね
問題が患者さんの訴えている
部分にしかないのなら
それでもいいんだけどね

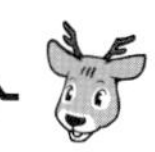

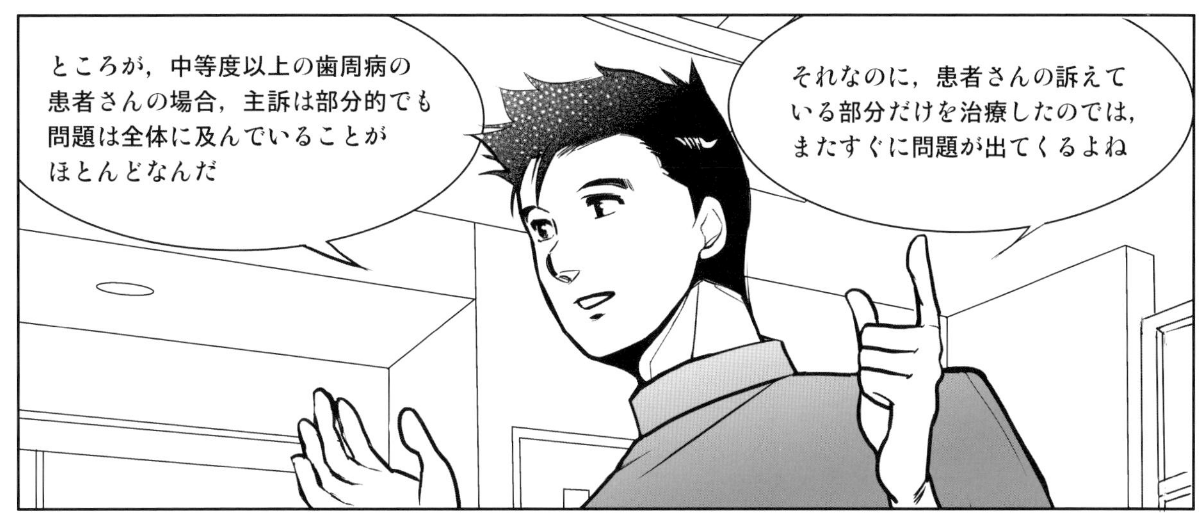
それなのに，患者さんの訴えている部分だけを治療したのでは，またすぐに問題が出てくるよね
ところが，中等度以上の歯周病の患者さんの場合，主訴は部分的でも問題は全体に及んでいることがほとんどなんだ

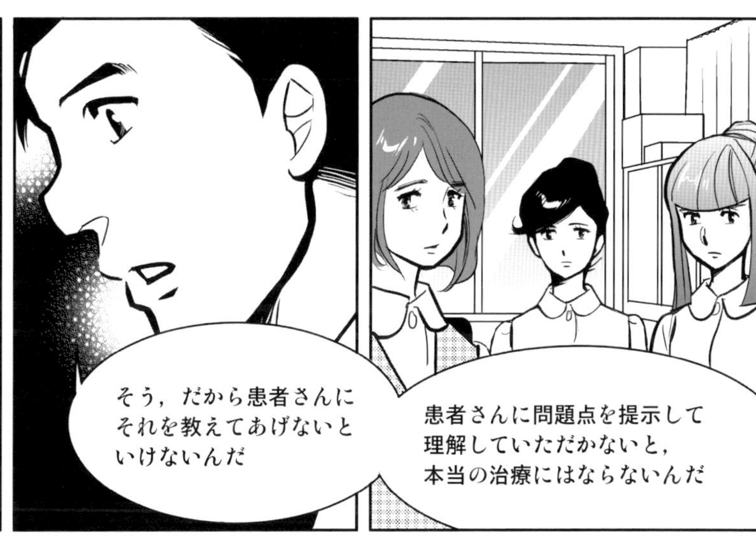
患者さんに問題点を提示して理解していただかないと，本当の治療にはならないんだ
そう，だから患者さんにそれを教えてあげないといけないんだ

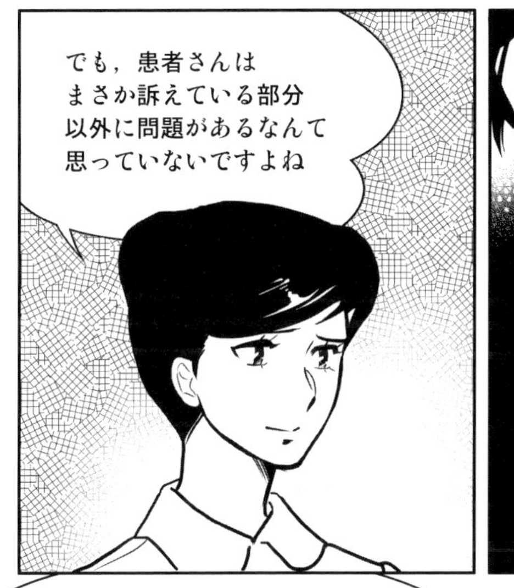
でも，患者さんはまさか訴えている部分以外に問題があるなんて思っていないですよね

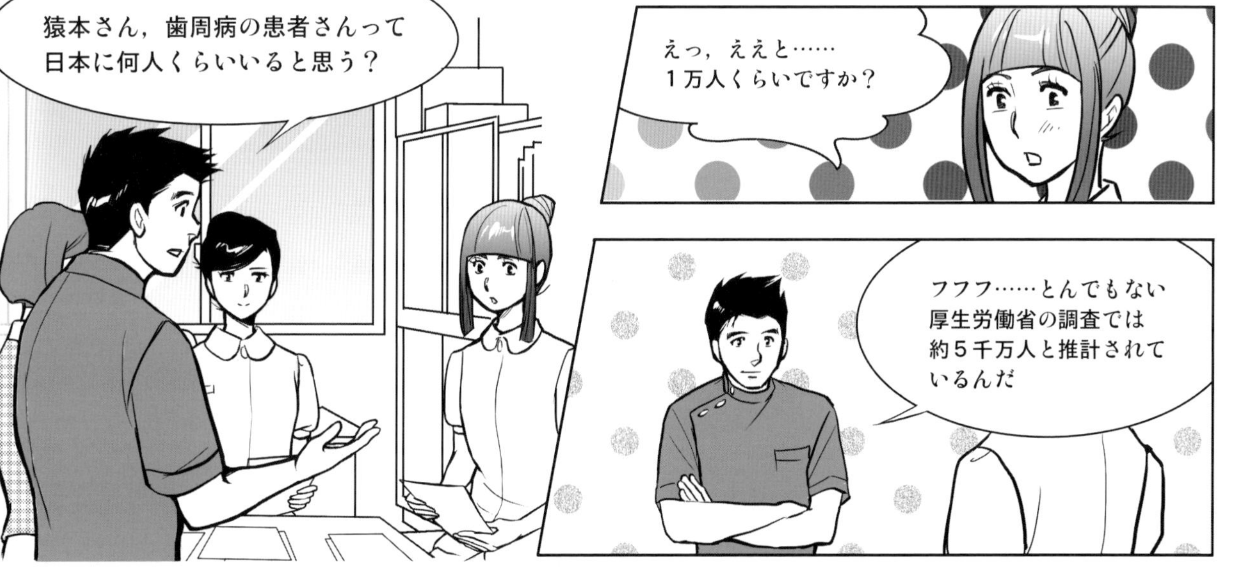
えっ，ええと……
１万人くらいですか？
猿本さん，歯周病の患者さんって日本に何人くらいいると思う？
フフフ……とんでもない
厚生労働省の調査では約５千万人と推計されているんだ

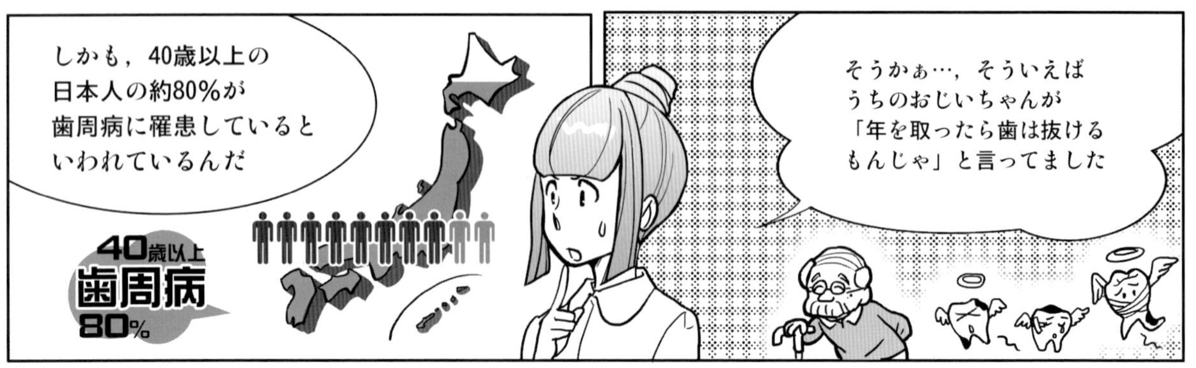
しかも，40歳以上の
日本人の約80%が
歯周病に罹患しているといわれているんだ
40歳以上
歯周病
80%
そうかぁ…，そういえば
うちのおじいちゃんが
「年を取ったら歯は抜ける
もんじゃ」と言ってました

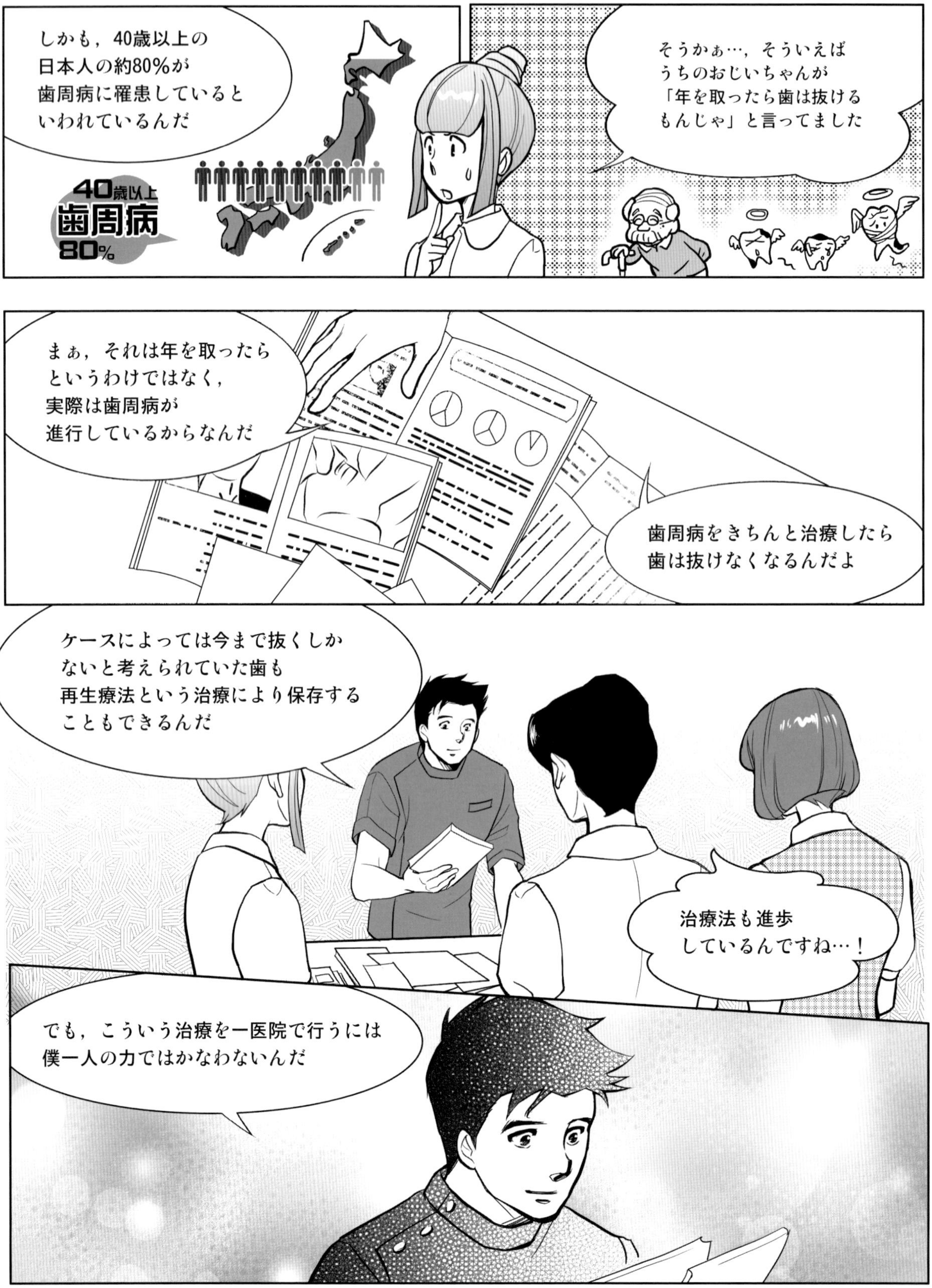

まぁ，それは年を取ったら
というわけではなく，
実際は歯周病が
進行しているからなんだ

歯周病をきちんと治療したら
歯は抜けなくなるんだよ

ケースによっては今まで抜くしか
ないと考えられていた歯も
再生療法という治療により保存する
こともできるんだ

治療法も進歩
しているんですね…！

でも，こういう治療を一医院で行うには
僕一人の力ではかなわないんだ

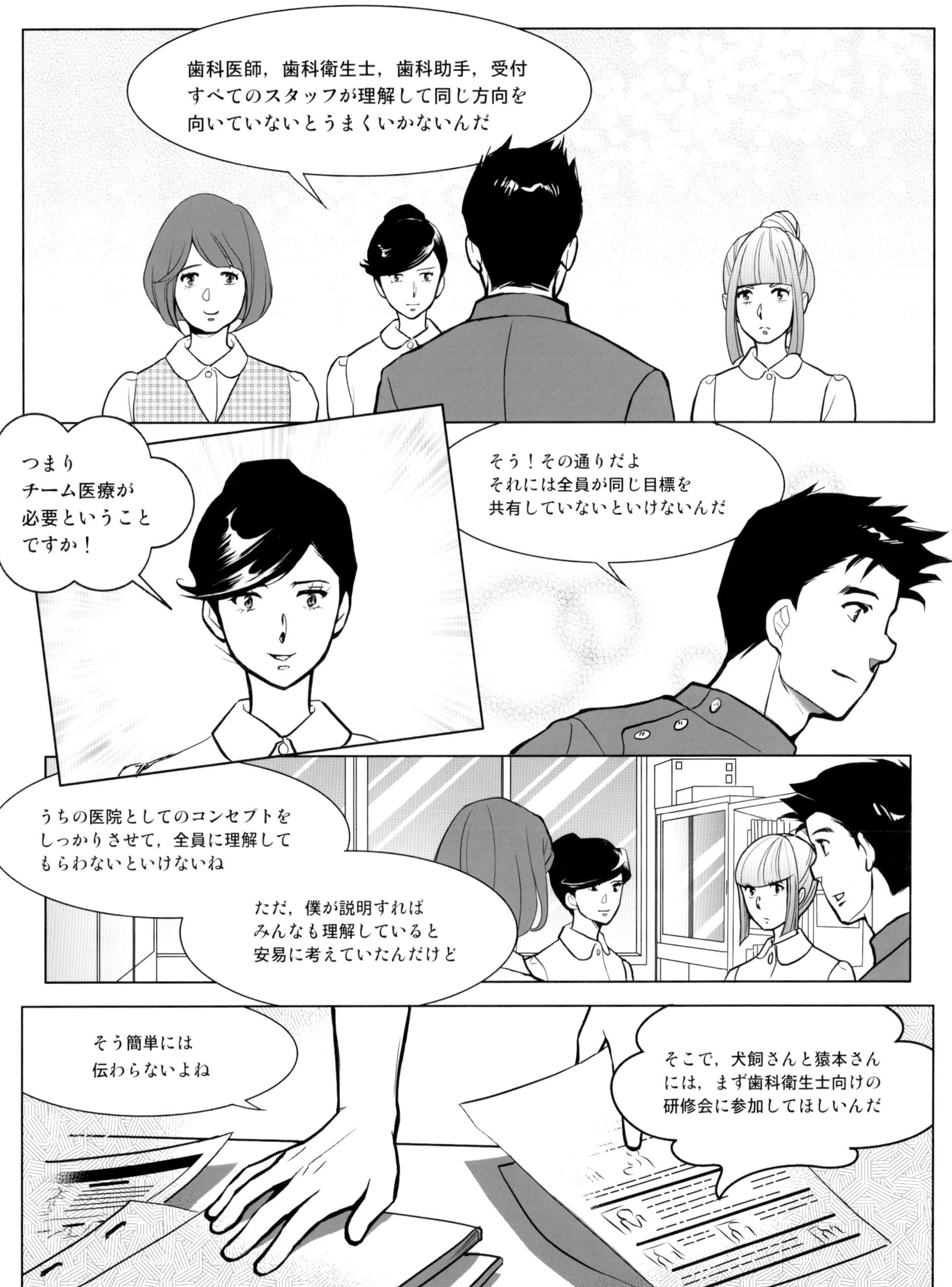
歯科医師，歯科衛生士，歯科助手，受付
すべてのスタッフが理解して同じ方向を
向いていないとうまくいかないんだ
そう！その通りだよ
それには全員が同じ目標を
共有していないといけないんだ
つまり
チーム医療が
必要ということ
ですか！
うちの医院としてのコンセプトを
しっかりさせて，全員に理解して
もらわないといけないね
ただ，僕が説明すれば
みんなも理解していると
安易に考えていたんだけど
そこで，犬飼さんと猿本さん
には，まず歯科衛生士向けの
研修会に参加してほしいんだ
そう簡単には
伝わらないよね

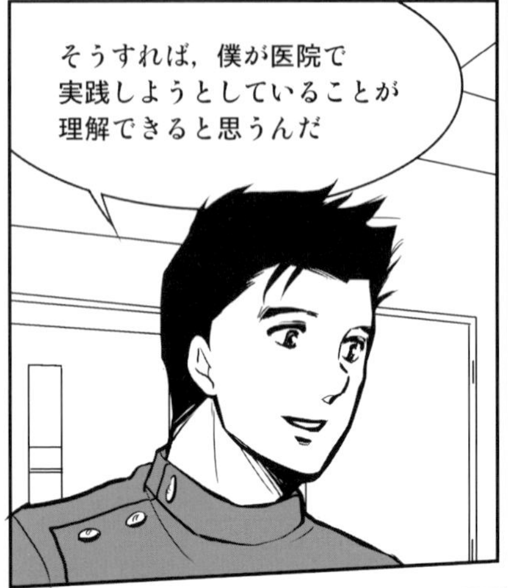
そうすれば，僕が医院で
実践しようとしていることが
理解できると思うんだ

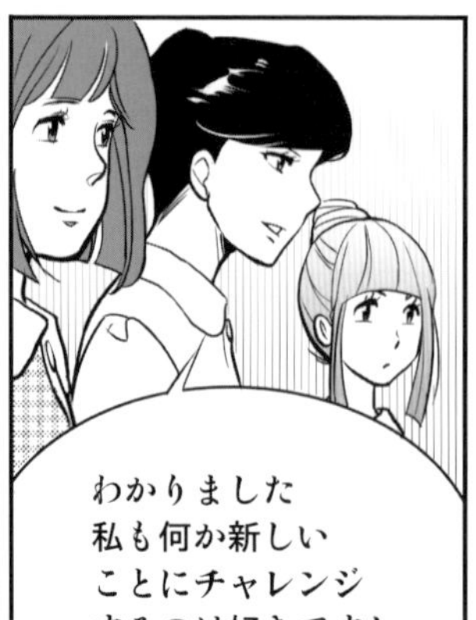
わかりました
私も何か新しい
ことにチャレンジ
するのは好きですし

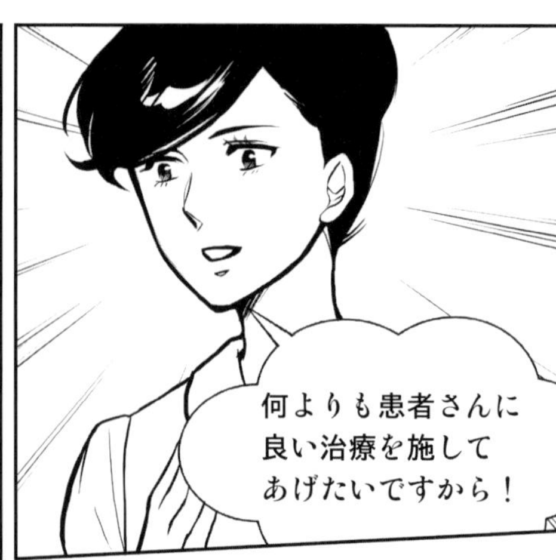
何よりも患者さんに
良い治療を施して
あげたいですから！

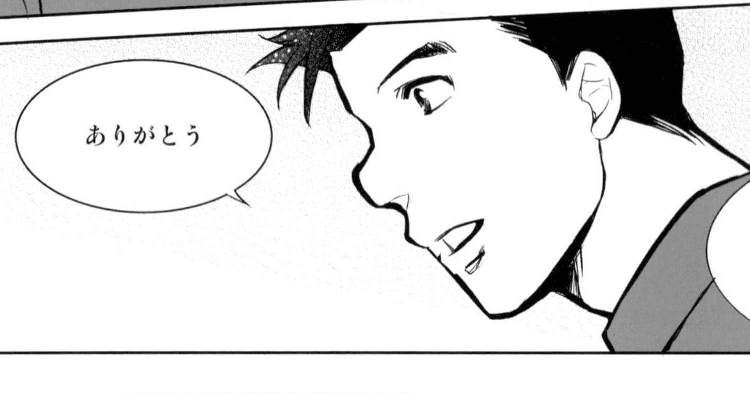
ありがとう
僕自身もまだまだ勉強する
ことがたくさんあるんだ
根管治療，補綴，インプラント，
審美など山ほどだよ

成功へのプロセス 2

歯科医院のコンセプトを明確に

一般企業にコンセプトがあるように，
当然，歯科医院にもコンセプトがあってしかるべきです．
たとえば，科学的根拠をもった治療を共有・実践することで，
全員が治療の目的とゴールをはっきりと認識でき，
働くモチベーションが高まります．

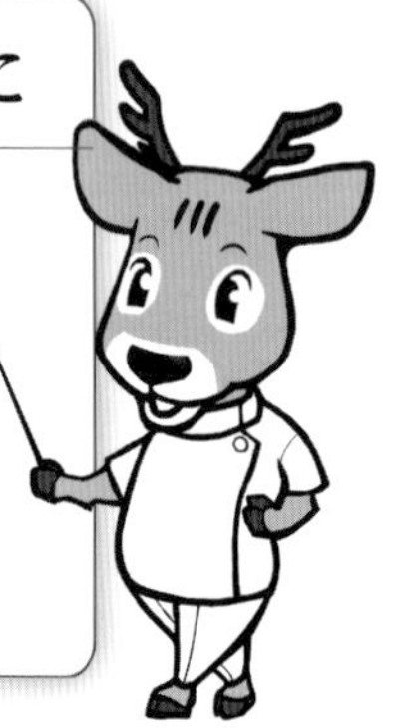

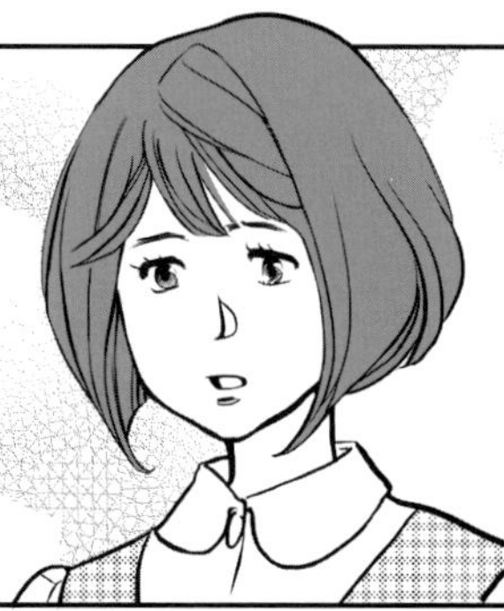
先生，受付として勤め始めて
３カ月になりますが…，
私は接遇に関する知識だけが
あればいいんでしょうか？
歯科治療のことが全く
わからない受付って
おかしいと思います

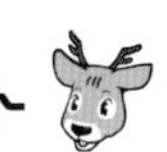

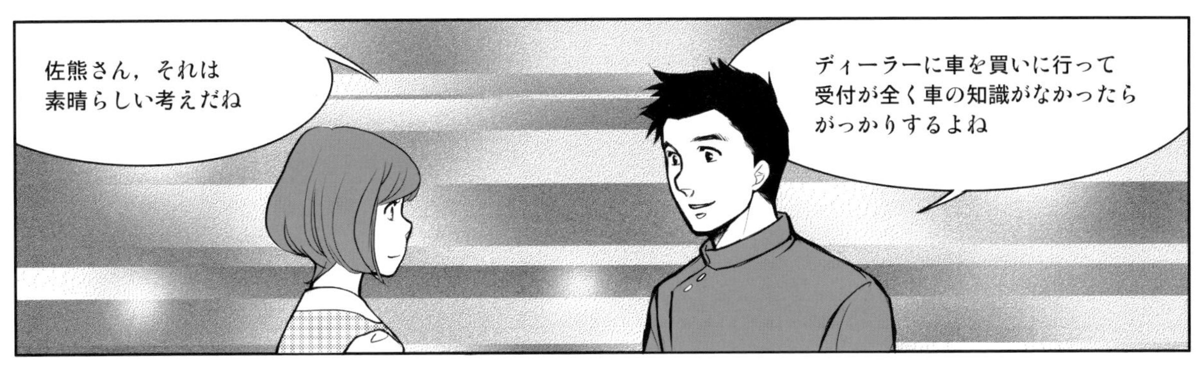
ディーラーに車を買いに行って
受付が全く車の知識がなかったら
がっかりするよね
佐熊さん，それは
素晴らしい考えだね

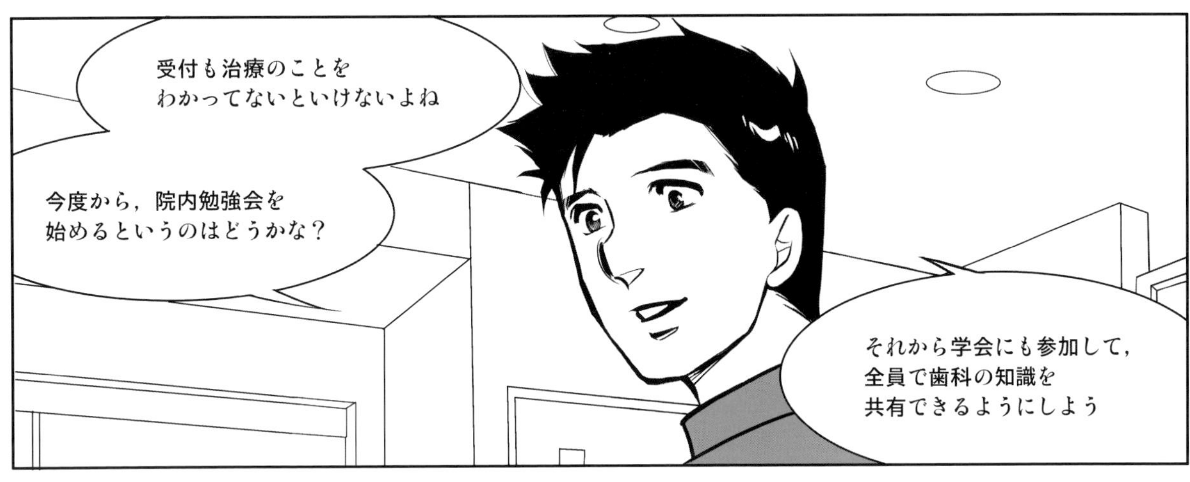
それから学会にも参加して，
全員で歯科の知識を
共有できるようにしよう
受付も治療のことを
わかってないといけないよね
今度から，院内勉強会を
始めるというのはどうかな？

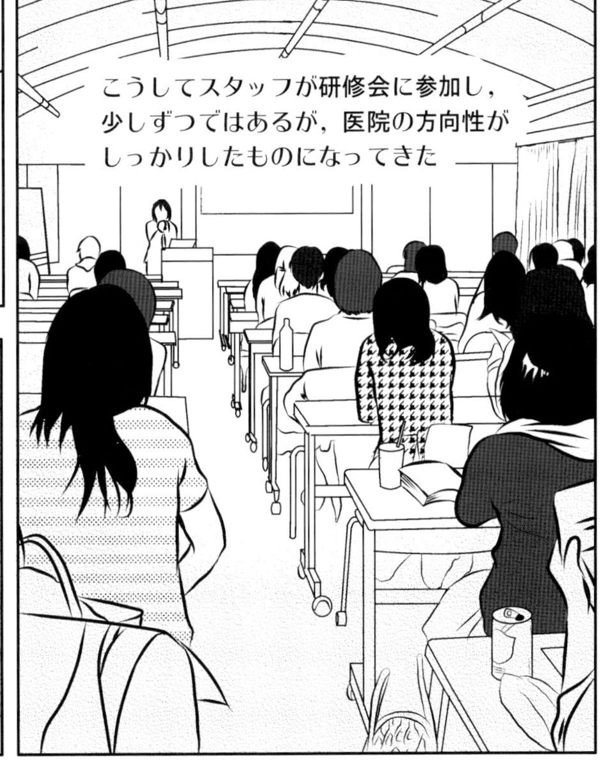
こうしてスタッフが研修会に参加し，
少しずつではあるが，医院の方向性が
しっかりしたものになってきた

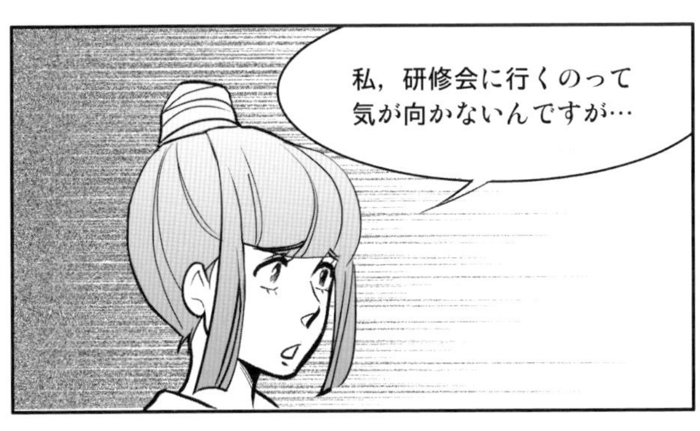
私，研修会に行くのって
気が向かないんですが…

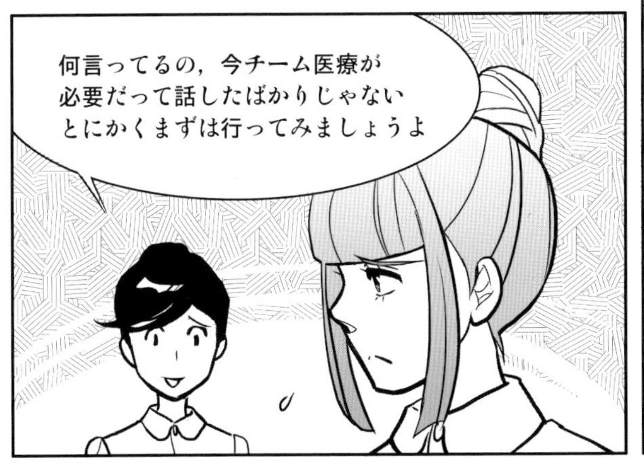
何言ってるの，今チーム医療が
必要だって話したばかりじゃない
とにかくまずは行ってみましょうよ

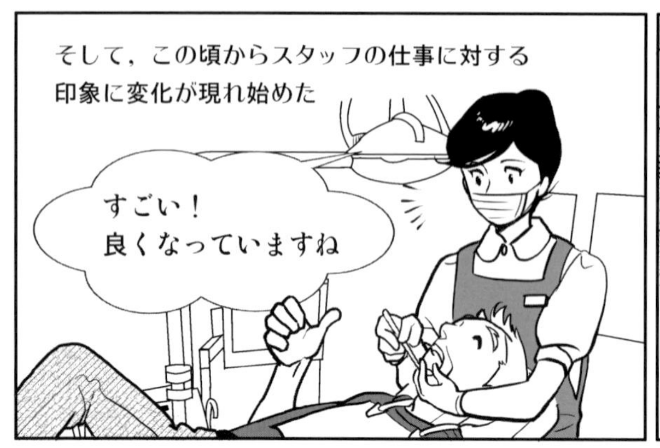
そして，この頃からスタッフの仕事に対する
印象に変化が現れ始めた
すごい！
良くなっていますね

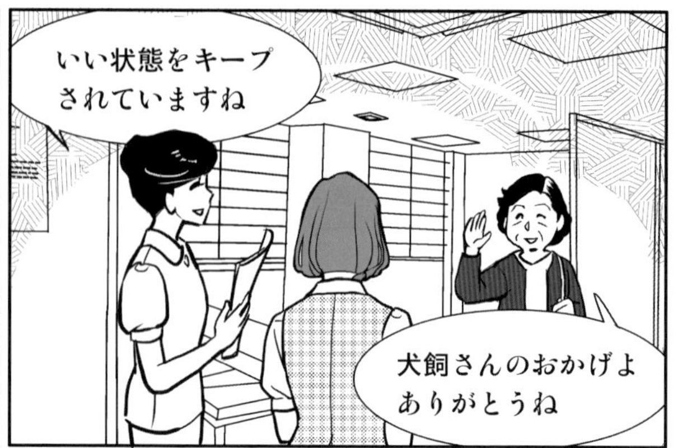
いい状態をキープ
されていますね
犬飼さんのおかげよ
ありがとうね

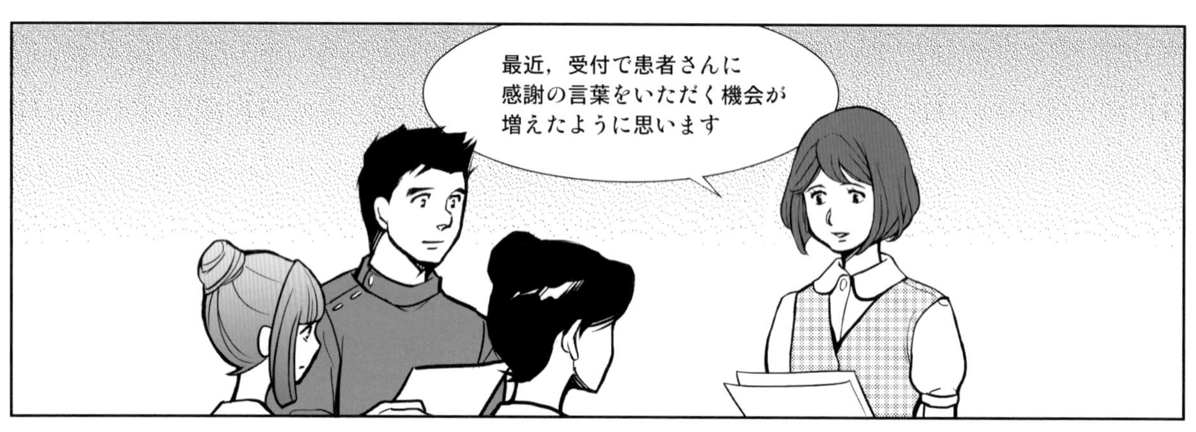
最近，受付で患者さんに
感謝の言葉をいただく機会が
増えたように思います

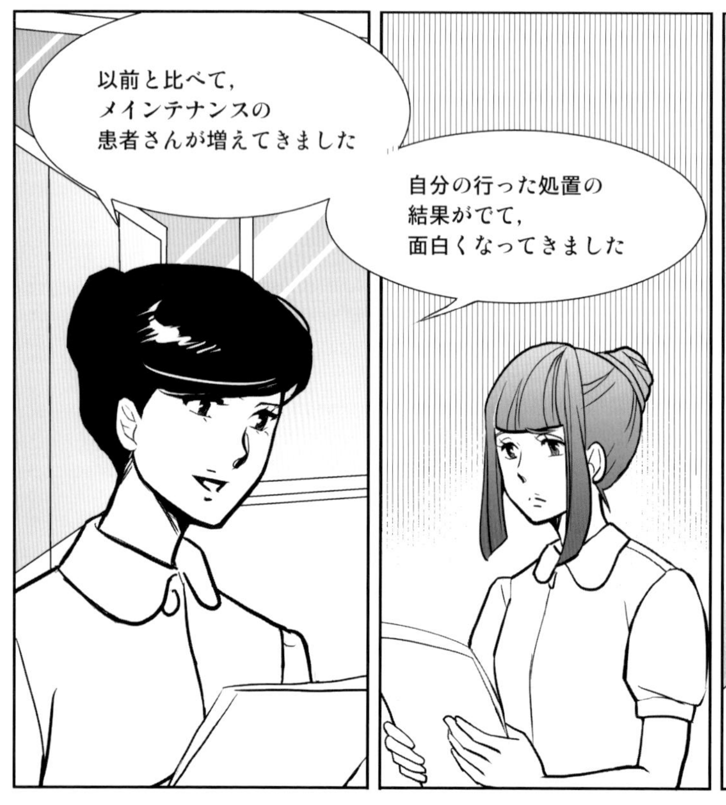
以前と比べて，
メインテナンスの
患者さんが増えてきました
自分の行った処置の
結果がでて，
面白くなってきました

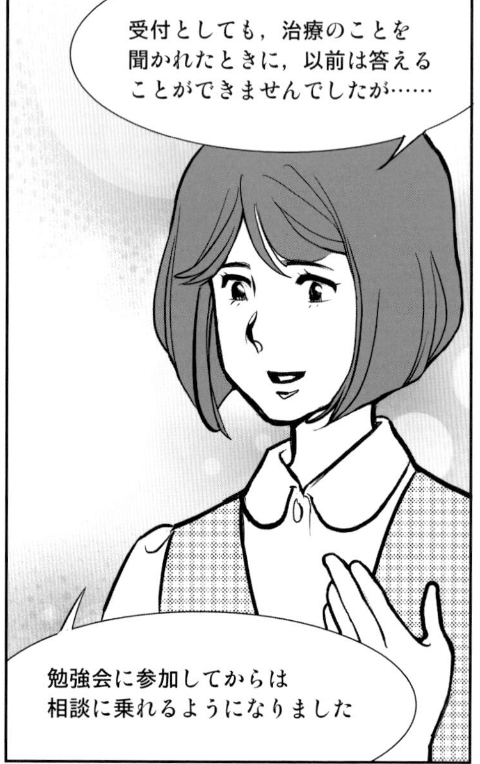
受付としても，治療のことを
聞かれたときに，以前は答える
ことができませんでしたが……
勉強会に参加してからは
相談に乗れるようになりました

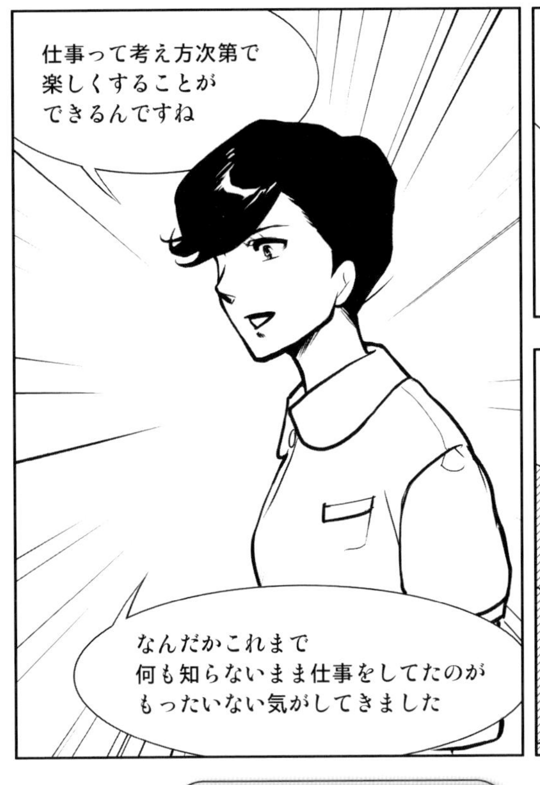
仕事って考え方次第で
楽しくすることが
できるんですね
なんだかこれまで
何も知らないまま仕事をしてたのが
もったいない気がしてきました

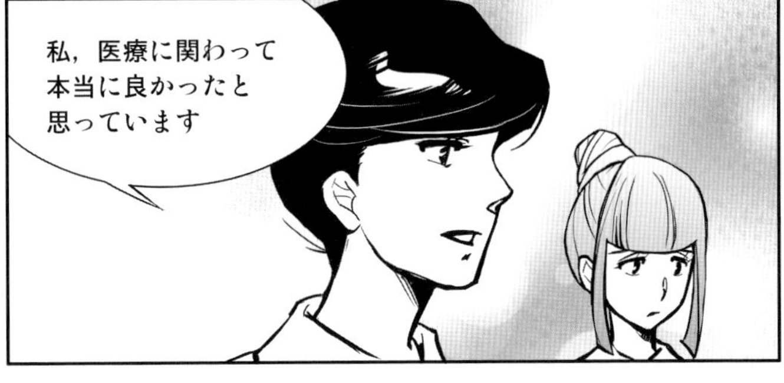
私，医療に関わって
本当に良かったと
思っています

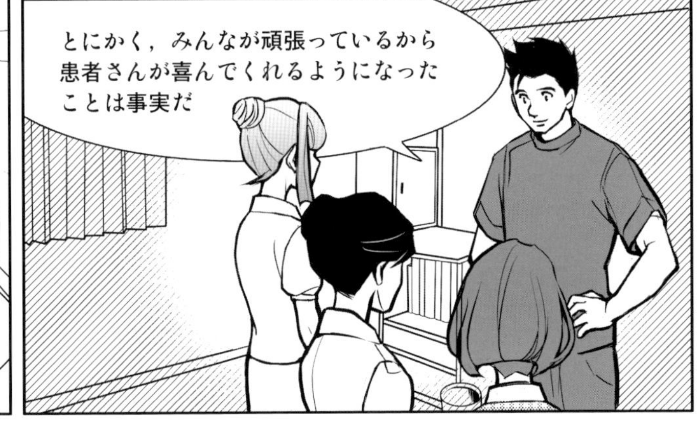
とにかく，みんなが頑張っているから
患者さんが喜んでくれるようになった
ことは事実だ

成功へのプロセス３

仕事を楽しむ　第2話の問題点4について

仕事に楽しい仕事と楽しくない仕事があるのでしょうか？
答えは楽しい仕事と楽しくない仕事があるのではなく，
仕事を楽しくできる人とできない人の考え方の違いです．
どうしたら仕事を楽しくできるかを，考えることが重要です．

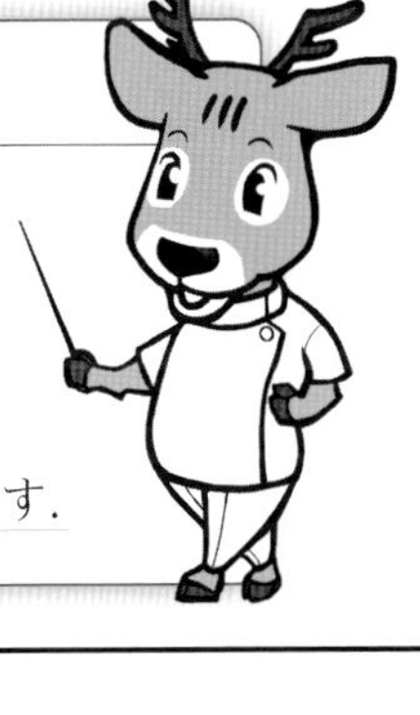

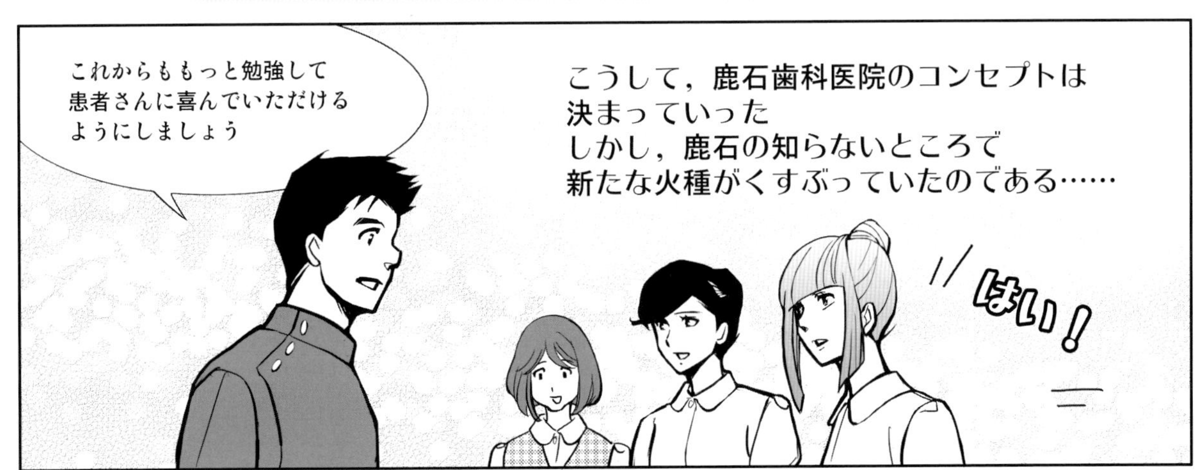
これからももっと勉強して
患者さんに喜んでいただける
ようにしましょう
こうして，鹿石歯科医院のコンセプトは
決まっていった
しかし，鹿石の知らないところで
新たな火種がくすぶっていたのである……
はい！

第4話　人間関係と面接

スタッフを雇用する際，何を見ていますか？
見落としてはいけないポイントをもっていますか？
"とりあえず採用してみよう"といった気持ちで面接していませんか？

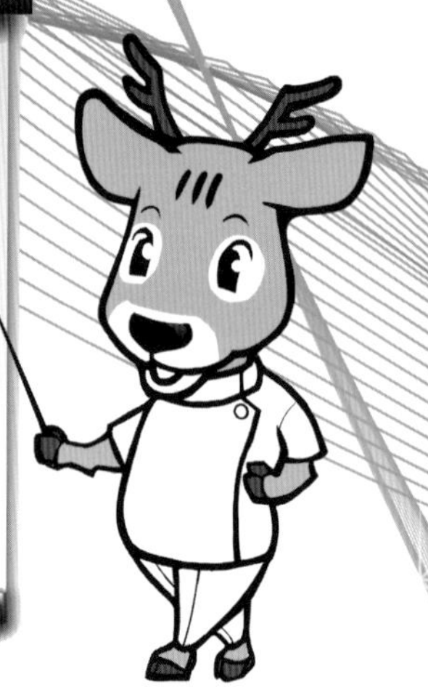

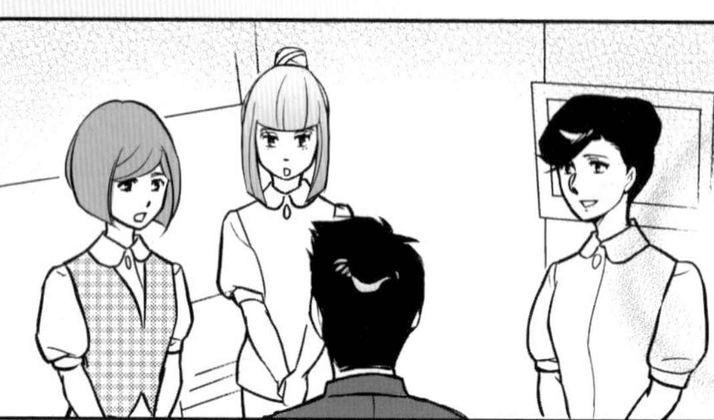

朝　礼
私たち鹿石歯科医院は患者さんの笑顔を守るため
日々の研鑽を怠らず誇りと情熱をもって歯科医療に全力を尽くします

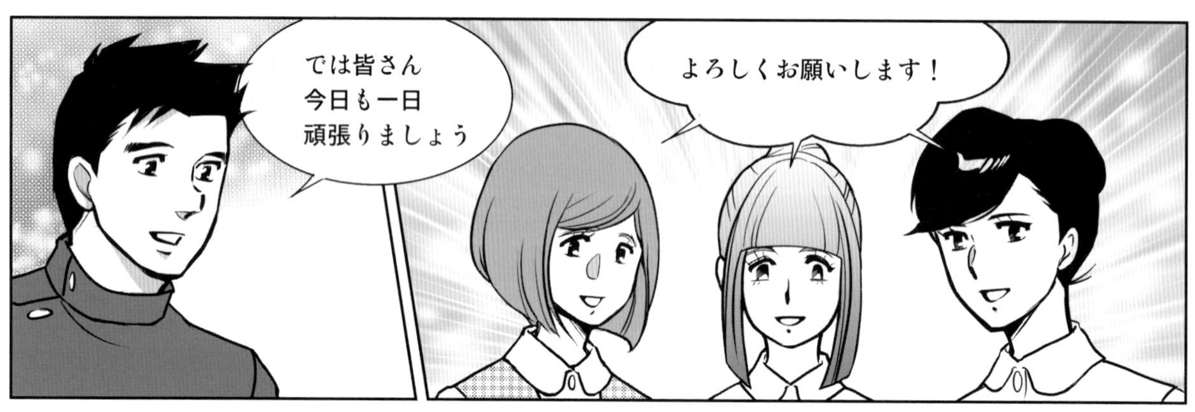

では皆さん今日も一日頑張りましょう
よろしくお願いします！

成功へのプロセス 4

朝礼は必須

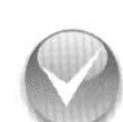

朝礼は大事です．歯科医療はチームワークです．
歯科医院のコンセプトを全員で毎朝再確認することや，
その日の注意事項を確認することが皆の意識を高めます．

 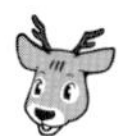

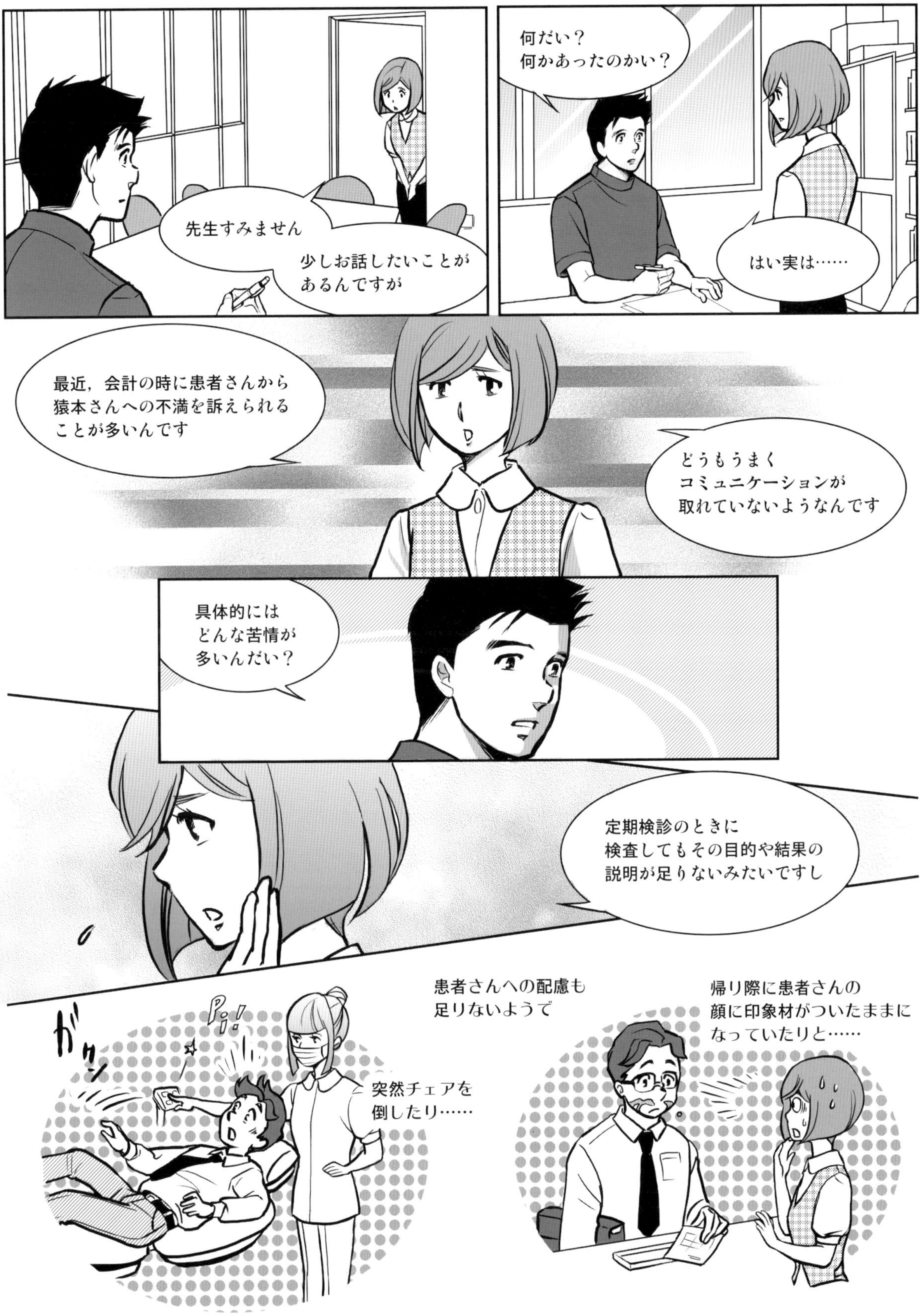

先生すみません

少しお話ししたいことがあるんですが

何だい？
何かあったのかい？

はい実は……

最近，会計の時に患者さんから猿本さんへの不満を訴えられることが多いんです

どうもうまくコミュニケーションが取れていないようなんです

具体的にはどんな苦情が多いんだい？

定期検診のときに検査してもその目的や結果の説明が足りないみたいですし

患者さんへの配慮も足りないようで

ガクン

突然チェアを倒したり……

帰り際に患者さんの顔に印象材がついたままになっていたりと……

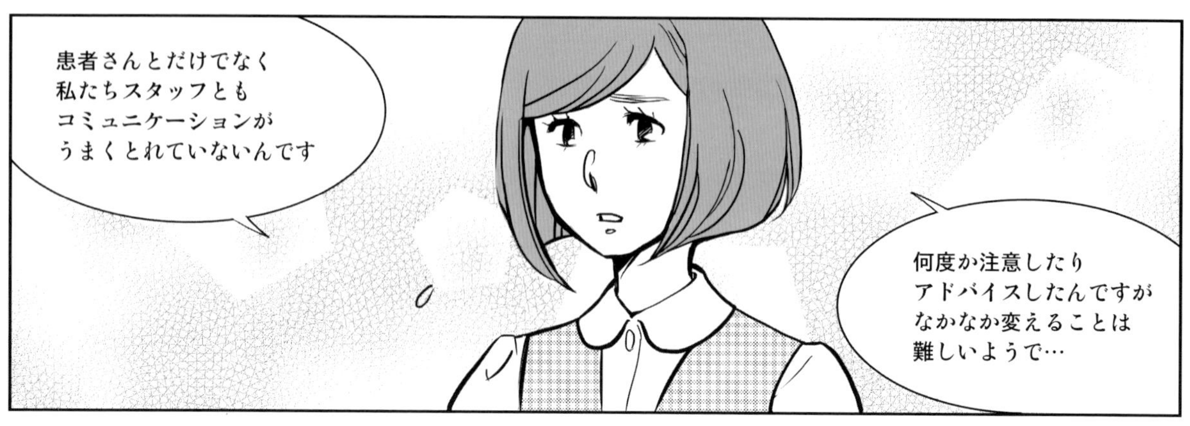
患者さんとだけでなく
私たちスタッフとも
コミュニケーションが
うまくとれていないんです
何度か注意したり
アドバイスしたんですが
なかなか変えることは
難しいようで…

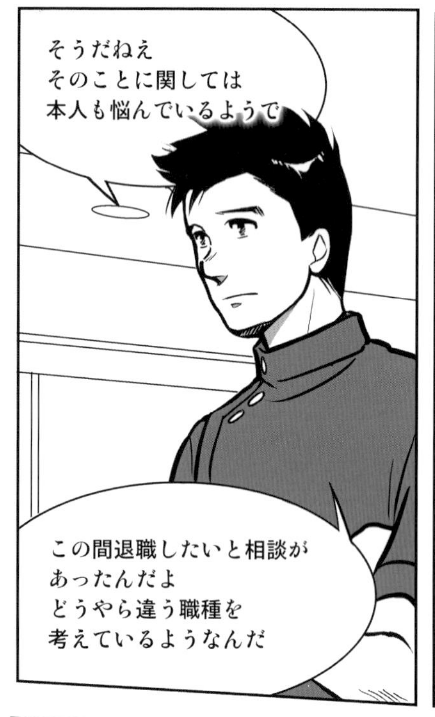
そうだねえ
そのことに関しては
本人も悩んでいるようで
この間退職したいと相談が
あったんだよ
どうやら違う職種を
考えているようなんだ

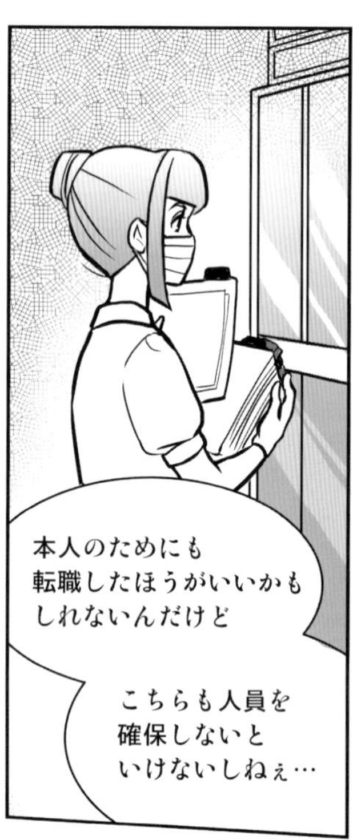
本人のためにも
転職したほうがいいかも
しれないんだけど
こちらも人員を
確保しないと
いけないしねぇ…

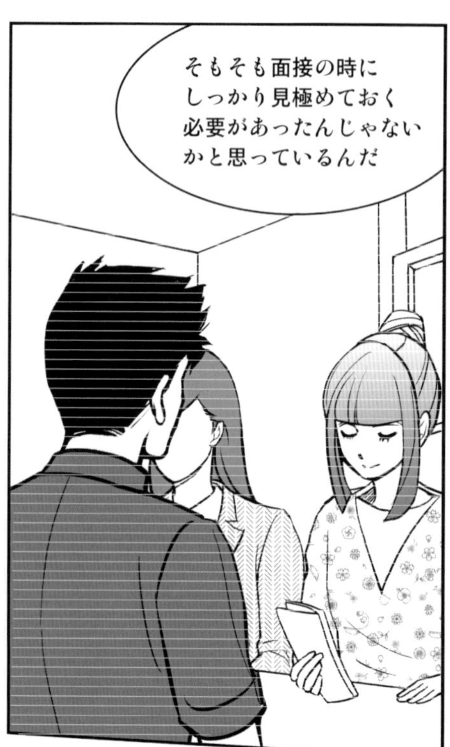
そもそも面接の時に
しっかり見極めておく
必要があったんじゃない
かと思っているんだ

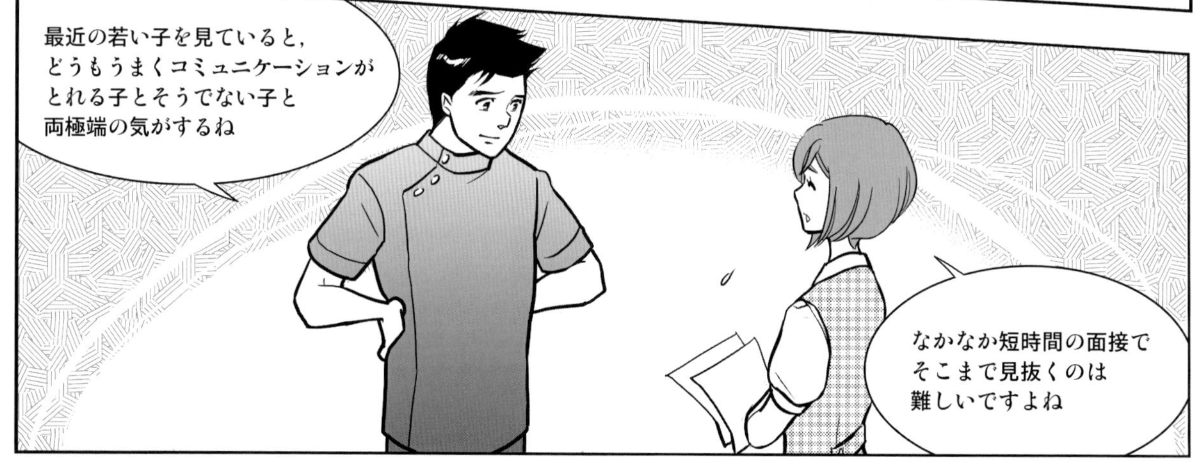
最近の若い子を見ていると，
どうもうまくコミュニケーションが
とれる子とそうでない子と
両極端の気がするね
なかなか短時間の面接で
そこまで見抜くのは
難しいですよね

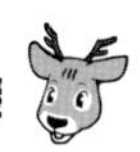

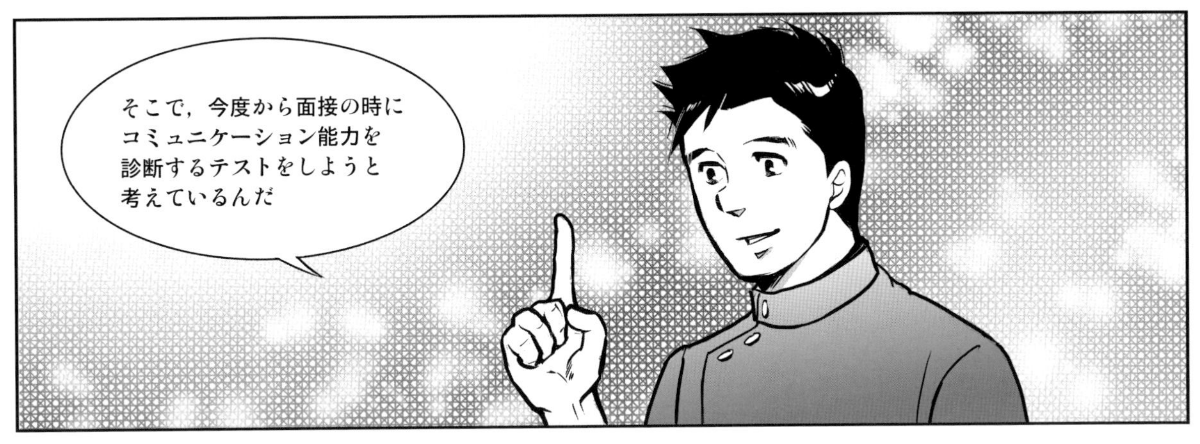
そこで，今度から面接の時に
コミュニケーション能力を
診断するテストをしようと
考えているんだ

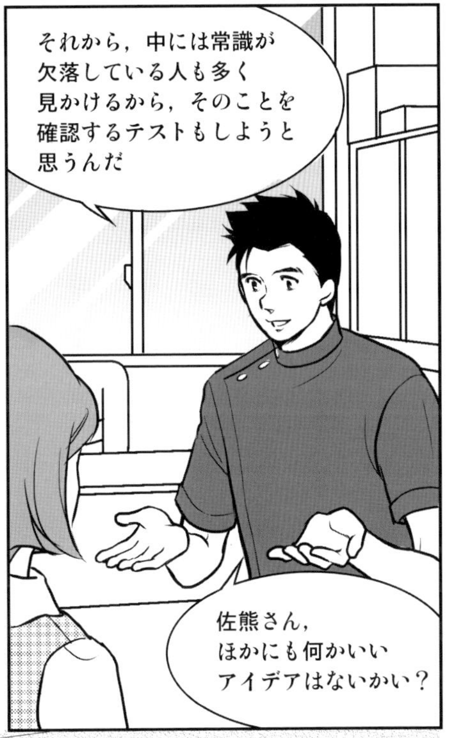
それから，中には常識が
欠落している人も多く
見かけるから，そのことを
確認するテストもしようと
思うんだ
佐熊さん，
ほかにも何かいい
アイデアはないかい？

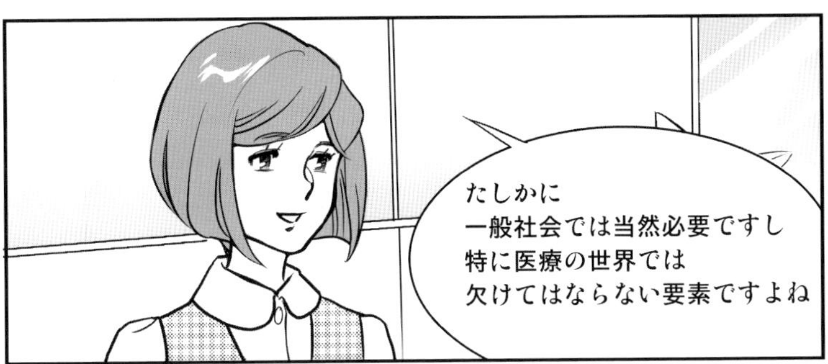
たしかに
一般社会では当然必要ですし
特に医療の世界では
欠けてはならない要素ですよね

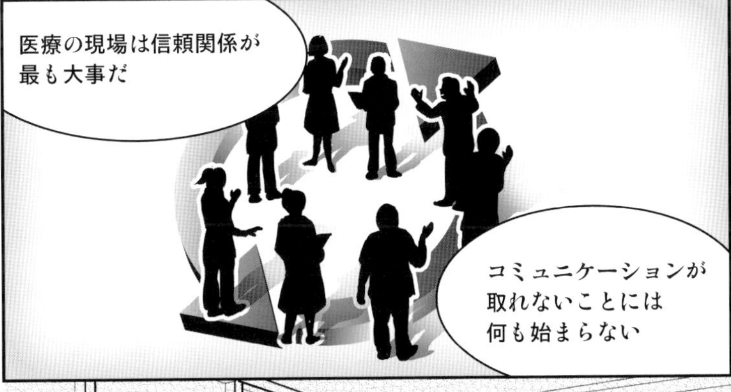
医療の現場は信頼関係が
最も大事だ
コミュニケーションが
取れないことには
何も始まらない

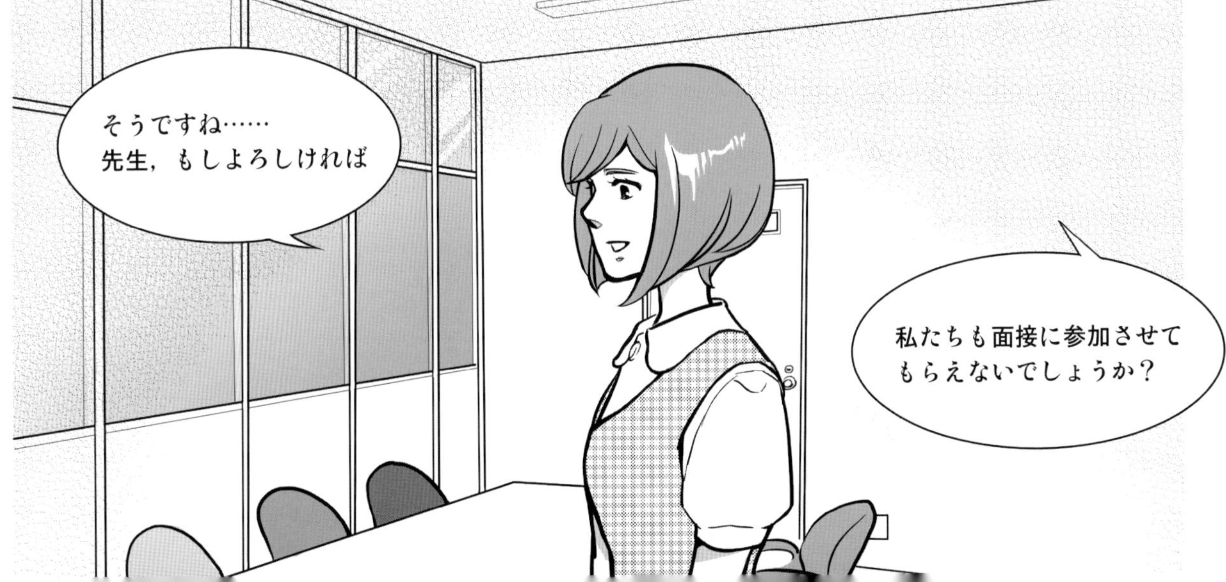
そうですね……
先生，もしよろしければ
私たちも面接に参加させて
もらえないでしょうか？

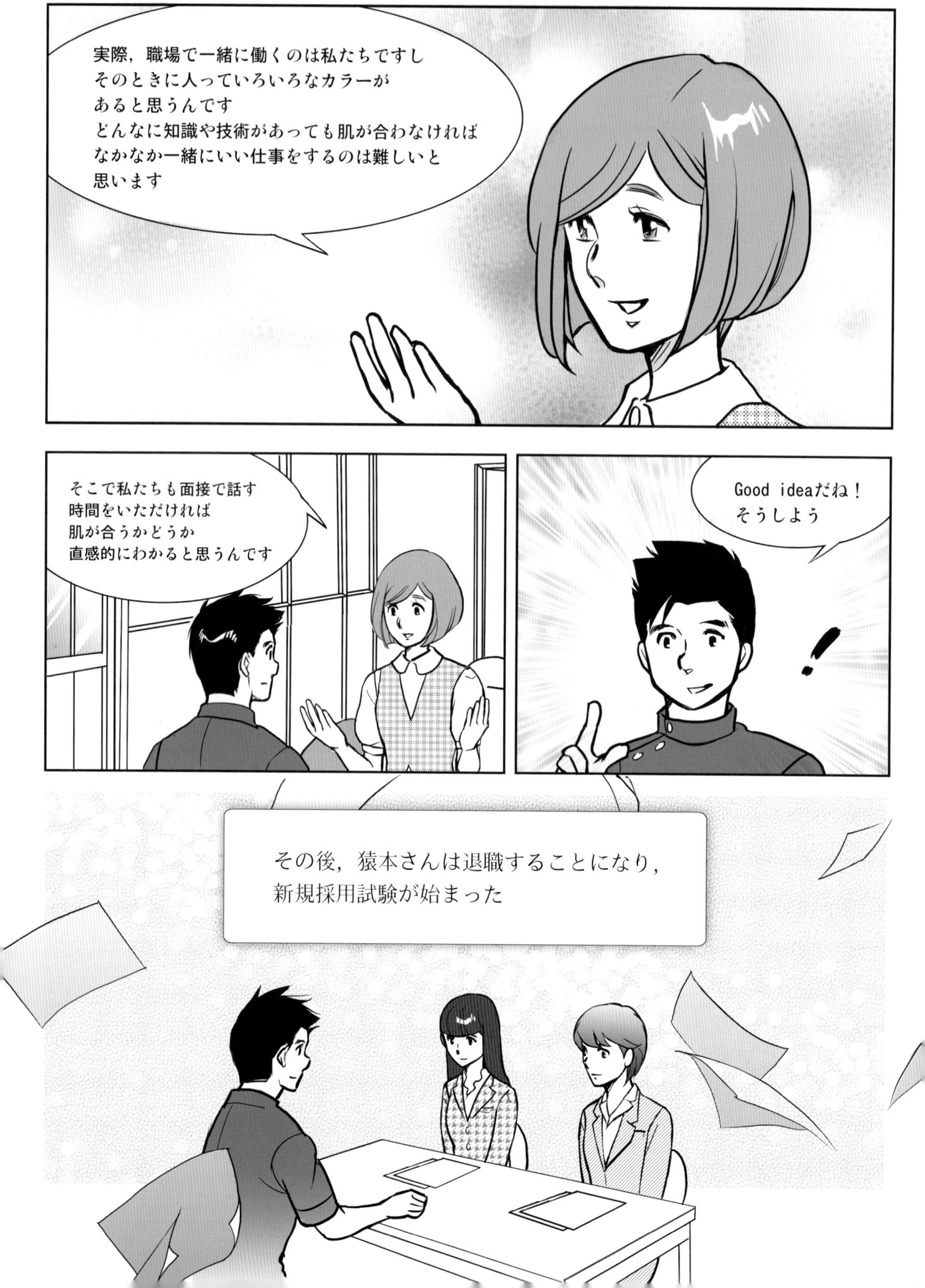

実際，職場で一緒に働くのは私たちですし
そのときに人っていろいろなカラーが
あると思うんです
どんなに知識や技術があっても肌が合わなければ
なかなか一緒にいい仕事をするのは難しいと
思います

そこで私たちも面接で話す
時間をいただければ
肌が合うかどうか
直感的にわかると思うんです

Good ideaだね！
そうしよう

その後，猿本さんは退職することになり，
新規採用試験が始まった

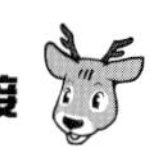

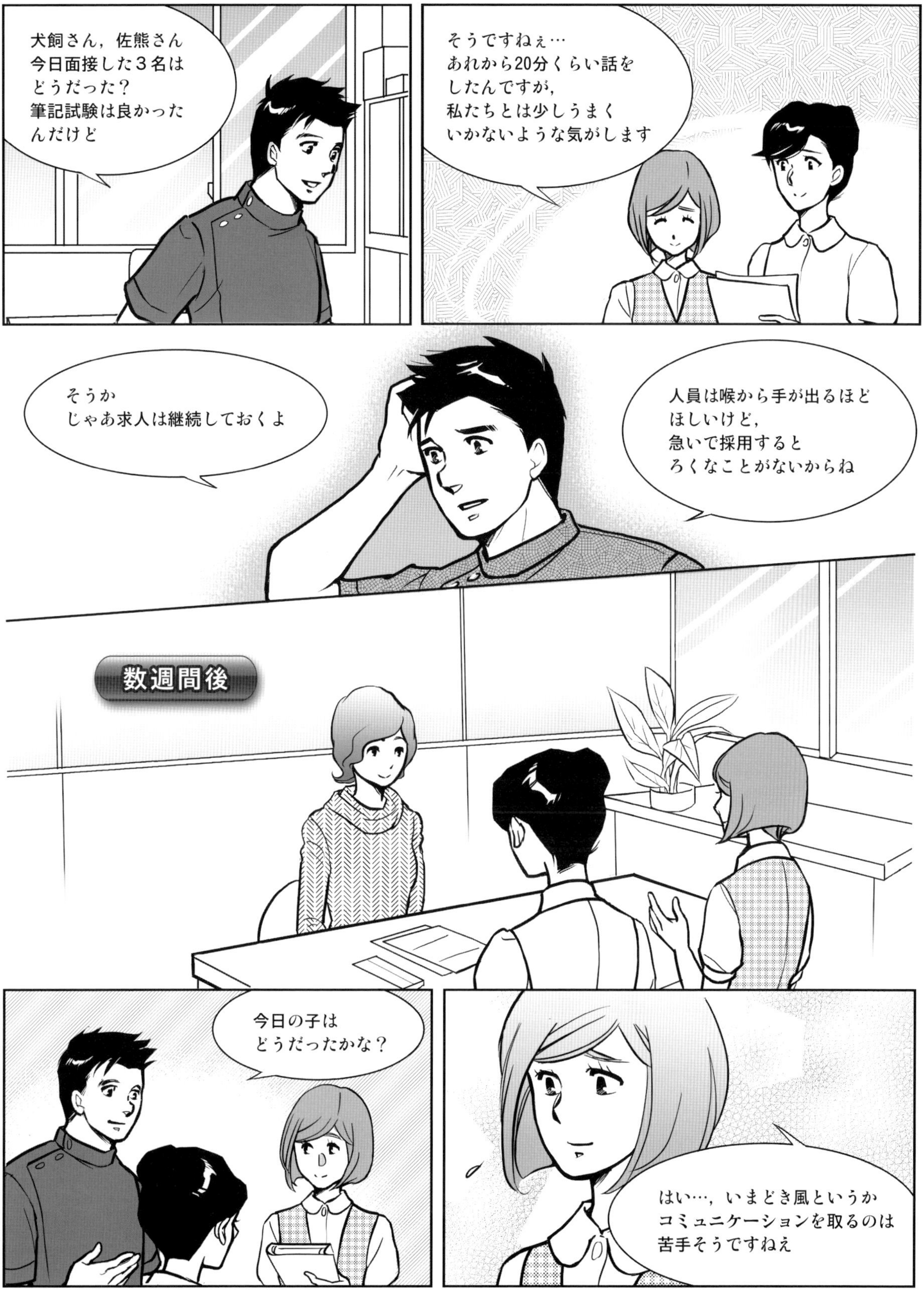

犬飼さん，佐熊さん
今日面接した３名は
どうだった？
筆記試験は良かった
んだけど

そうですねぇ…
あれから20分くらい話を
したんですが，
私たちとは少しうまく
いかないような気がします

そうか
じゃあ求人は継続しておくよ

人員は喉から手が出るほど
ほしいけど，
急いで採用すると
ろくなことがないからね

数週間後

今日の子は
どうだったかな？

はい…，いまどき風というか
コミュニケーションを取るのは
苦手そうですねえ

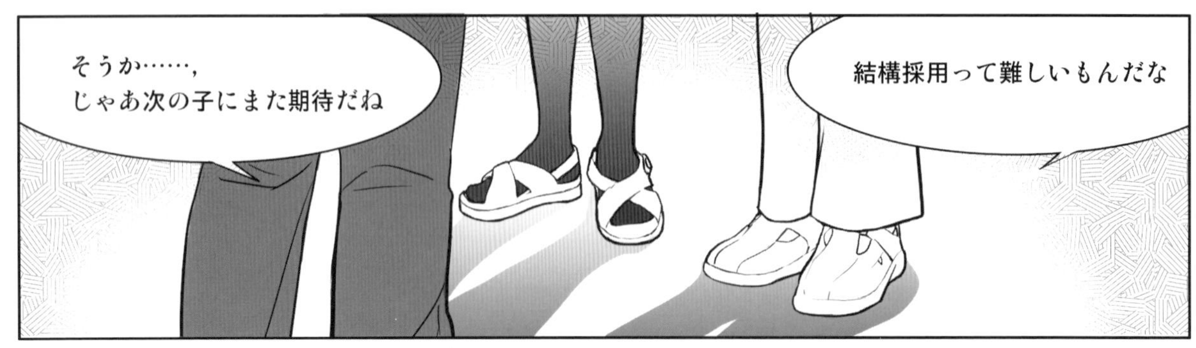
そうか……，
じゃあ次の子にまた期待だね
結構採用って難しいもんだな

その後はしばらく
希望者も来なくなり
少し不安になる……

大丈夫かなぁ
……？

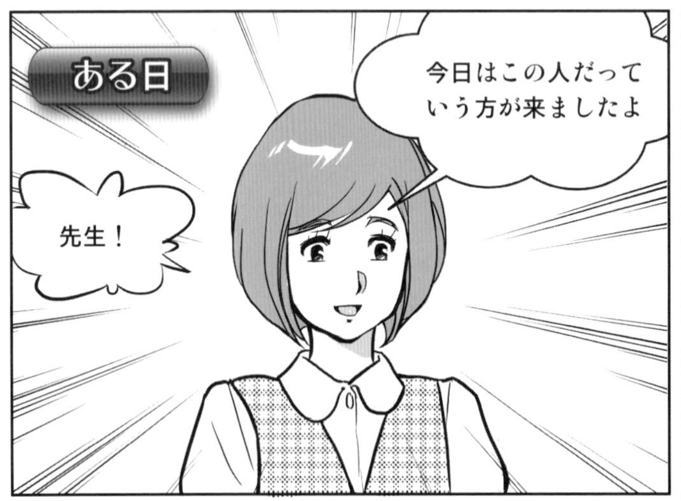
ある日
今日はこの人だって
いう方が来ましたよ
先生！

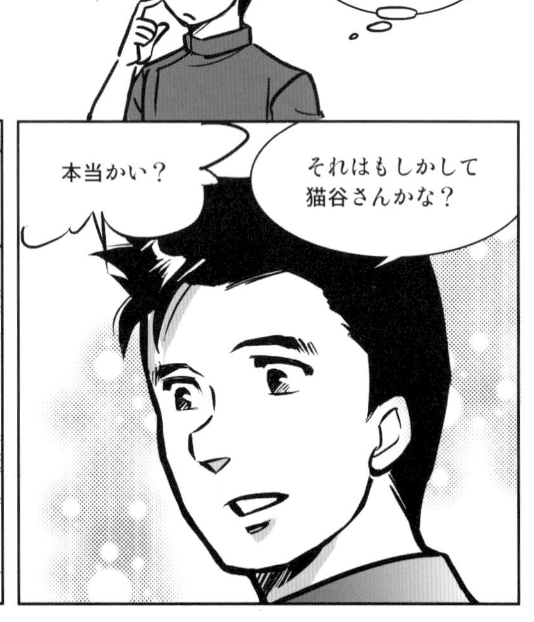
本当かい？
それはもしかして
猫谷さんかな？

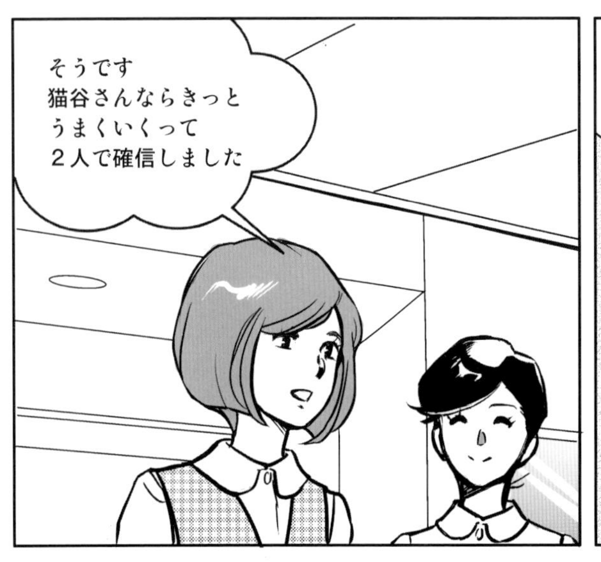
そうです
猫谷さんならきっと
うまくいくって
２人で確信しました

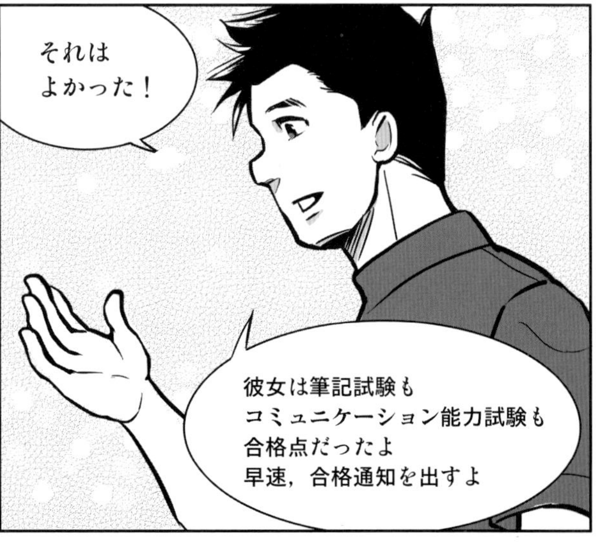
それは
よかった！
彼女は筆記試験も
コミュニケーション能力試験も
合格点だったよ
早速，合格通知を出すよ

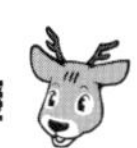

成功へのプロセス 5

面接のポイント

第2話の問題点3について

チームの一員となる人材を選ぶ面接は大事です．
何よりもコミュニケーション能力の高い人を探しましょう．
また，院長の独りよがりではなく，一緒に働くチームメンバーの意見をよく聞きましょう．

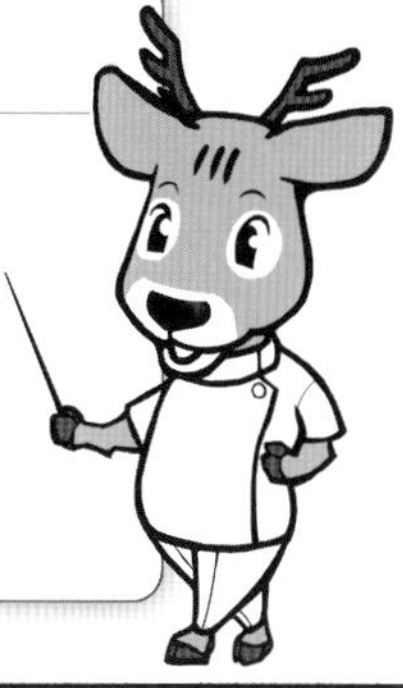

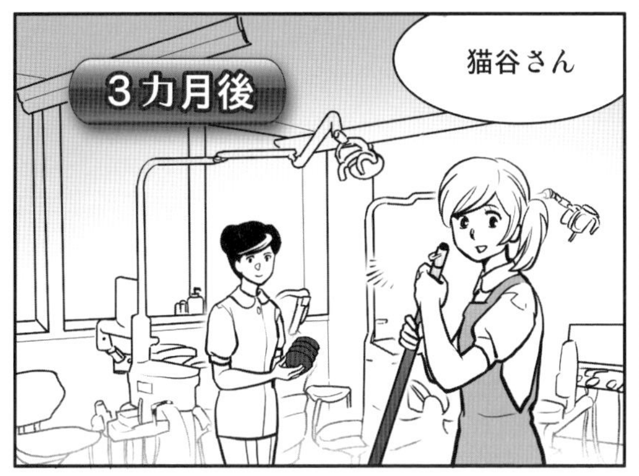
3カ月後
猫谷さん

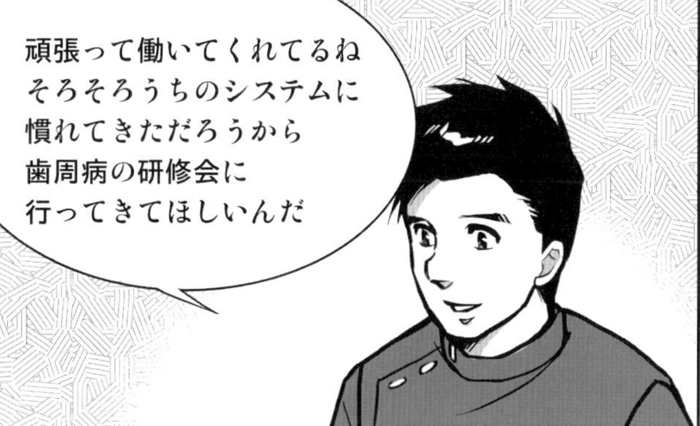
頑張って働いてくれてるね
そろそろうちのシステムに
慣れてきただろうから
歯周病の研修会に
行ってきてほしいんだ

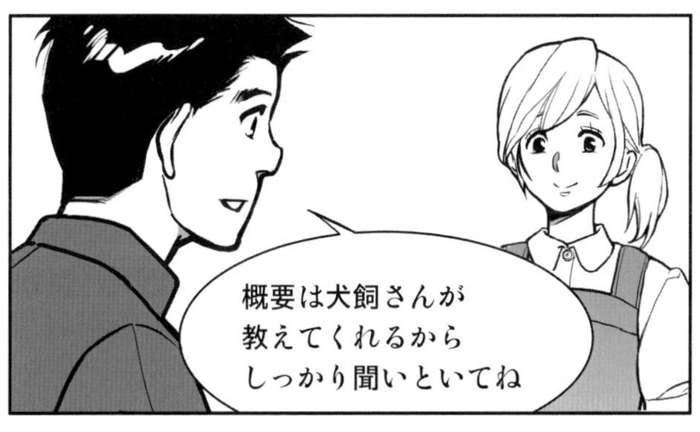
概要は犬飼さんが
教えてくれるから
しっかり聞いといてね

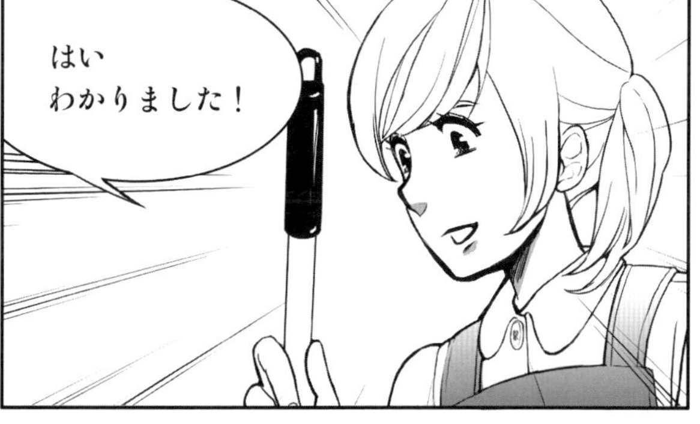
はい
わかりました！

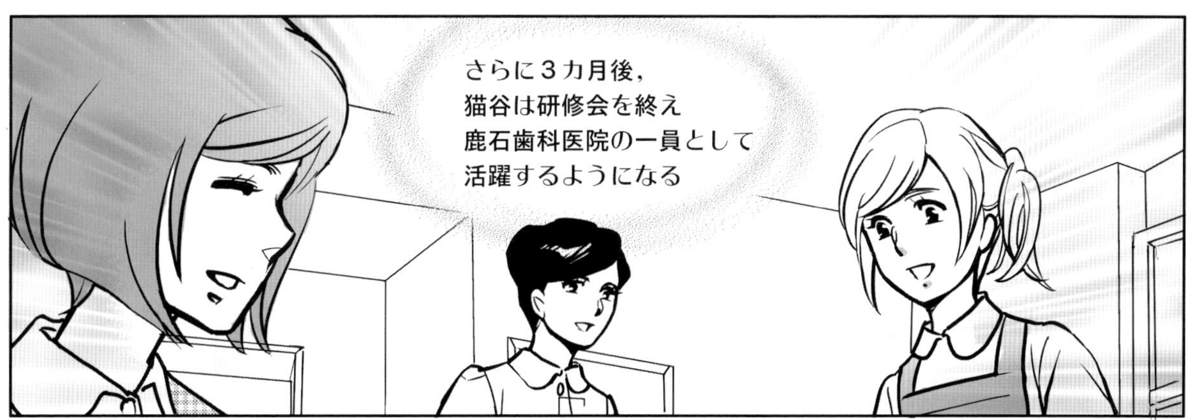
さらに３カ月後，
猫谷は研修会を終え
鹿石歯科医院の一員として
活躍するようになる

このまま歯科医院は順調に営まれると思われたが，
新たな問題が発生するのである

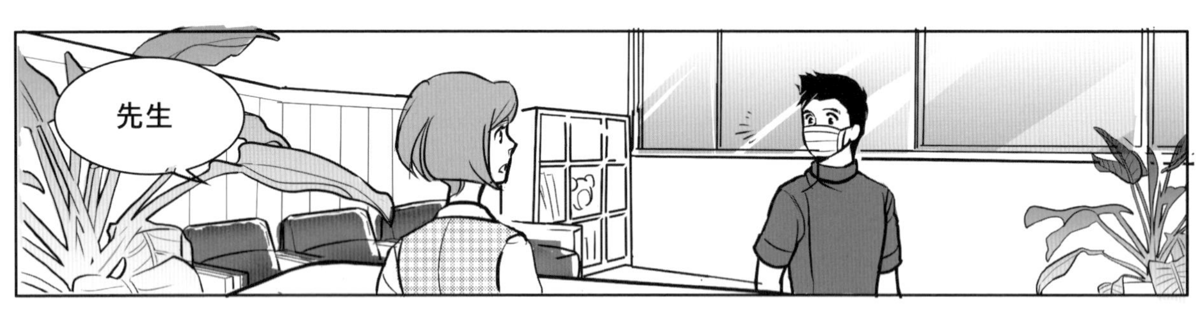
先生

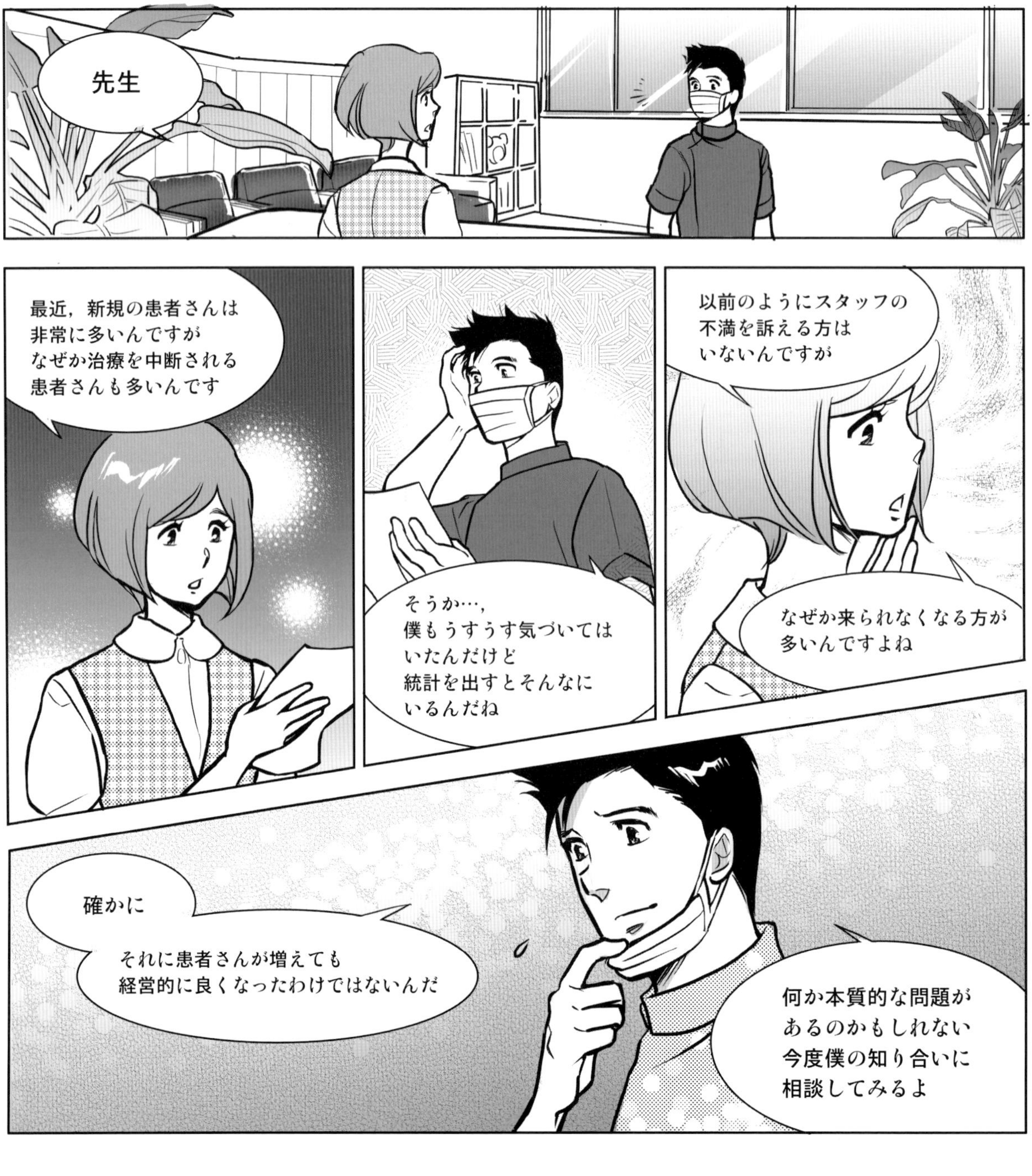

最近，新規の患者さんは
非常に多いんですが
なぜか治療を中断される
患者さんも多いんです

そうか…，
僕もうすうす気づいては
いたんだけど
統計を出すとそんなに
いるんだね

以前のようにスタッフの
不満を訴える方は
いないんですが

なぜか来られなくなる方が
多いんですよね

確かに

それに患者さんが増えても
経営的に良くなったわけではないんだ

何か本質的な問題が
あるのかもしれない
今度僕の知り合いに
相談してみるよ

第5話　クオリティかコストダウンか

皆さんは医療の質の維持とコストダウンの関係をどのようにお考えでしょうか？
コストダウンが許される部分とそうでない部分が明確でしょうか？

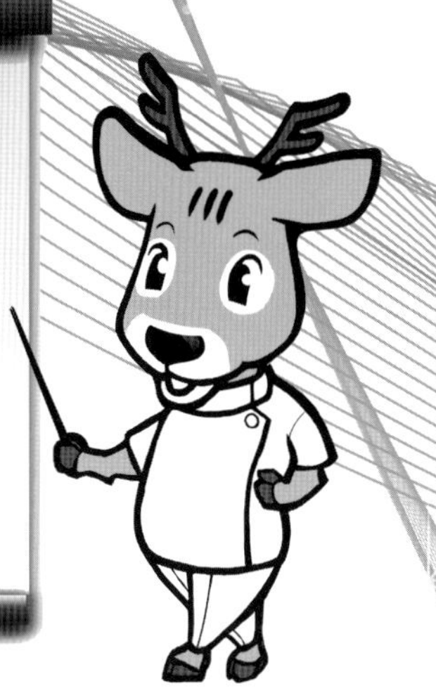

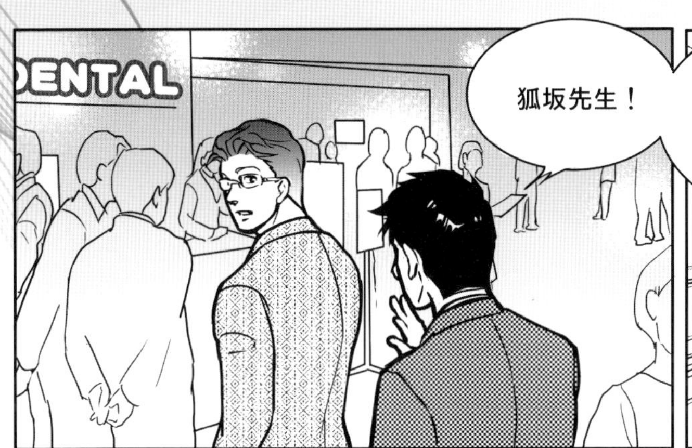
DENTAL
狐坂先生！
久しぶりだね
元気にしてたかい？
患者さんが多いって
聞いているよ

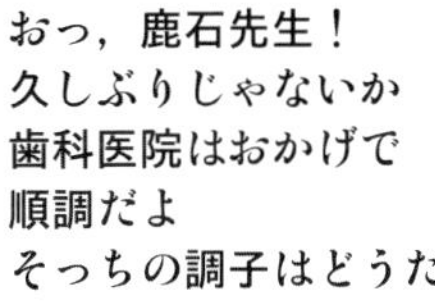

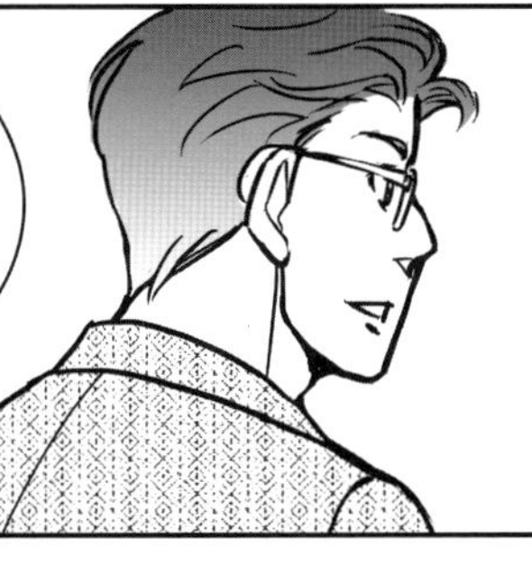

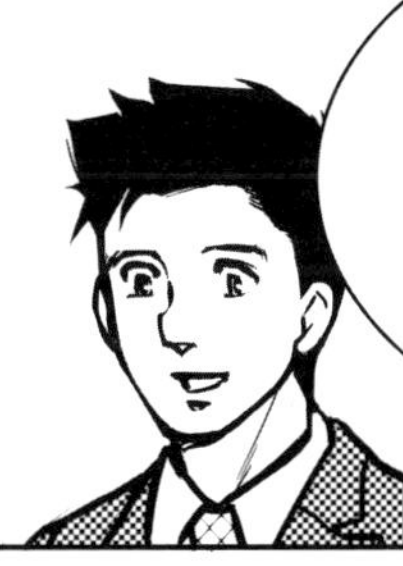
おっ，鹿石先生！
久しぶりじゃないか
歯科医院はおかげで
順調だよ
そっちの調子はどうだい？
そうだねぇ
なんとか頑張ってるけど
まだまだだよ
今日は狐坂先生の秘策を
聞こうと思って楽しみに
して来たんだ

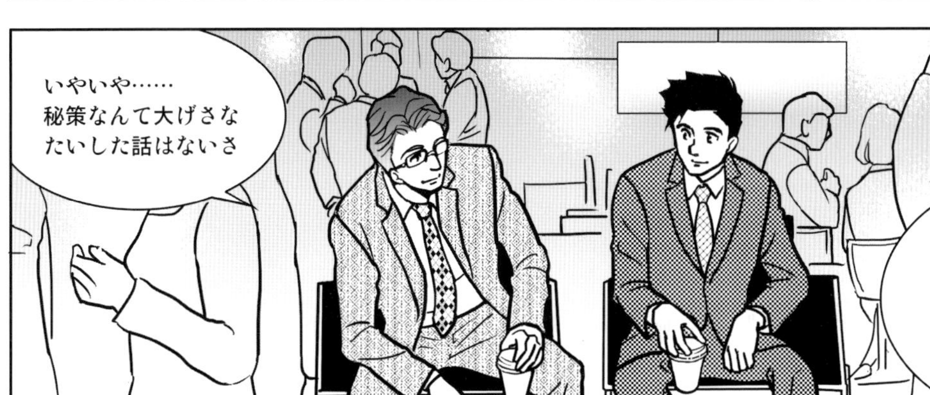
いやいや……
秘策なんて大げさな
たいした話はないさ
ただ，開業当初は
四苦八苦していたけど
インプラントコースの
研修に行って，経営が
劇的に良くなったよ

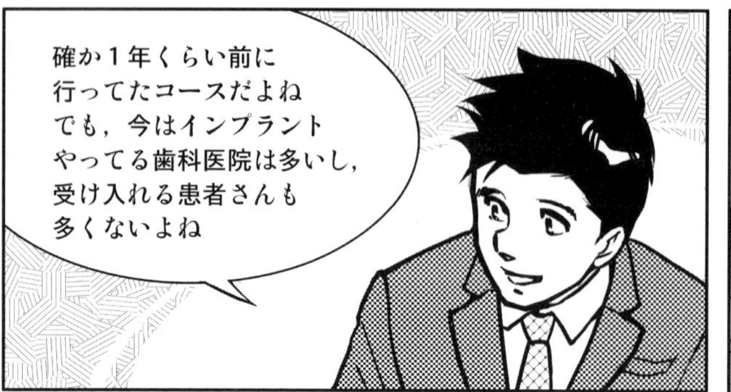
確か１年くらい前に
行ってたコースだよね
でも，今はインプラント
やってる歯科医院は多いし，
受け入れる患者さんも
多くないよね

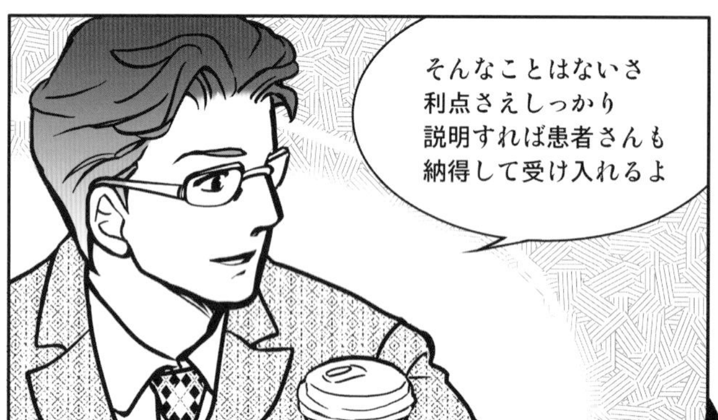
そんなことはないさ
利点さえしっかり
説明すれば患者さんも
納得して受け入れるよ

でも，ほとんどの患者さんは
インプラントの治療だけということはなくって
歯周病の治療がメインになってくるでしょ
患者さんの将来を考えて総合的な治療をすると，
期間も長くなるし，治療費も高くなるよね

DENT

そうすると患者さんの同意を
得るのは難しくないかい？

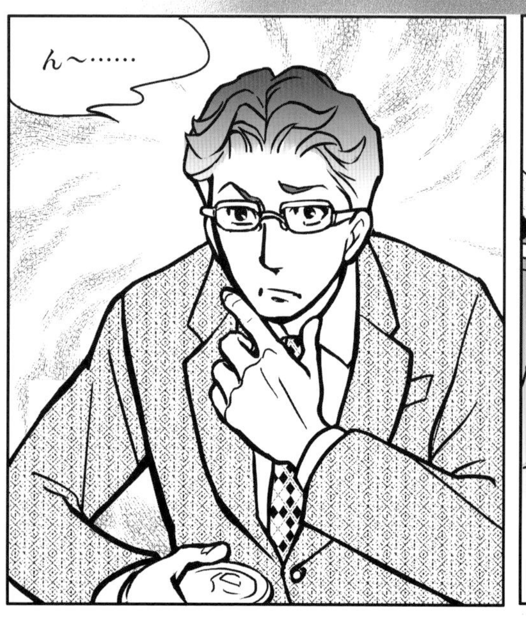
ん〜……

鹿石先生はいろいろなことを
考えすぎなんじゃないかな
患者さんは失ったところに
歯が入るだけでも満足なんだ

Dental

まずは患者さんの
希望に応えることが
大切じゃないかな？

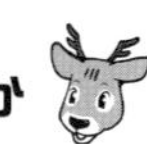

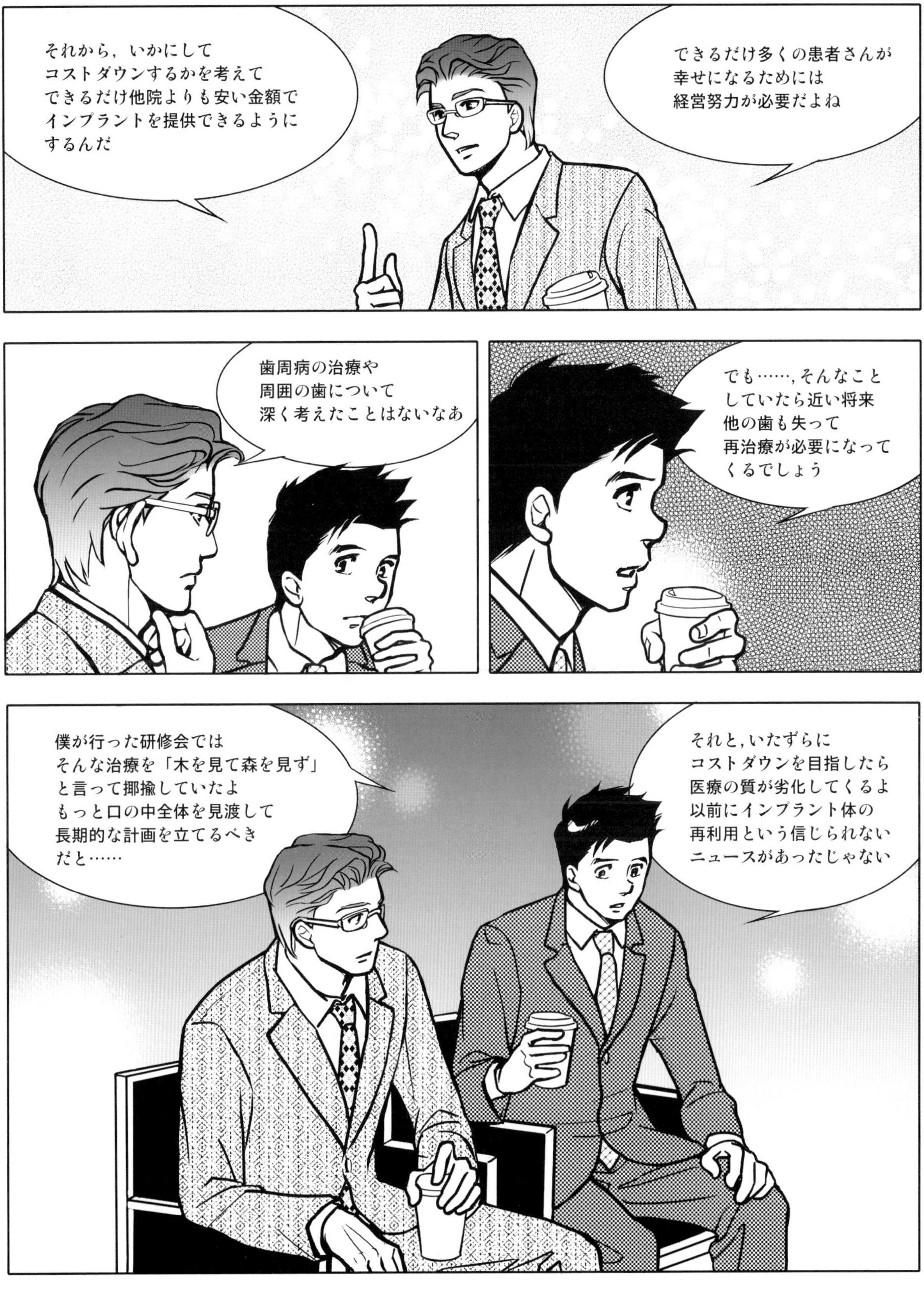

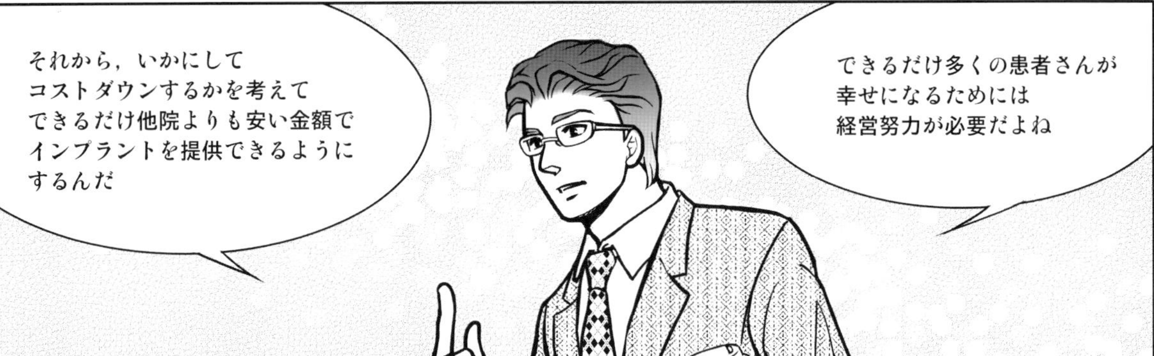
できるだけ多くの患者さんが
幸せになるためには
経営努力が必要だよね
それから，いかにして
コストダウンするかを考えて
できるだけ他院よりも安い金額で
インプラントを提供できるように
するんだ

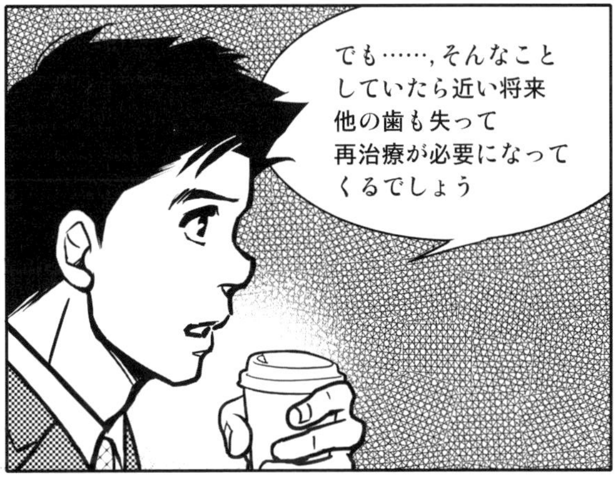
でも……，そんなこと
していたら近い将来
他の歯も失って
再治療が必要になって
くるでしょう

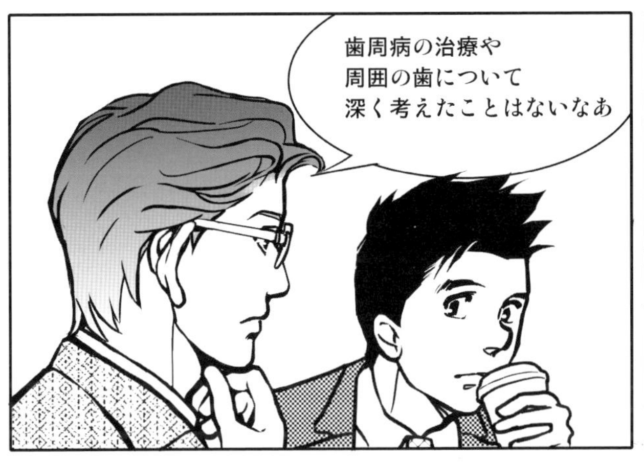
歯周病の治療や
周囲の歯について
深く考えたことはないなあ

僕が行った研修会では
そんな治療を「木を見て森を見ず」
と言って揶揄していたよ
もっと口の中全体を見渡して
長期的な計画を立てるべき
だと……

それと，いたずらに
コストダウンを目指したら
医療の質が劣化してくるよ
以前にインプラント体の
再利用という信じられない
ニュースがあったじゃない

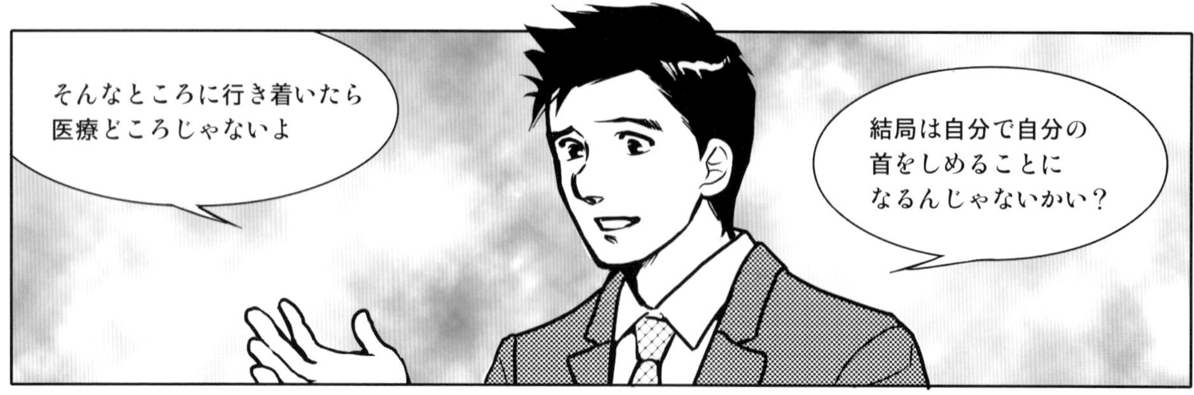
結局は自分で自分の
首をしめることに
なるんじゃないかい？
そんなところに行き着いたら
医療どころじゃないよ

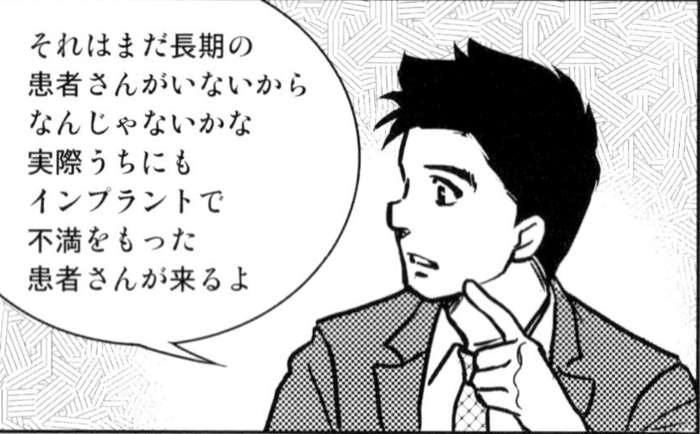
それはまだ長期の
患者さんがいないから
なんじゃないかな
実際うちにも
インプラントで
不満をもった
患者さんが来るよ

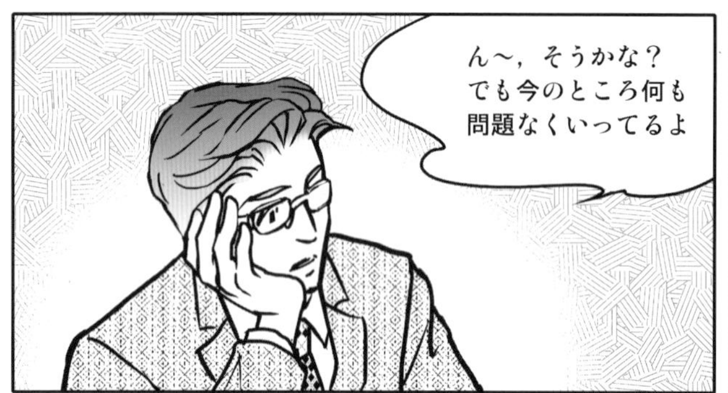
ん～，そうかな？
でも今のところ何も
問題なくいってるよ

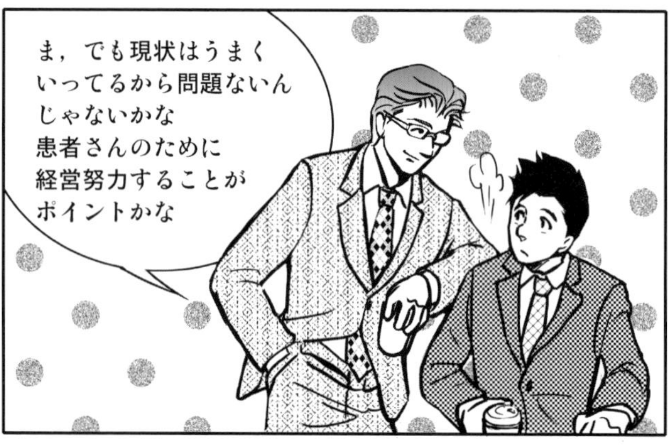
ま，でも現状はうまく
いってるから問題ないん
じゃないかな
患者さんのために
経営努力することが
ポイントかな

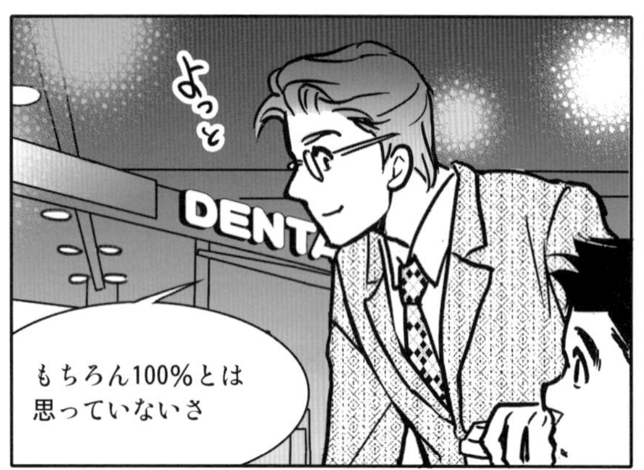
よっと
DENTA
もちろん100%とは
思っていないさ

成功へのプロセス 6

目指すは医療のクオリティ

コストダウンを目指すことは，どの業界でも必要なことかもしれません．
ただ，行き過ぎると品質の低下やスタッフの勤労意欲の低下を招き，
業界全体が劣化していくことにつながります．
ましてやわれわれ医療に携わる業界では，行き過ぎたコストダウンより
質のよい治療を目指すべきではないでしょうか．

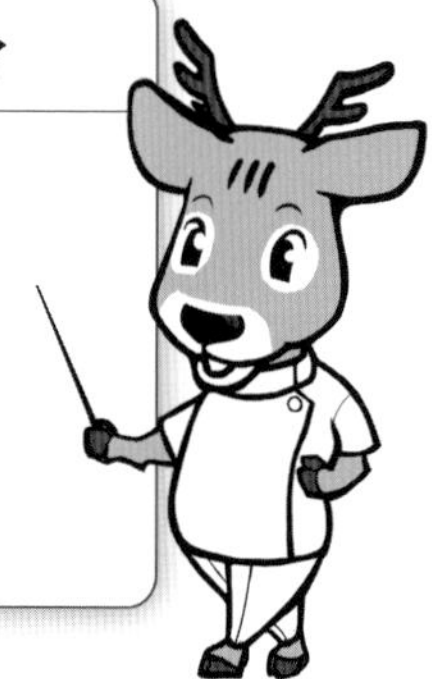

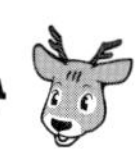

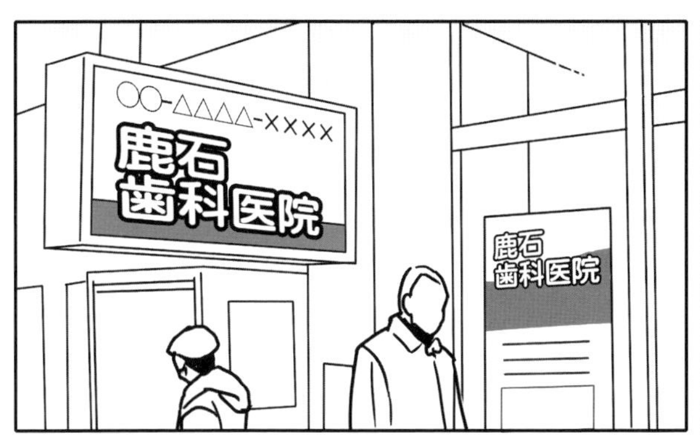
〇〇-△△△△-××××
鹿石歯科医院
鹿石歯科医院

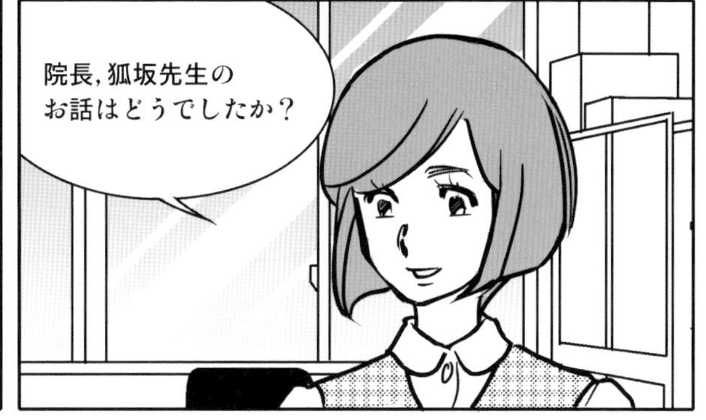
院長，狐坂先生のお話はどうでしたか？

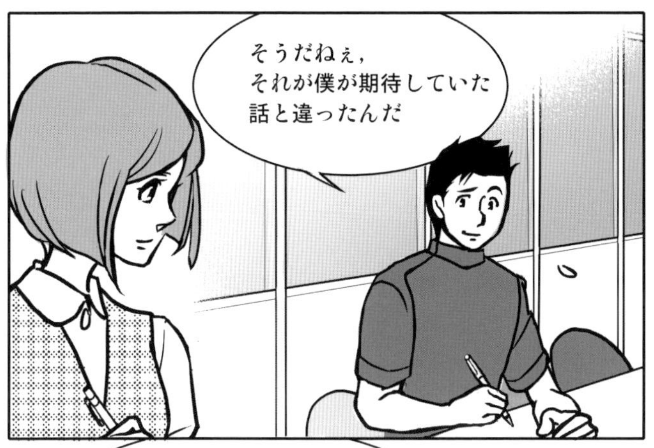
そうだねぇ，それが僕が期待していた話と違ったんだ

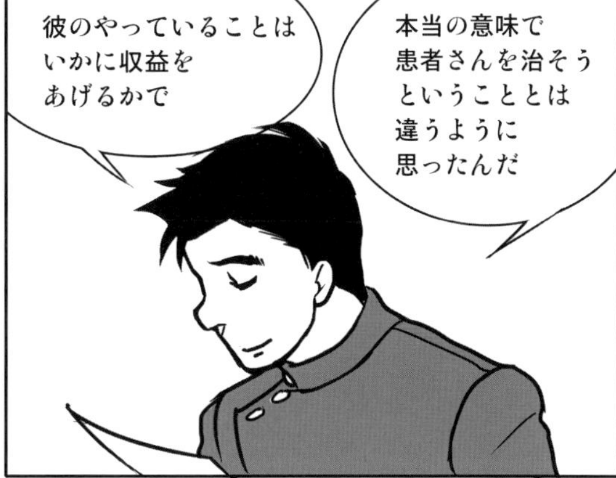
彼のやっていることはいかに収益をあげるかで
本当の意味で患者さんを治そうということとは違うように思ったんだ

今のところはうまくいってるみたいだけど，そのうち痛い目を見ることになるんじゃないかな

それに，本当に患者さんから感謝されたことはないんじゃないかな

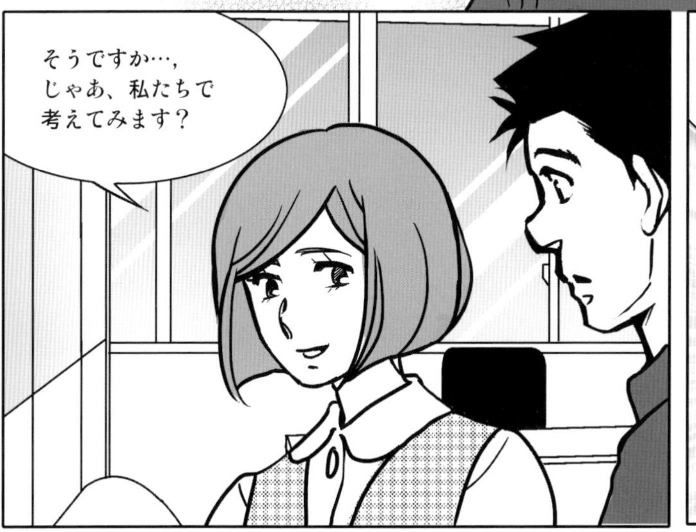
そうですか…，じゃあ、私たちで考えてみます？

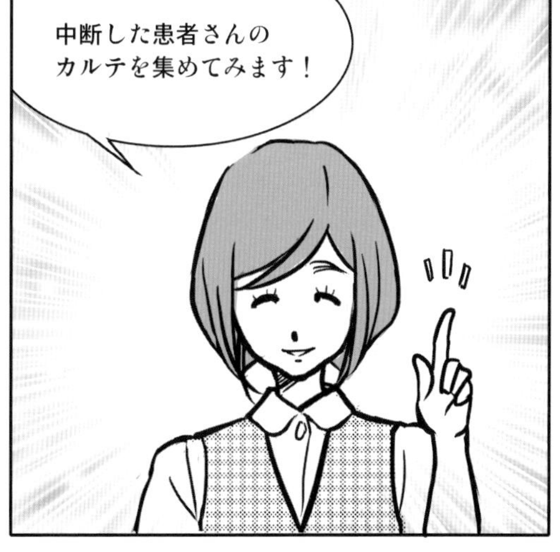
中断した患者さんのカルテを集めてみます！

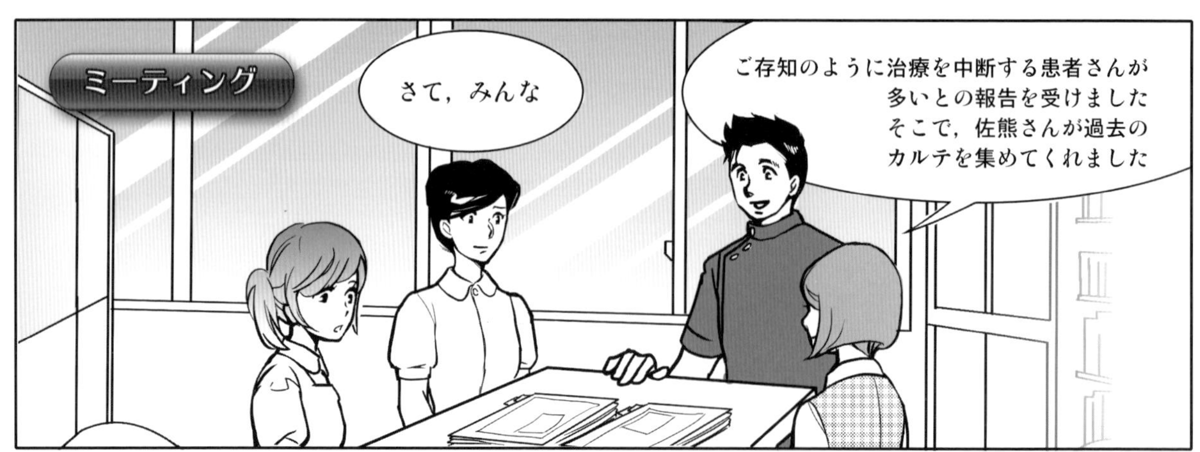
ミーティング
さて，みんな
ご存知のように治療を中断する患者さんが
多いとの報告を受けました
そこで，佐熊さんが過去の
カルテを集めてくれました

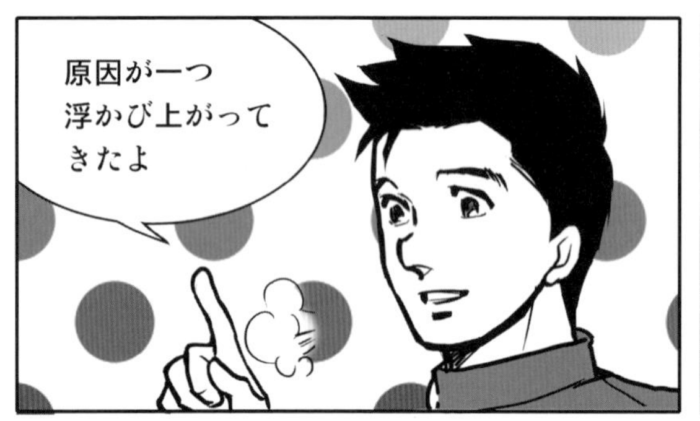
原因が一つ
浮かび上がって
きたよ

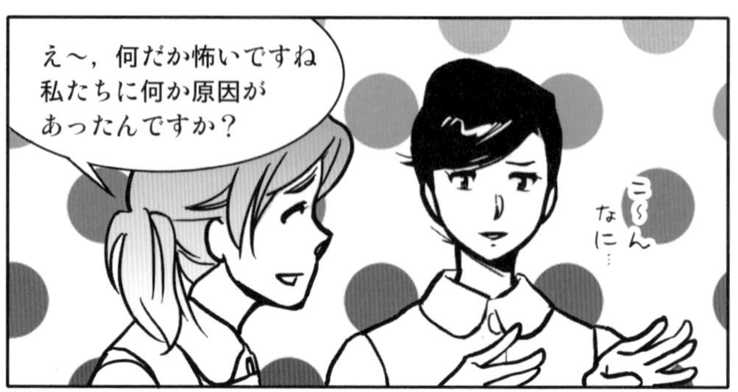
え～，何だか怖いですね
私たちに何か原因が
あったんですか？
う～ん
なに…

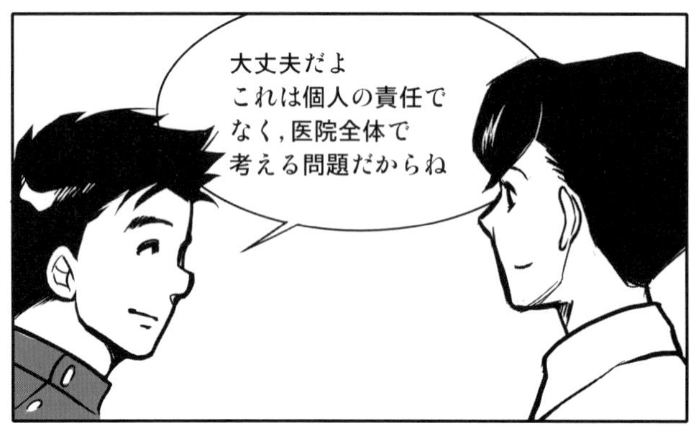
大丈夫だよ
これは個人の責任で
なく，医院全体で
考える問題だからね

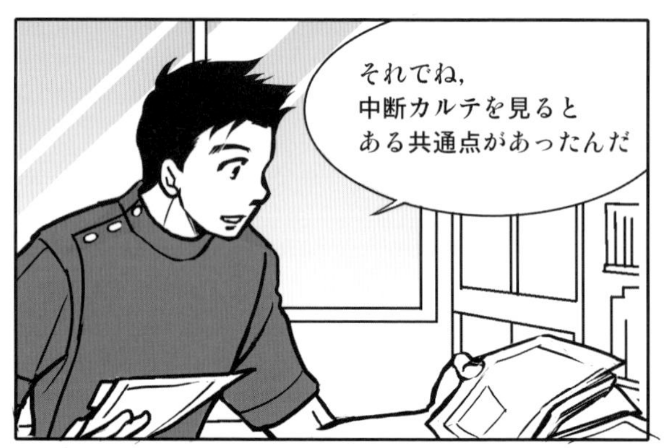
それでね，
中断カルテを見ると
ある共通点があったんだ

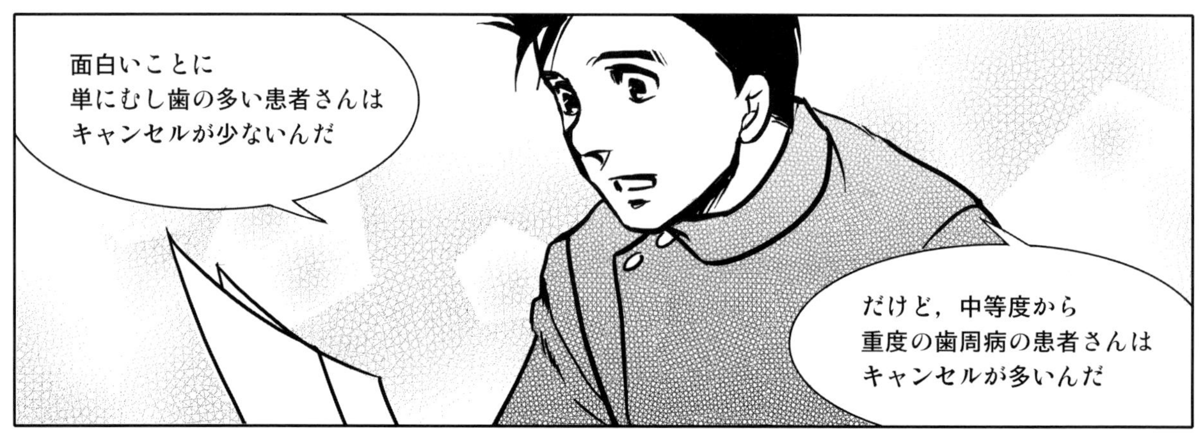
面白いことに
単にむし歯の多い患者さんは
キャンセルが少ないんだ
だけど，中等度から
重度の歯周病の患者さんは
キャンセルが多いんだ

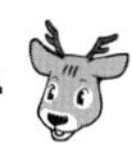

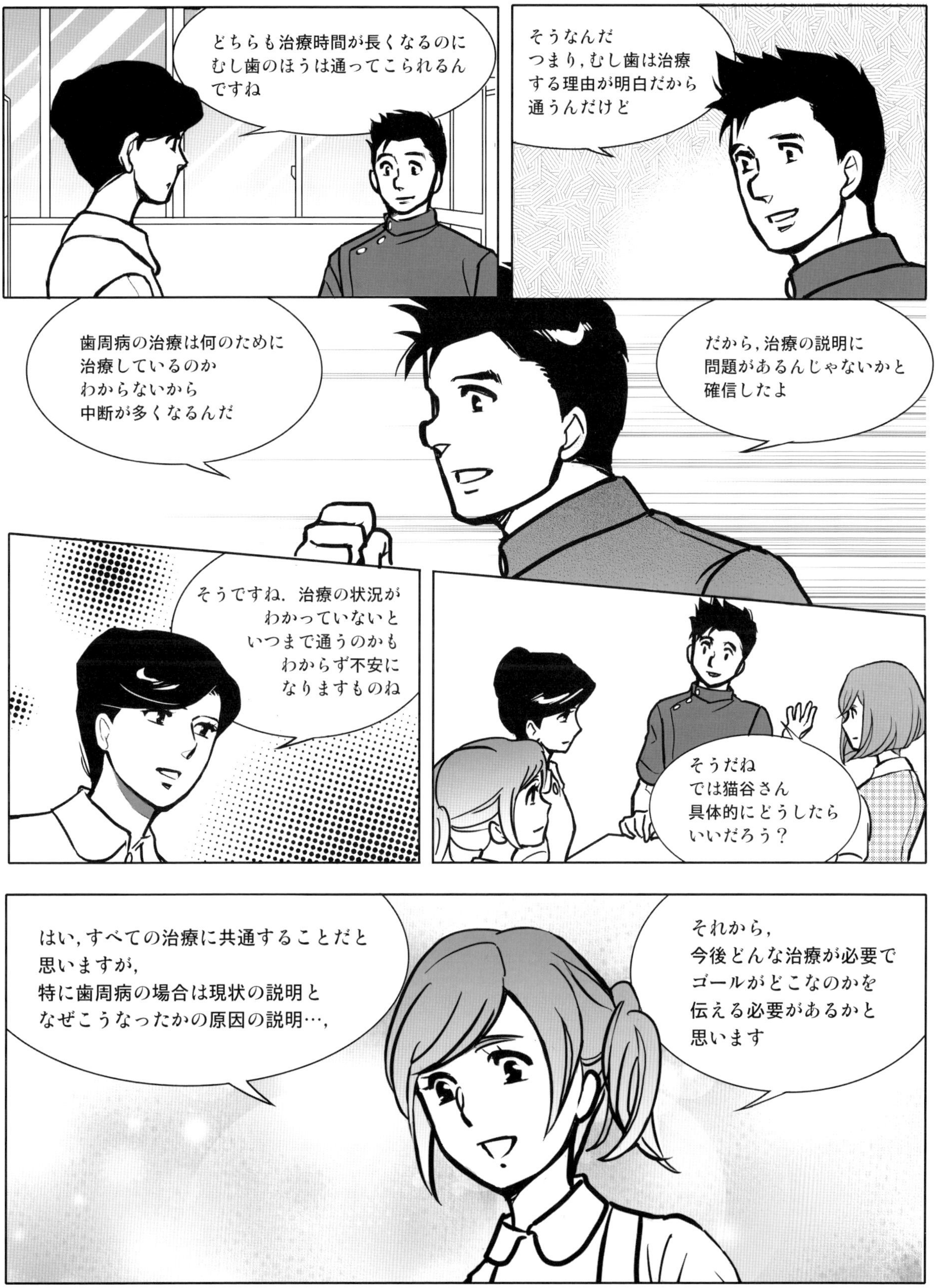

どちらも治療時間が長くなるのに
むし歯のほうは通ってこられるん
ですね

そうなんだ
つまり，むし歯は治療
する理由が明白だから
通うんだけど

歯周病の治療は何のために
治療しているのか
わからないから
中断が多くなるんだ

だから，治療の説明に
問題があるんじゃないかと
確信したよ

そうですね．治療の状況が
わかっていないと
いつまで通うのかも
わからず不安に
なりますものね

そうだね
では猫谷さん
具体的にどうしたら
いいだろう？

はい，すべての治療に共通することだと
思いますが，
特に歯周病の場合は現状の説明と
なぜこうなったかの原因の説明…，

それから，
今後どんな治療が必要で
ゴールがどこなのかを
伝える必要があるかと
思います

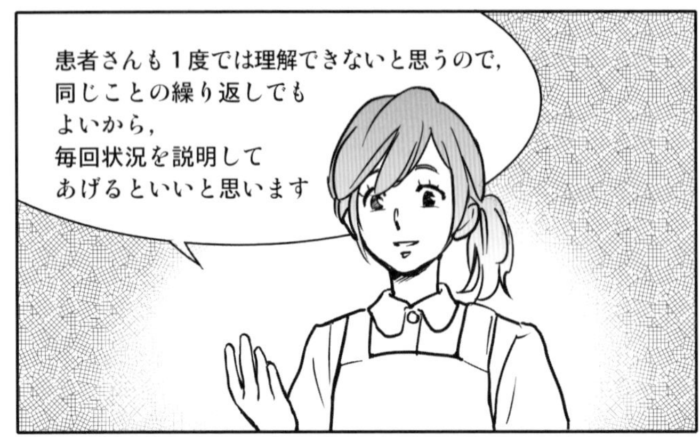
患者さんも１度では理解できないと思うので，
同じことの繰り返しでも
よいから，
毎回状況を説明して
あげるといいと思います

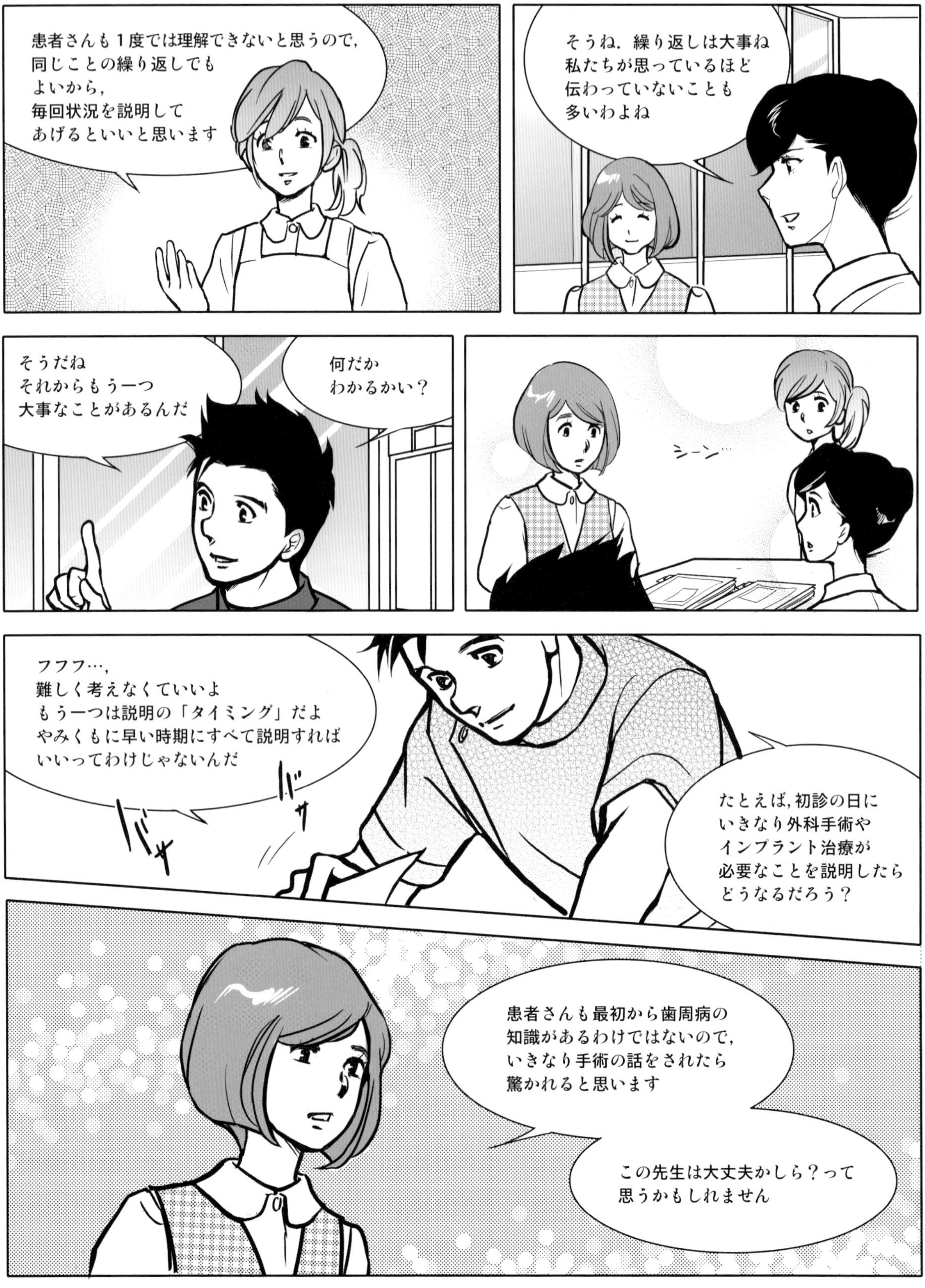

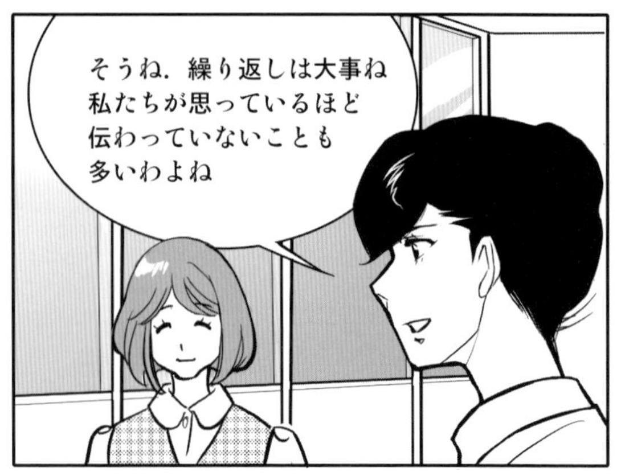
そうね．繰り返しは大事ね
私たちが思っているほど
伝わっていないことも
多いわよね

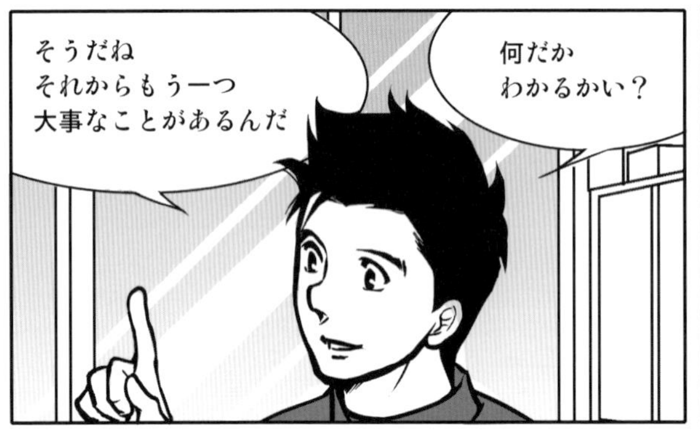
そうだね
それからもう一つ
大事なことがあるんだ
何だか
わかるかい？

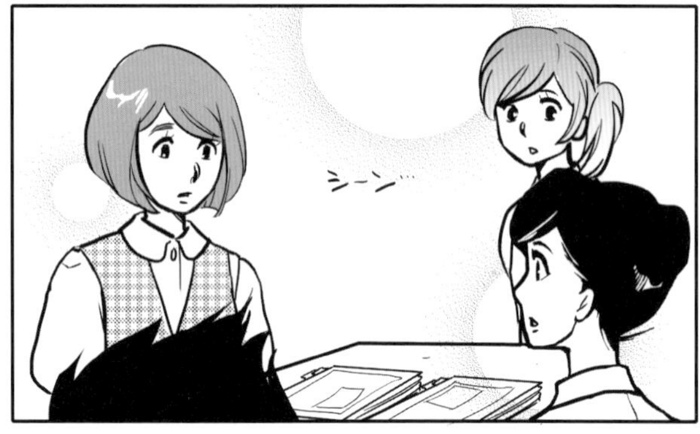
シーン…

フフフ…，
難しく考えなくていいよ
もう一つは説明の「タイミング」だよ
やみくもに早い時期にすべて説明すれば
いいってわけじゃないんだ

バサ
バサ

たとえば，初診の日に
いきなり外科手術や
インプラント治療が
必要なことを説明したら
どうなるだろう？

患者さんも最初から歯周病の
知識があるわけではないので，
いきなり手術の話をされたら
驚かれると思います

この先生は大丈夫かしら？って
思うかもしれません

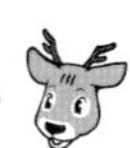

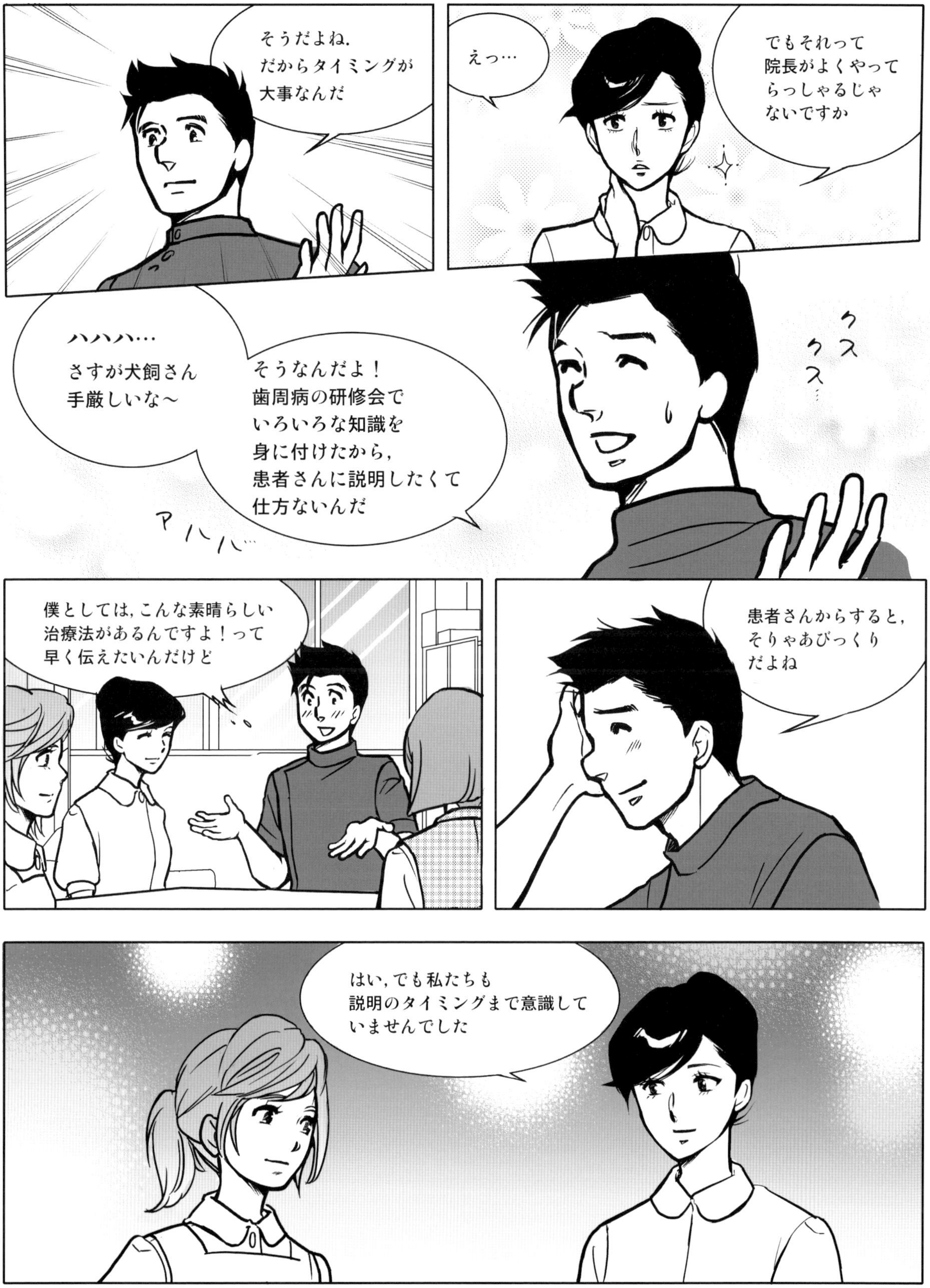

そうだよね．
だからタイミングが
大事なんだ

えっ…

でもそれって
院長がよくやって
らっしゃるじゃ
ないですか

ハハハ…
さすが犬飼さん
手厳しいな～

そうなんだよ！
歯周病の研修会で
いろいろな知識を
身に付けたから，
患者さんに説明したくて
仕方ないんだ

アハハ

クスクス…

僕としては，こんな素晴らしい
治療法があるんですよ！って
早く伝えたいんだけど

患者さんからすると，
そりゃあびっくり
だよね

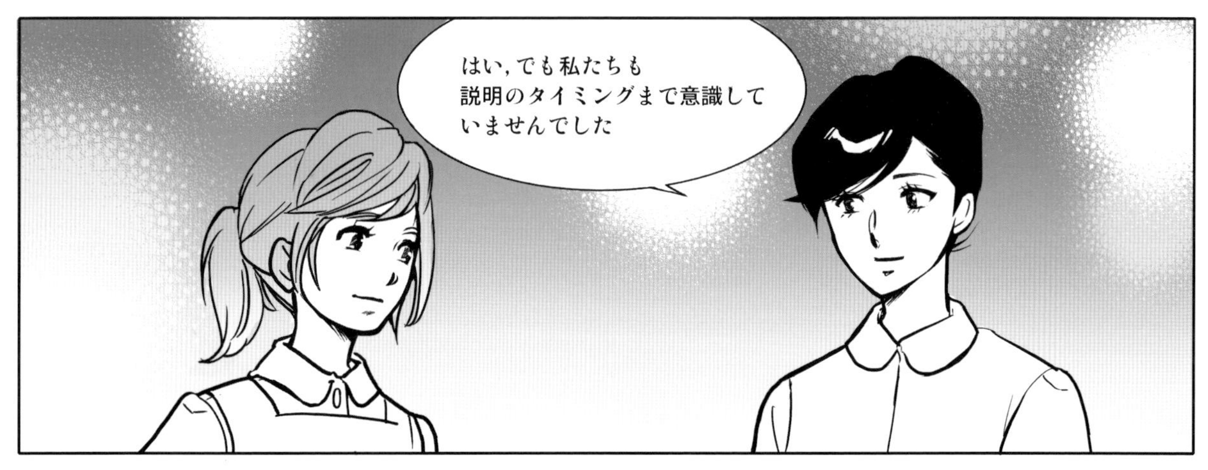
はい，でも私たちも
説明のタイミングまで意識して
いませんでした

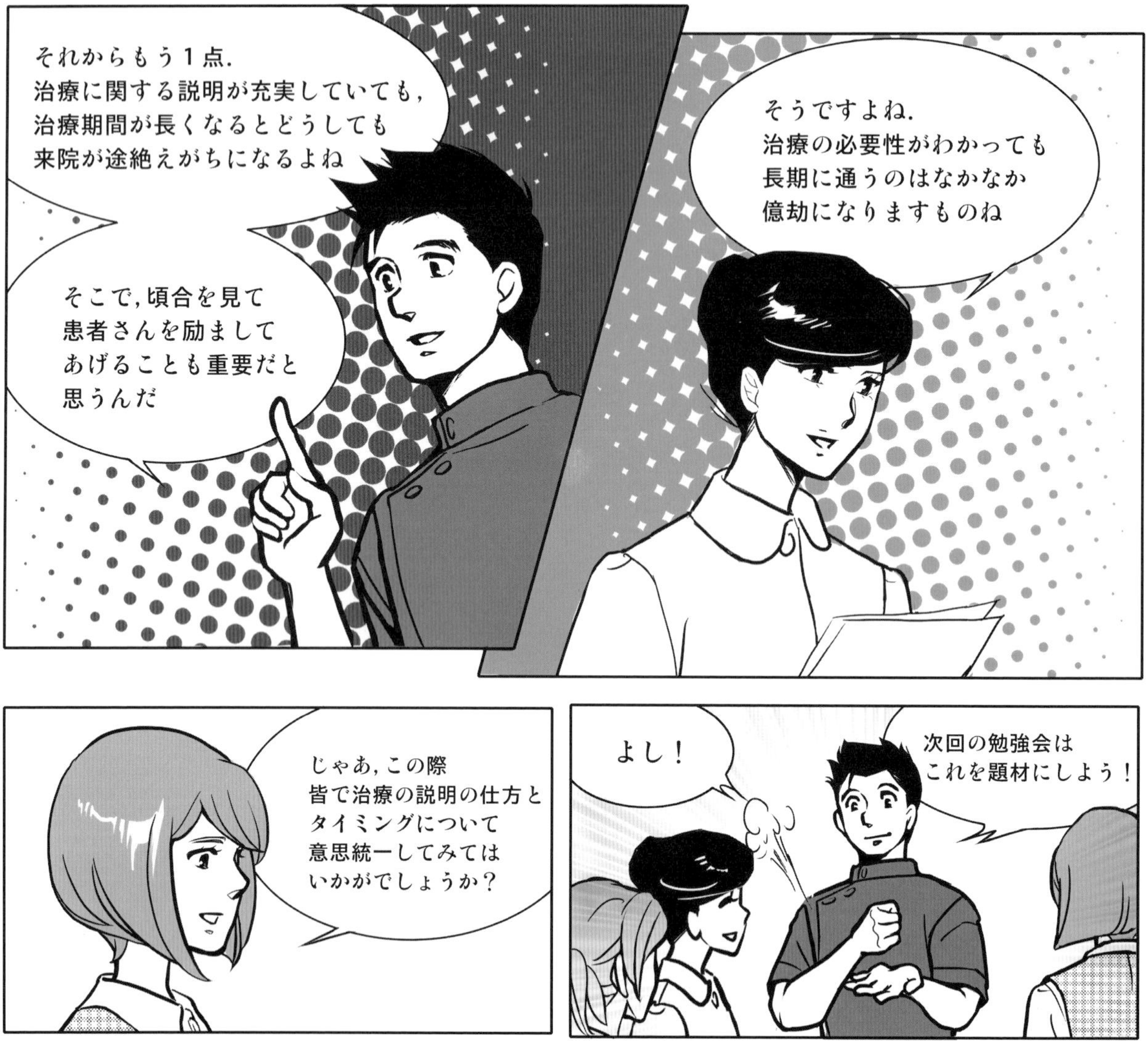

それからもう１点．
治療に関する説明が充実していても，
治療期間が長くなるとどうしても
来院が途絶えがちになるよね

そこで，頃合を見て
患者さんを励まして
あげることも重要だと
思うんだ

そうですよね．
治療の必要性がわかっても
長期に通うのはなかなか
億劫になりますものね

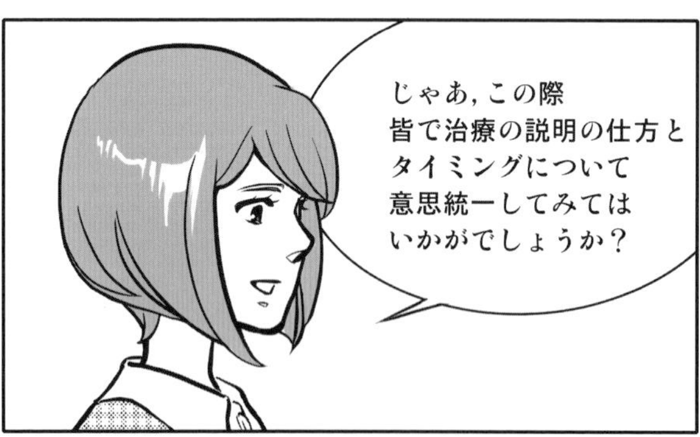
じゃあ，この際
皆で治療の説明の仕方と
タイミングについて
意思統一してみては
いかがでしょうか？

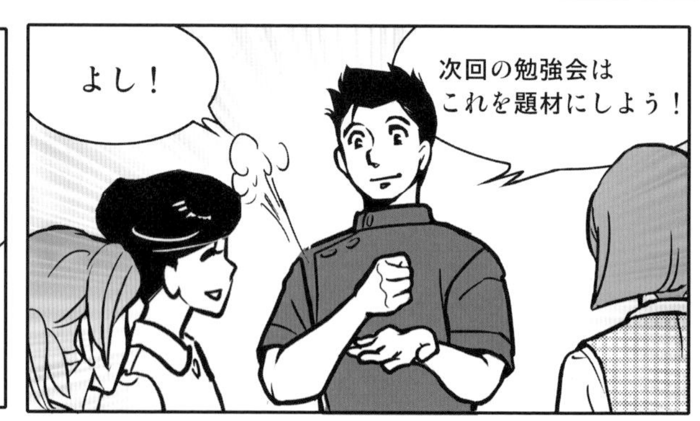
よし！
次回の勉強会は
これを題材にしよう！

成功へのプロセス 7

歯科医院でも会議を

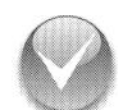

一般の企業に会議があるように，歯科医院にもそれに相当する勉強会があって当然です．
勉強会を定期的に行うことで，問題点の抽出と解決策が生まれ歯科医院全体の組織力（医院力）が強くなるのです．

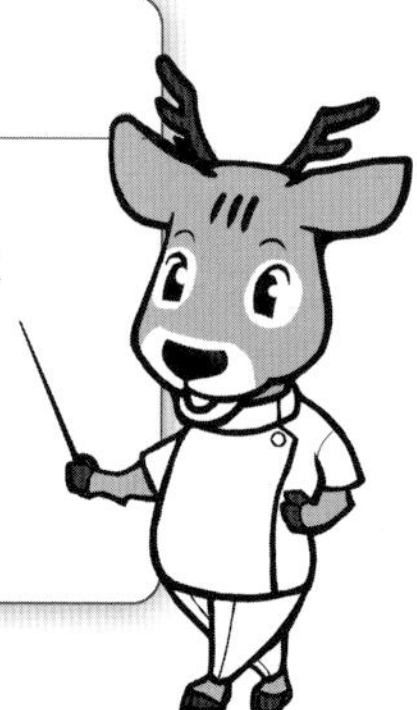

第6話 治療説明と信頼関係

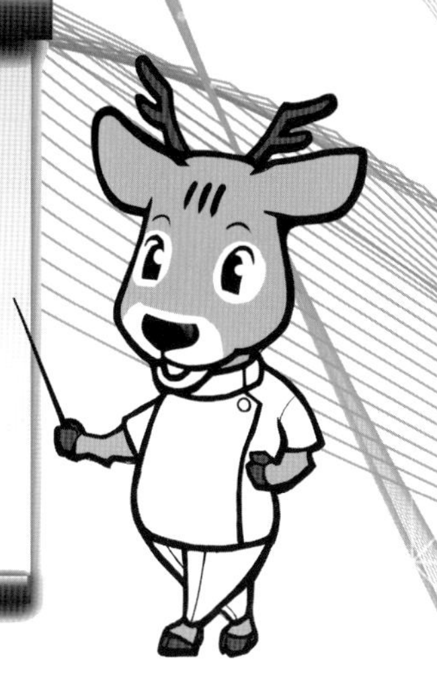

治療の説明をする際，患者さんが理解しやすいような工夫をしていますか？
また，コンサルテーションをする際に最低限必要なこととは何でしょう？

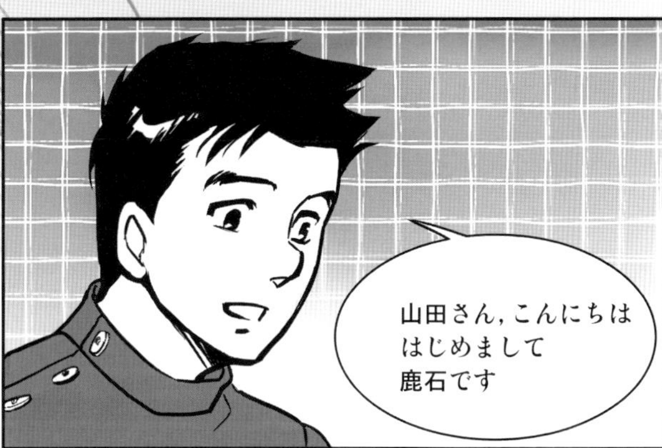
山田さん，こんにちは
はじめまして
鹿石です

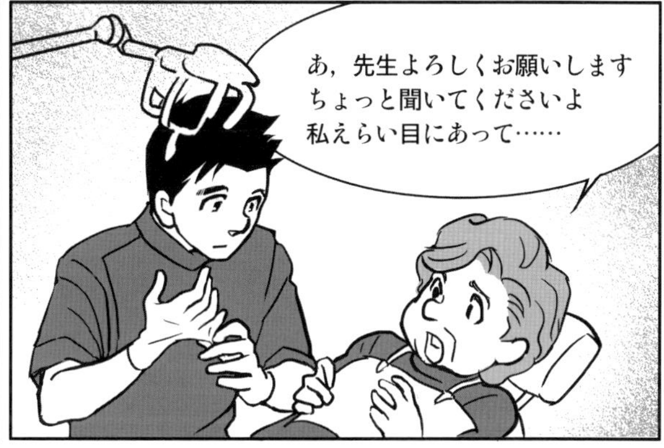
あ，先生よろしくお願いします
ちょっと聞いてくださいよ
私えらい目にあって……

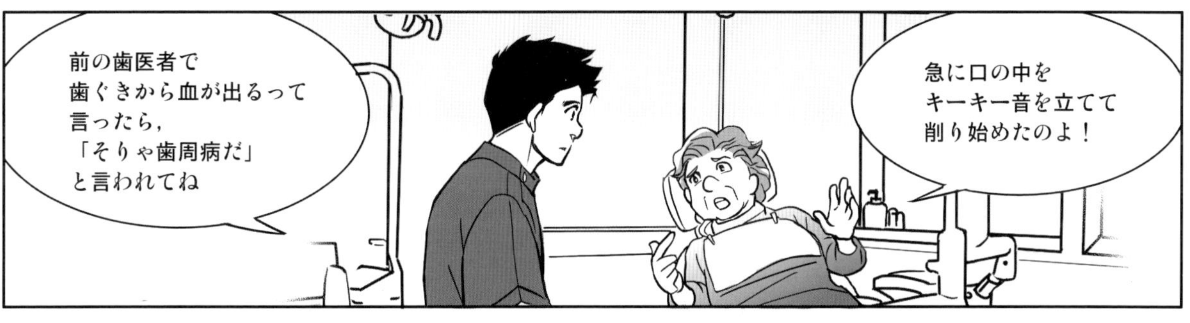
前の歯医者で
歯ぐきから血が出るって
言ったら，
「そりゃ歯周病だ」
と言われてね
急に口の中を
キーキー音を立てて
削り始めたのよ！

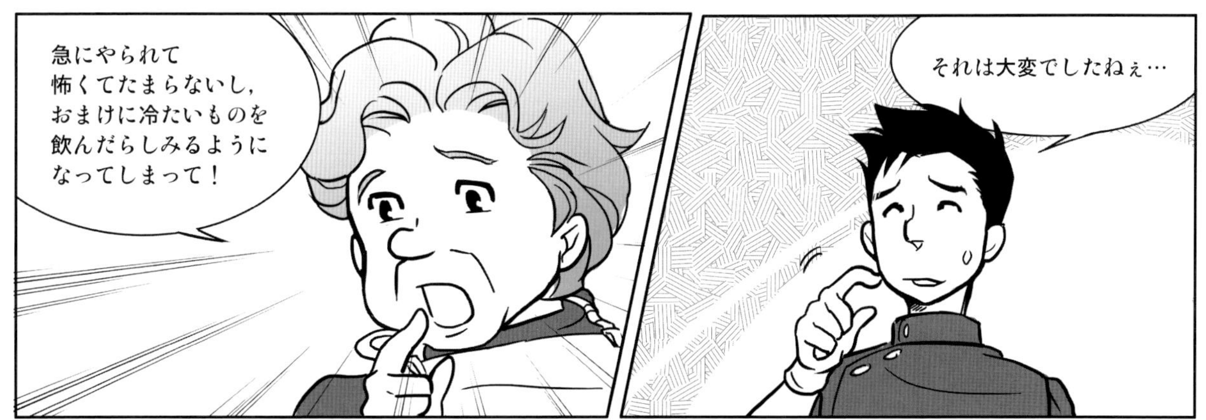
急にやられて
怖くてたまらないし，
おまけに冷たいものを
飲んだらしみるように
なってしまって！
それは大変でしたねぇ…

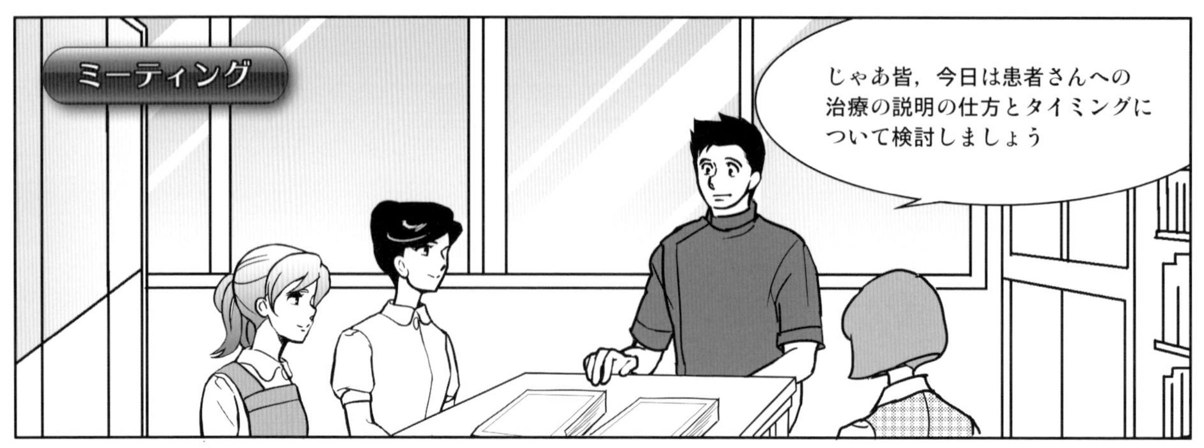
ミーティング
じゃあ皆，今日は患者さんへの
治療の説明の仕方とタイミングに
ついて検討しましょう

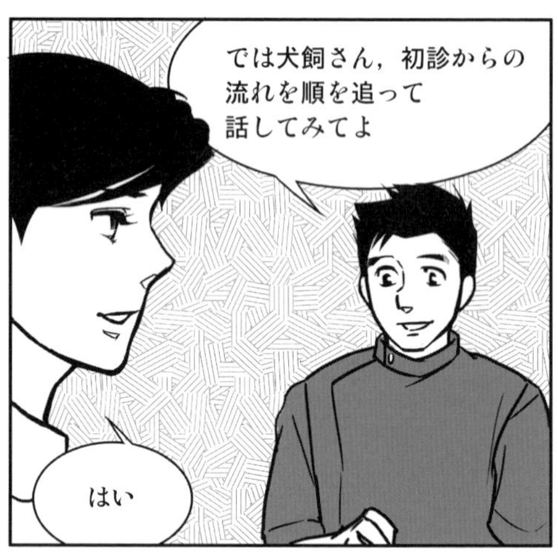
では犬飼さん，初診からの
流れを順を追って
話してみてよ
はい

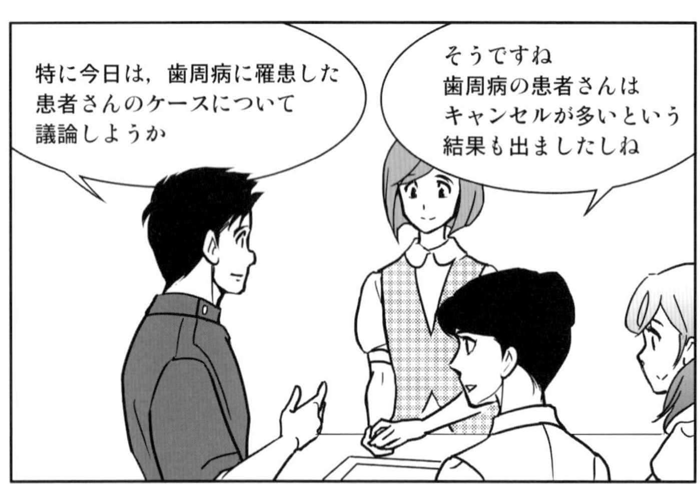
そうですね
歯周病の患者さんは
キャンセルが多いという
結果も出ましたしね
特に今日は，歯周病に罹患した
患者さんのケースについて
議論しようか

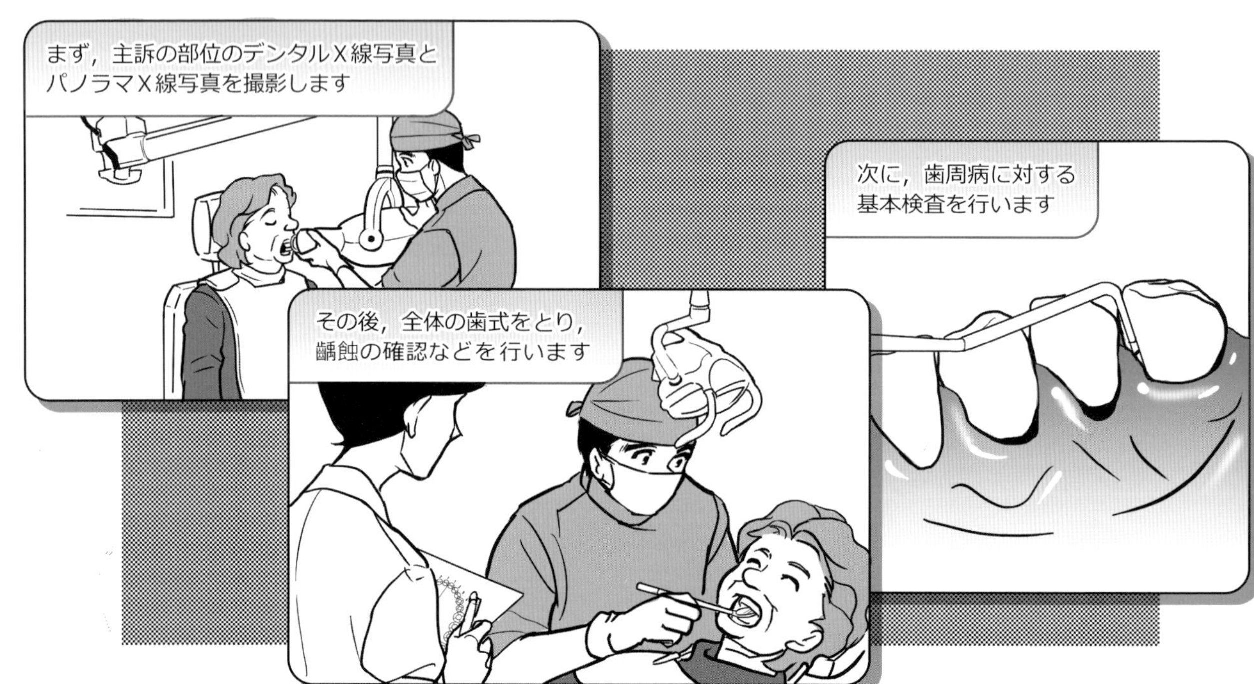
まず，主訴の部位のデンタルX線写真と
パノラマX線写真を撮影します
次に，歯周病に対する
基本検査を行います
その後，全体の歯式をとり，
齲蝕の確認などを行います

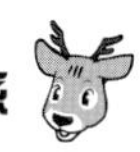

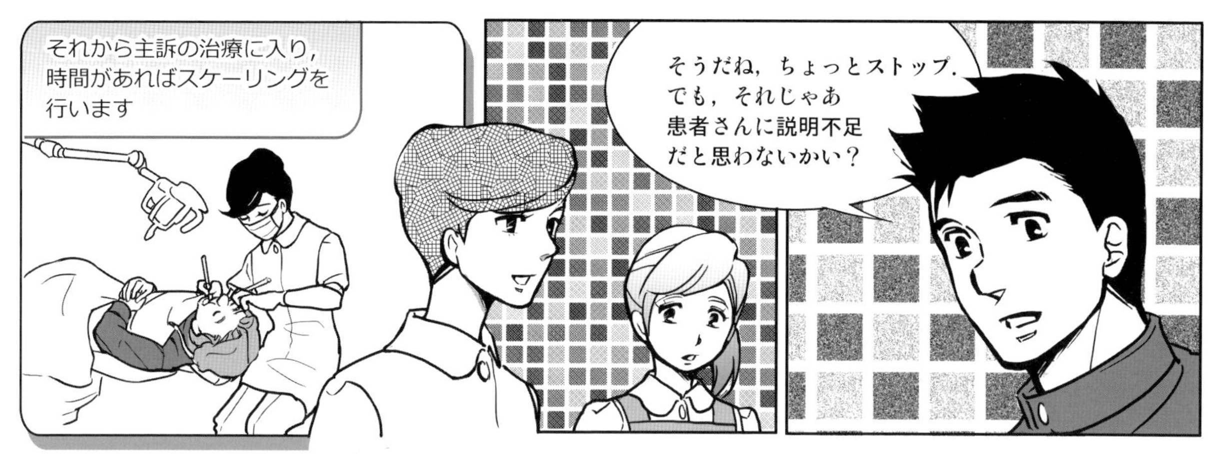
それから主訴の治療に入り，
時間があればスケーリングを
行います
そうだね，ちょっとストップ．
でも，それじゃあ
患者さんに説明不足
だと思わないかい？

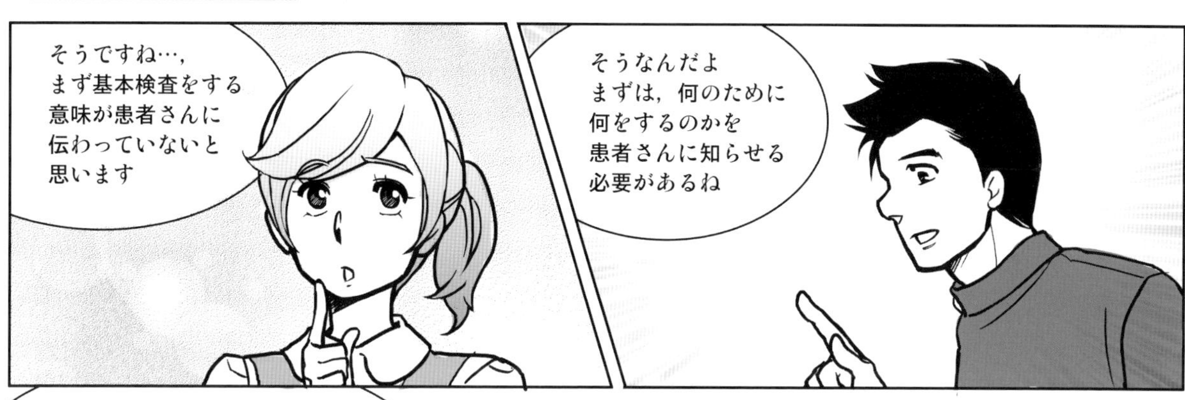
そうですね…，
まず基本検査をする
意味が患者さんに
伝わっていないと
思います
そうなんだよ
まずは，何のために
何をするのかを
患者さんに知らせる
必要があるね

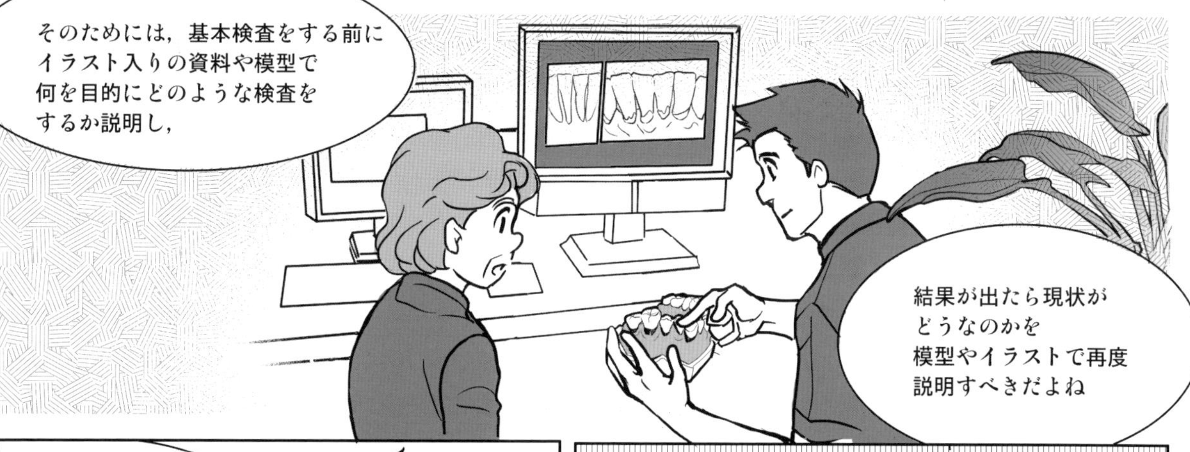
そのためには，基本検査をする前に
イラスト入りの資料や模型で
何を目的にどのような検査を
するか説明し，
結果が出たら現状が
どうなのかを
模型やイラストで再度
説明すべきだよね

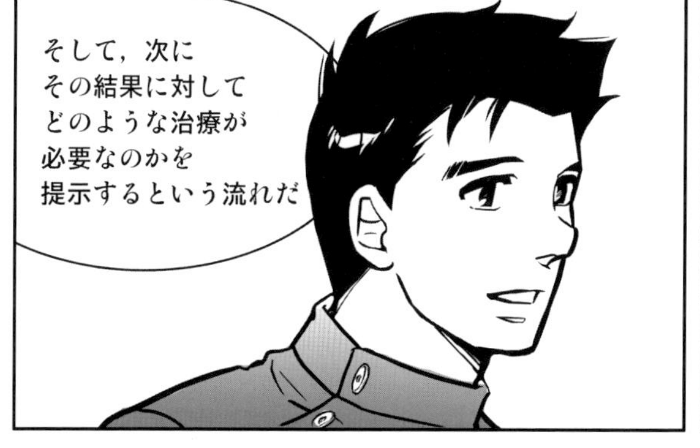
そして，次に
その結果に対して
どのような治療が
必要なのかを
提示するという流れだ

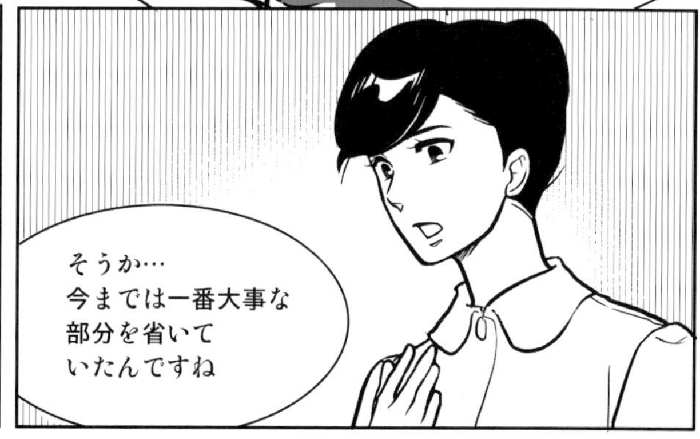
そうか…
今までは一番大事な
部分を省いて
いたんですね

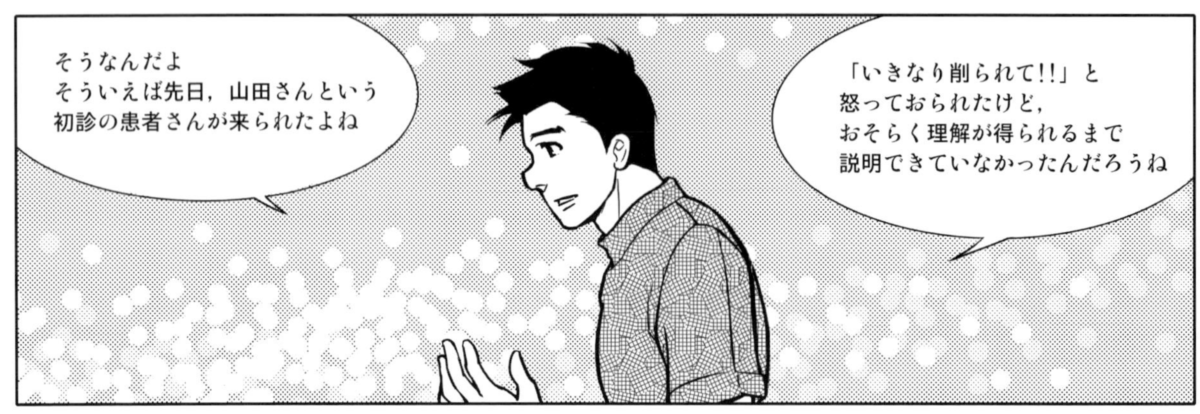
そうなんだよ
そういえば先日，山田さんという
初診の患者さんが来られたよね
「いきなり削られて!!」と
怒っておられたけど，
おそらく理解が得られるまで
説明できていなかったんだろうね

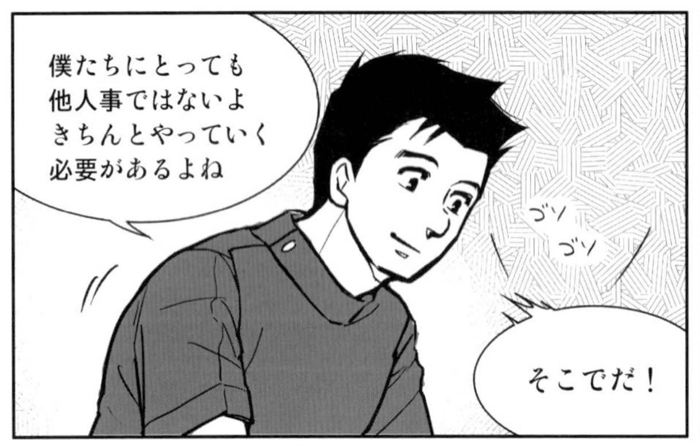
僕たちにとっても
他人事ではないよ
きちんとやっていく
必要があるよね
ゴソゴソ
そこでだ！

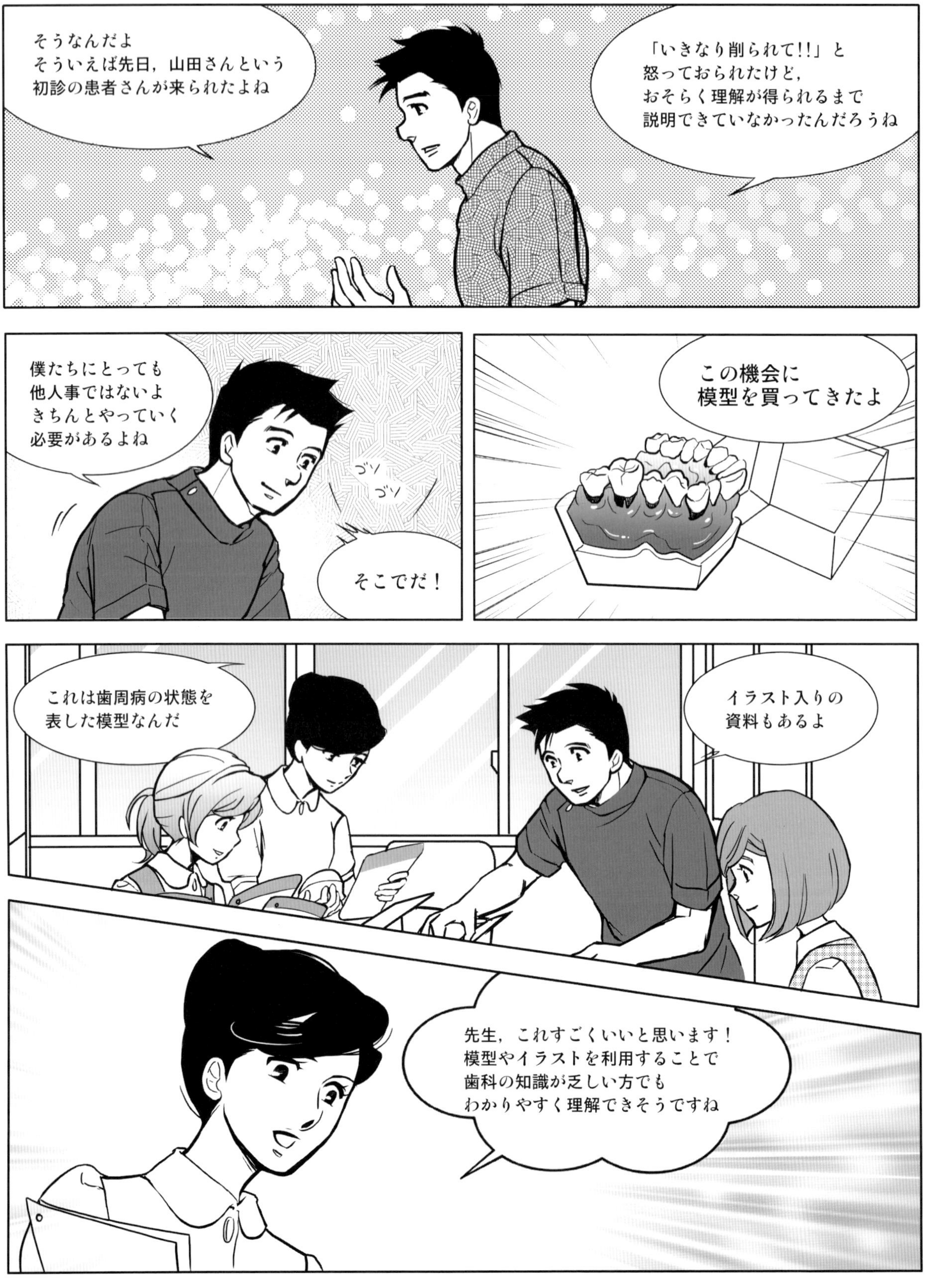

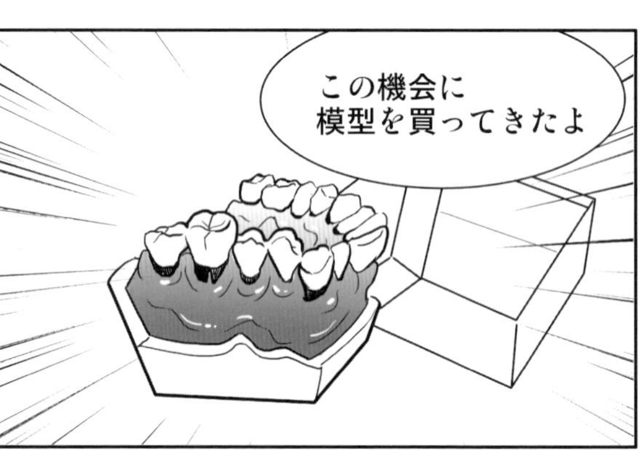
この機会に
模型を買ってきたよ

これは歯周病の状態を
表した模型なんだ
イラスト入りの
資料もあるよ
先生，これすごくいいと思います！
模型やイラストを利用することで
歯科の知識が乏しい方でも
わかりやすく理解できそうですね

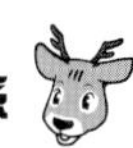

成功へのプロセス 8

治療説明

患者さんに治療の説明をするときには，
いろいろなツールを使い，
知識のない人でも十分納得できるように
しましょう．

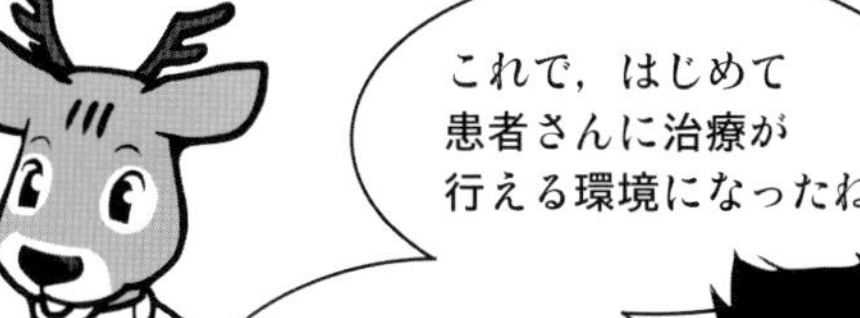
これで，はじめて
患者さんに治療が
行える環境になったね
では，次にいこう
猫谷さんよろしく

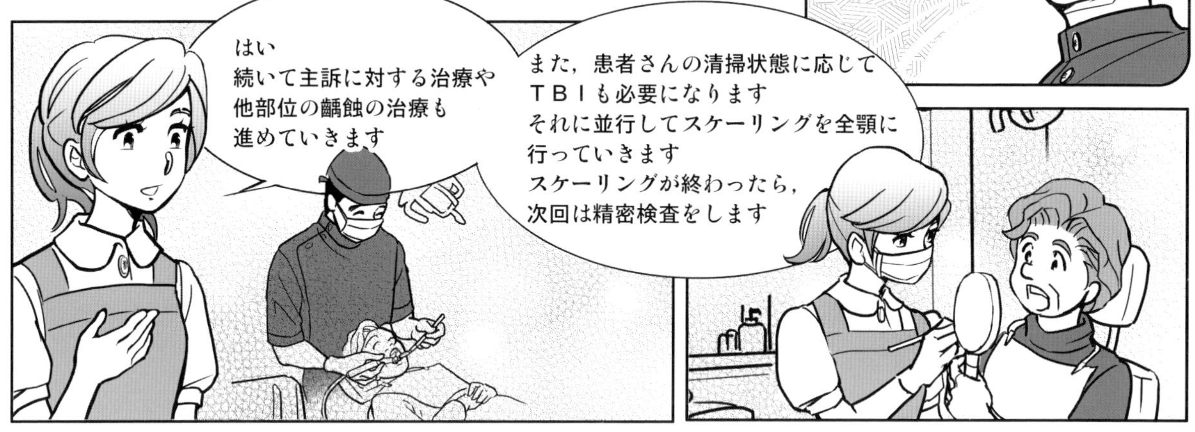
はい
続いて主訴に対する治療や
他部位の齲蝕の治療も
進めていきます
また，患者さんの清掃状態に応じて
ＴＢＩも必要になります
それに並行してスケーリングを全顎に
行っていきます
スケーリングが終わったら，
次回は精密検査をします

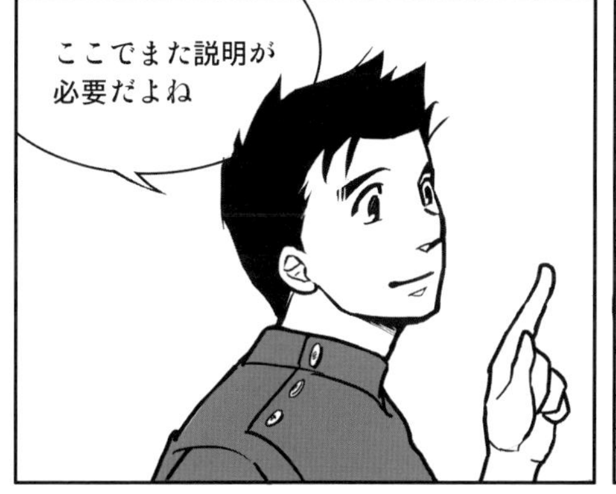
ここでまた説明が
必要だよね

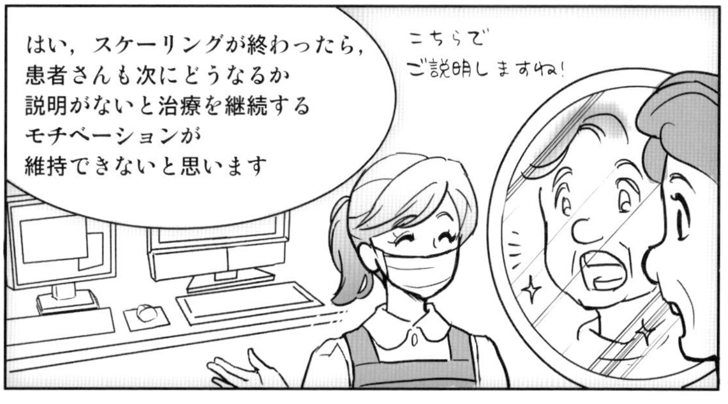
はい，スケーリングが終わったら，
患者さんも次にどうなるか
説明がないと治療を継続する
モチベーションが
維持できないと思います
こちらで
ご説明しますね！

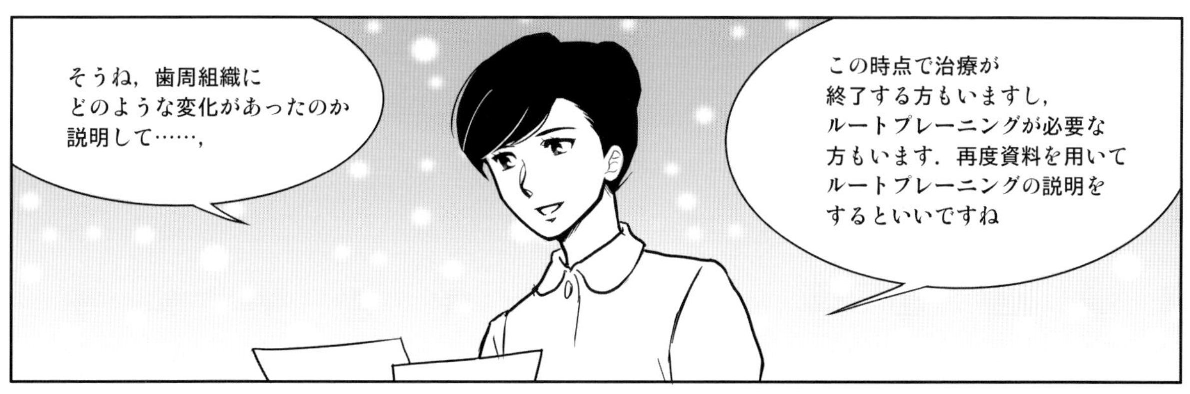
そうね，歯周組織に
どのような変化があったのか
説明して……，
この時点で治療が
終了する方もいますし，
ルートプレーニングが必要な
方もいます．再度資料を用いて
ルートプレーニングの説明を
するといいですね

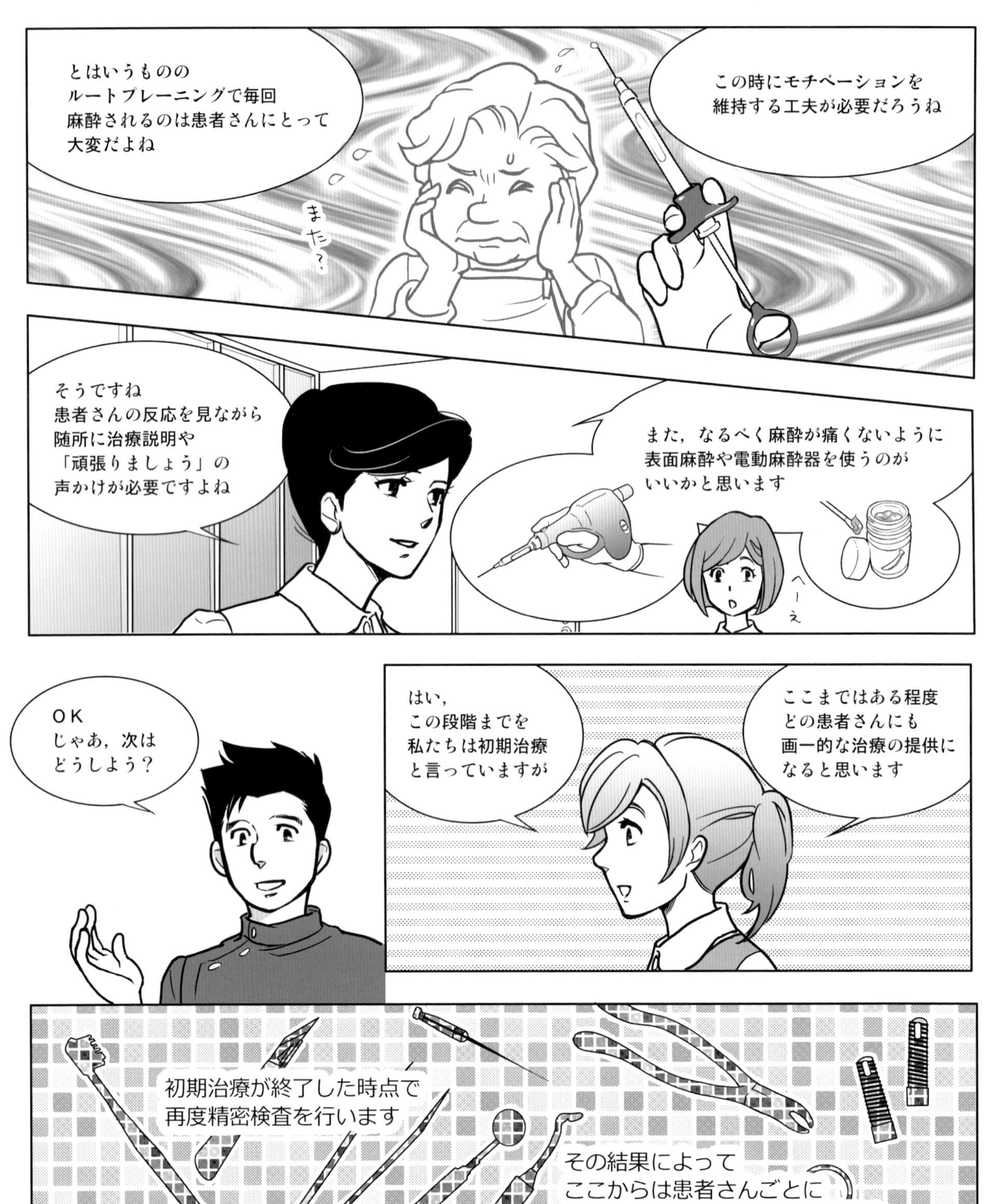
とはいうものの
ルートプレーニングで毎回
麻酔されるのは患者さんにとって
大変だよね
この時にモチベーションを
維持する工夫が必要だろうね
また？
そうですね
患者さんの反応を見ながら
随所に治療説明や
「頑張りましょう」の
声かけが必要ですよね
また，なるべく麻酔が痛くないように
表面麻酔や電動麻酔器を使うのが
いいかと思います
へーえ
OK
じゃあ，次は
どうしよう？
はい，
この段階までを
私たちは初期治療
と言っていますが
ここまではある程度
どの患者さんにも
画一的な治療の提供に
なると思います
初期治療が終了した時点で
再度精密検査を行います
その結果によって
ここからは患者さんごとに
カスタムメイドされた治療計画を
立案することになると思います

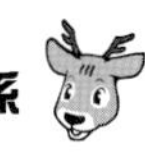

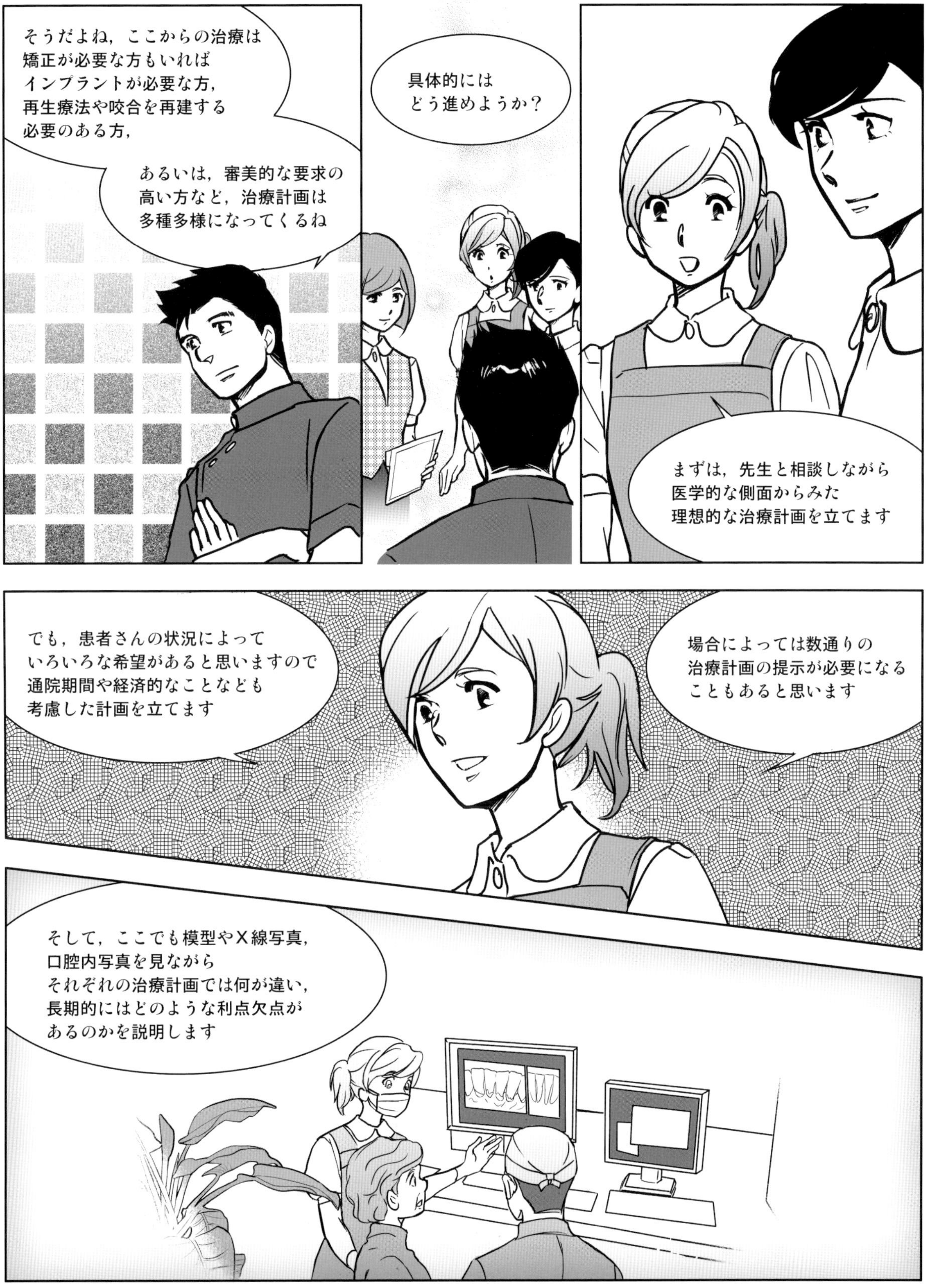

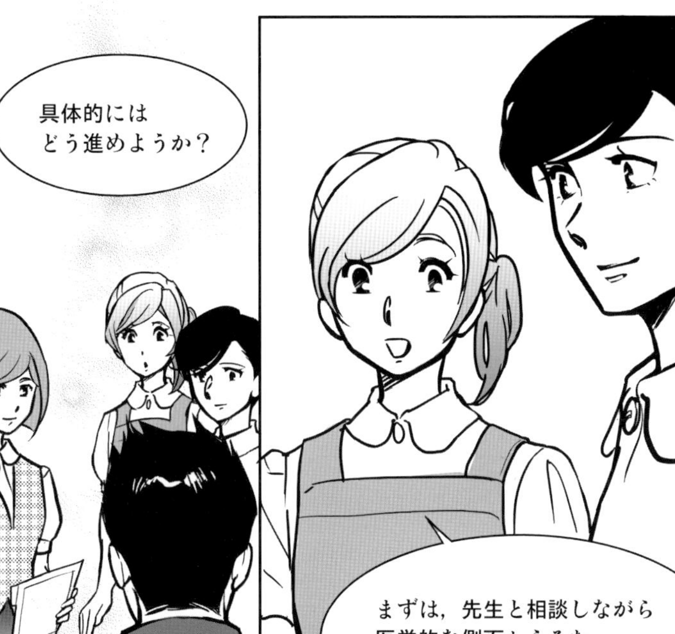
具体的には
どう進めようか？
まずは，先生と相談しながら
医学的な側面からみた
理想的な治療計画を立てます

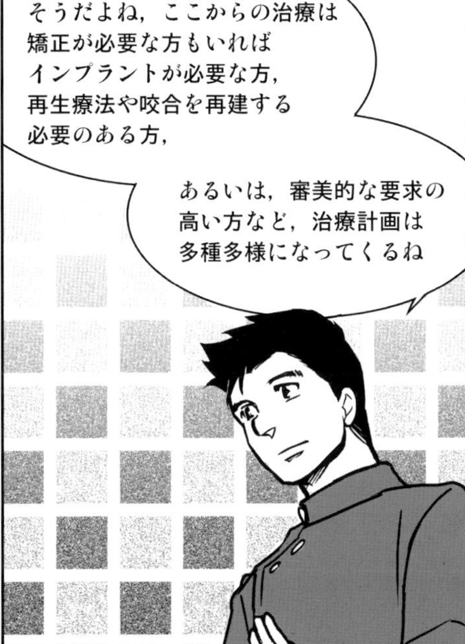
そうだよね，ここからの治療は
矯正が必要な方もいれば
インプラントが必要な方，
再生療法や咬合を再建する
必要のある方，
あるいは，審美的な要求の
高い方など，治療計画は
多種多様になってくるね

場合によっては数通りの
治療計画の提示が必要になる
こともあると思います

でも，患者さんの状況によって
いろいろな希望があると思いますので
通院期間や経済的なことなども
考慮した計画を立てます

そして，ここでも模型やX線写真，
口腔内写真を見ながら
それぞれの治療計画では何が違い，
長期的にはどのような利点欠点が
あるのかを説明します

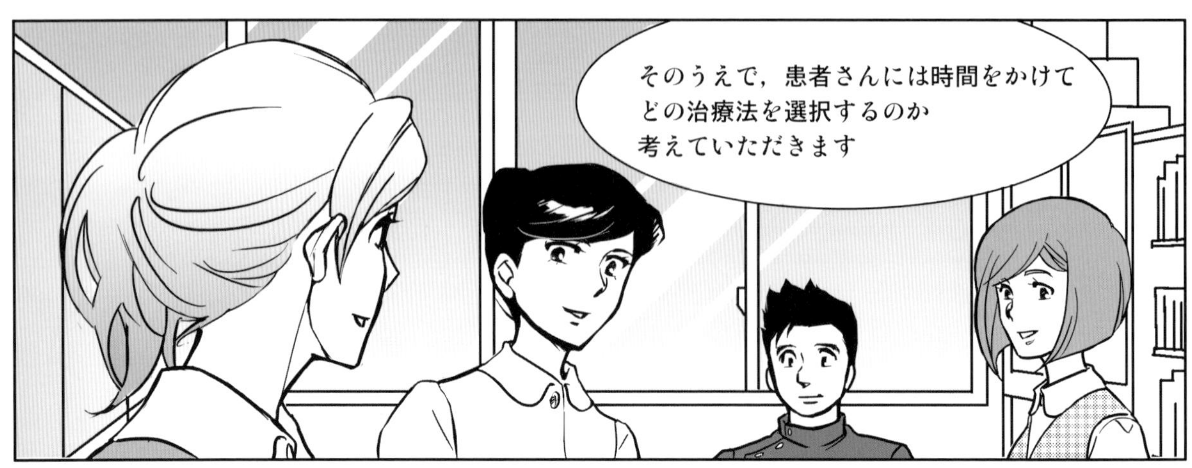
そのうえで，患者さんには時間をかけて
どの治療法を選択するのか
考えていただきます

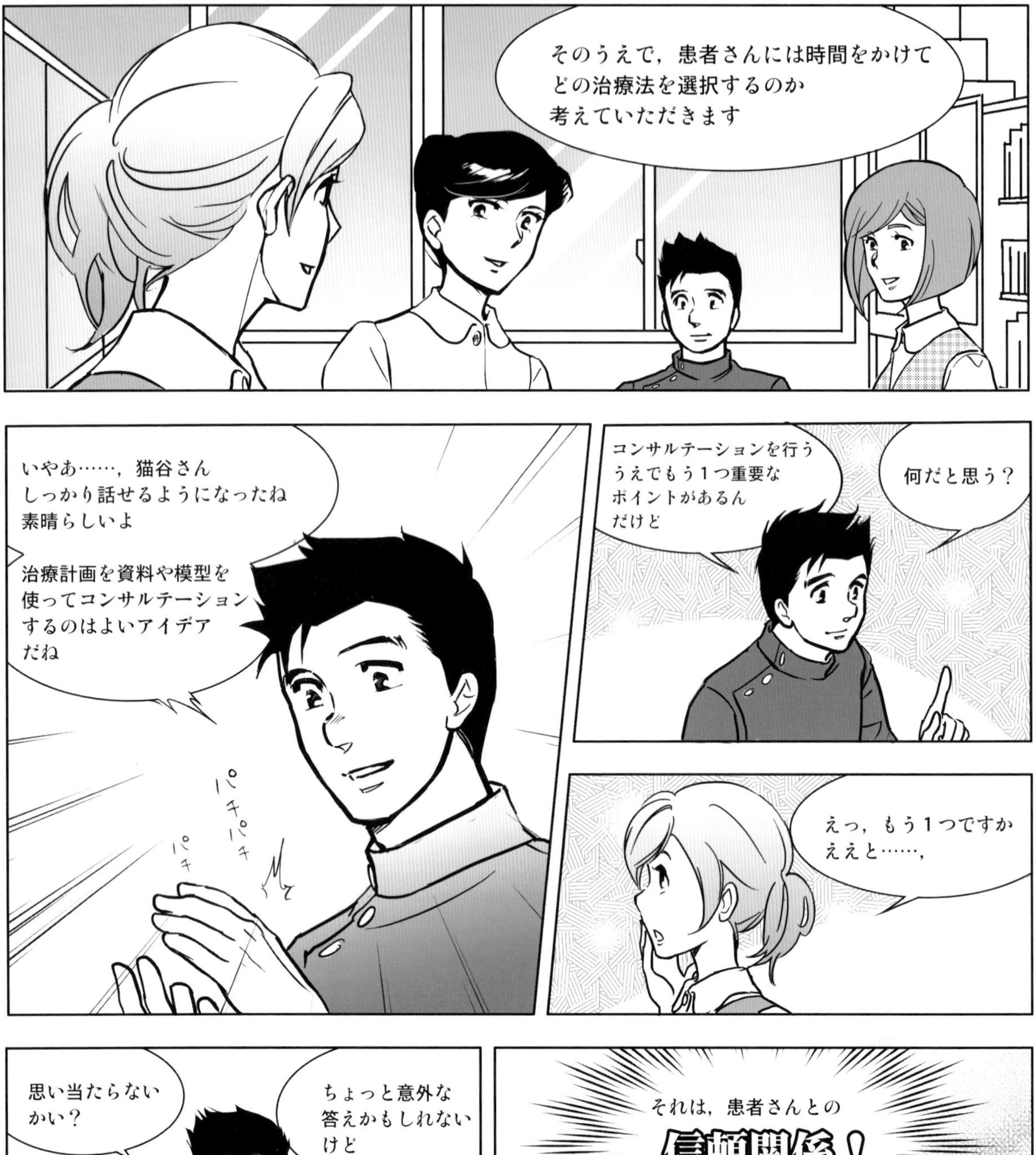

いやあ……，猫谷さん
しっかり話せるようになったね
素晴らしいよ

治療計画を資料や模型を
使ってコンサルテーション
するのはよいアイデア
だね

パチパチ
パチ

コンサルテーションを行う
うえでもう1つ重要な
ポイントがあるん
だけど

何だと思う？

えっ，もう1つですか
ええと……，

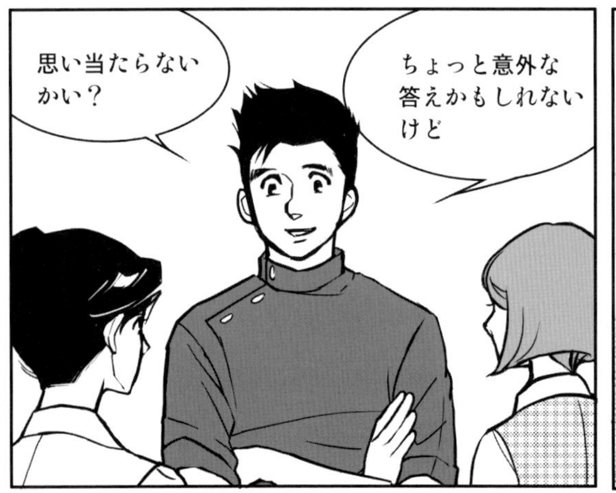
思い当たらない
かい？
ちょっと意外な
答えかもしれない
けど

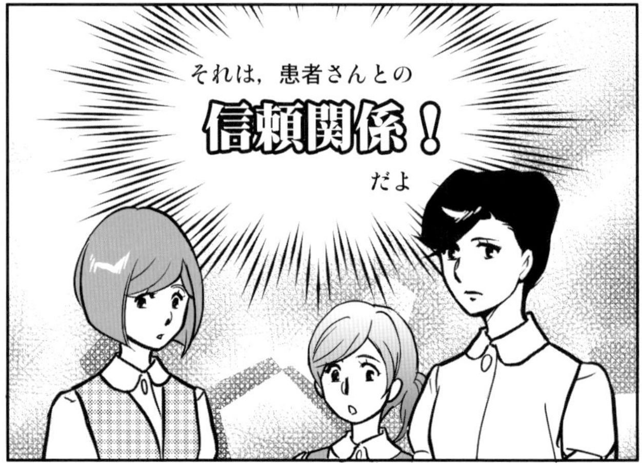
それは，患者さんとの
信頼関係！
だよ

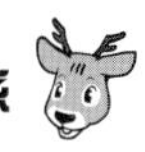

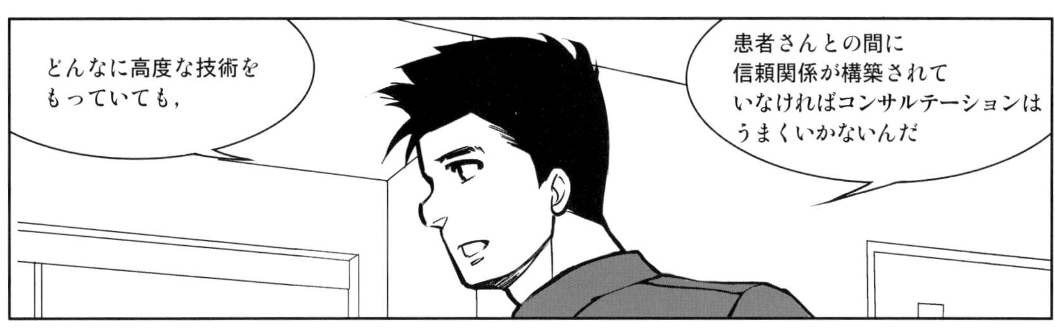
どんなに高度な技術を
もっていても，
患者さんとの間に
信頼関係が構築されて
いなければコンサルテーションは
うまくいかないんだ

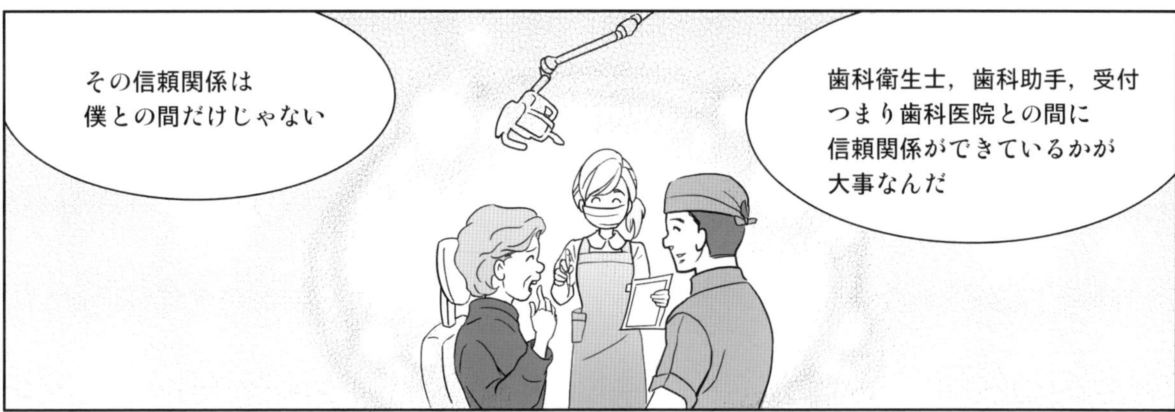
その信頼関係は
僕との間だけじゃない
歯科衛生士，歯科助手，受付
つまり歯科医院との間に
信頼関係ができているかが
大事なんだ

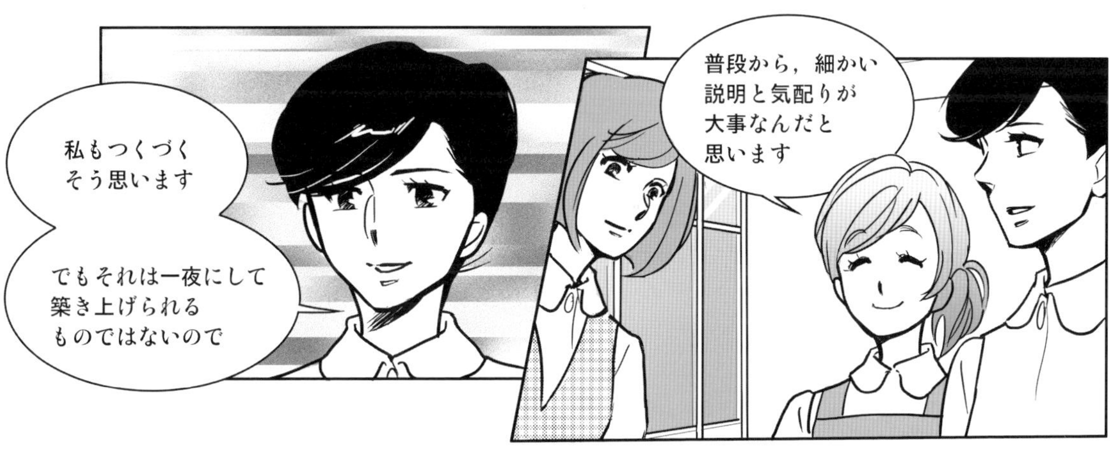
私もつくづく
そう思います
でもそれは一夜にして
築き上げられる
ものではないので
普段から，細かい
説明と気配りが
大事なんだと
思います

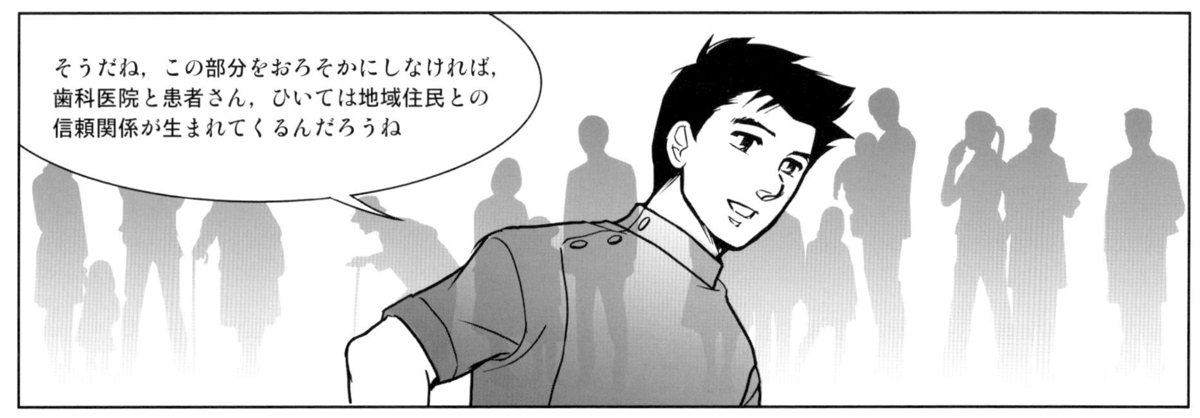
そうだね，この部分をおろそかにしなければ，
歯科医院と患者さん，ひいては地域住民との
信頼関係が生まれてくるんだろうね

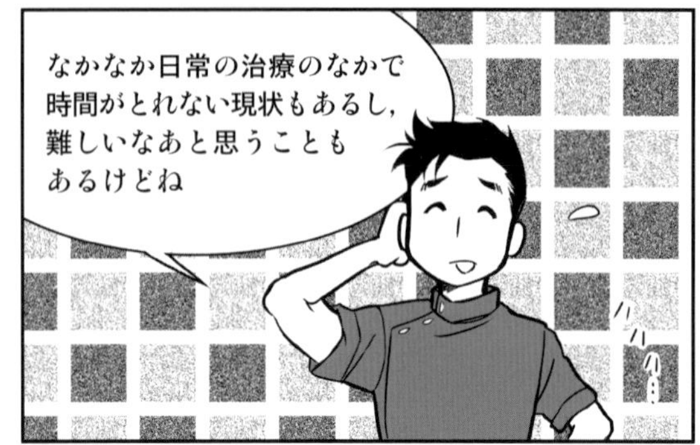
なかなか日常の治療のなかで
時間がとれない現状もあるし，
難しいなあと思うことも
あるけどね

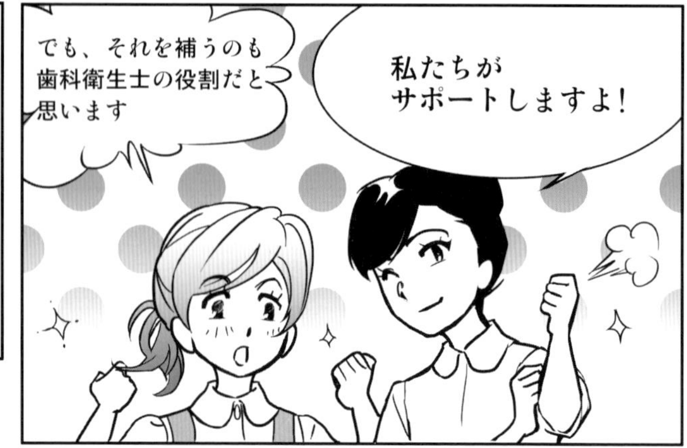
でも，それを補うのも
歯科衛生士の役割だと
思います
私たちが
サポートしますよ！

成功へのプロセス 9

コンサルテーション

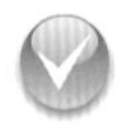 初期治療終了後に行うコンサルテーションまでに患者さんとの信頼関係を構築しておきましょう．

受付の立場としても，
単に患者さんの予約を取る
だけでは十分でないと
思います

受付は医療機関の窓口であり，
患者さんが不平不満を言う
窓口でもあるわけです

ということは，
その患者さんの
いろいろな歯科的要求を
理解できる能力や
知識が最低限必要だと
考えています

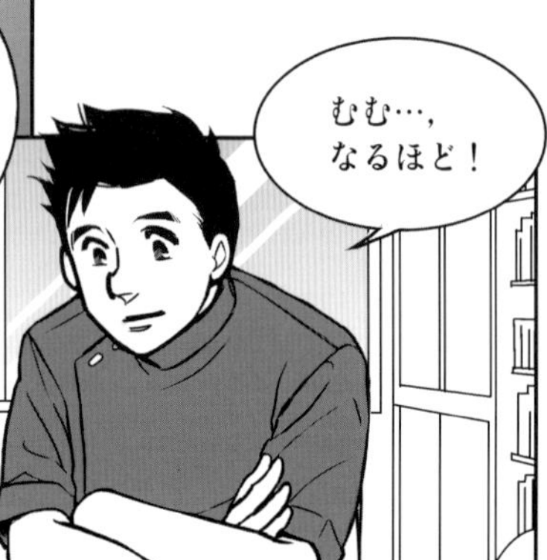
むむ…，
なるほど！

だから歯科の知識を
得るために院内の勉強会にも
参加していますし，

学会にも積極的に
参加して少しでも
皆さんに追いつけるように
なりたいと思っています

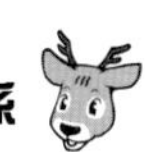

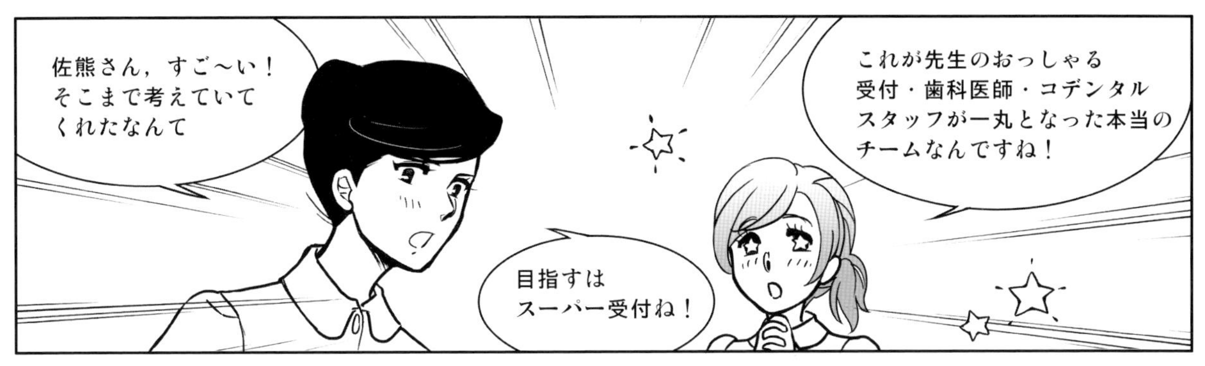
これが先生のおっしゃる
受付・歯科医師・コデンタル
スタッフが一丸となった本当の
チームなんですね！
佐熊さん，すご〜い！
そこまで考えていて
くれたなんて
目指すは
スーパー受付ね！

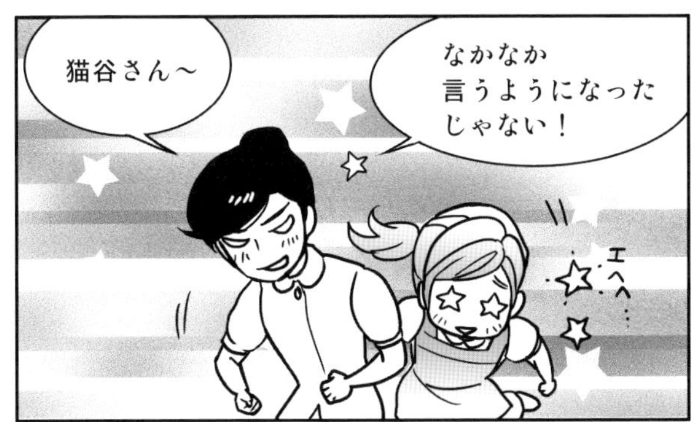
なかなか
言うようになった
じゃない！
猫谷さん〜
エヘヘ…

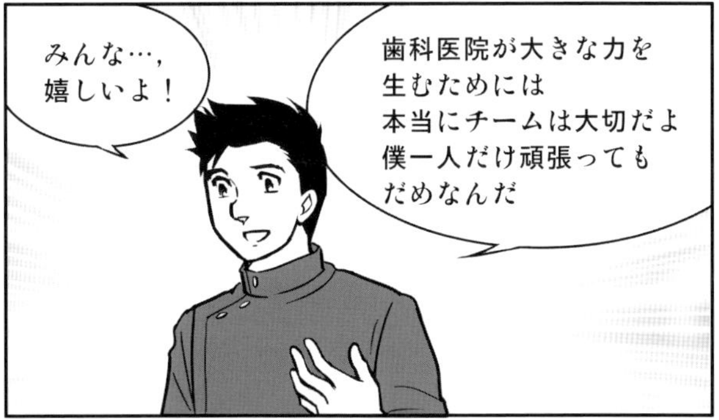
歯科医院が大きな力を
生むためには
本当にチームは大切だよ
僕一人だけ頑張っても
だめなんだ
みんな…,
嬉しいよ！

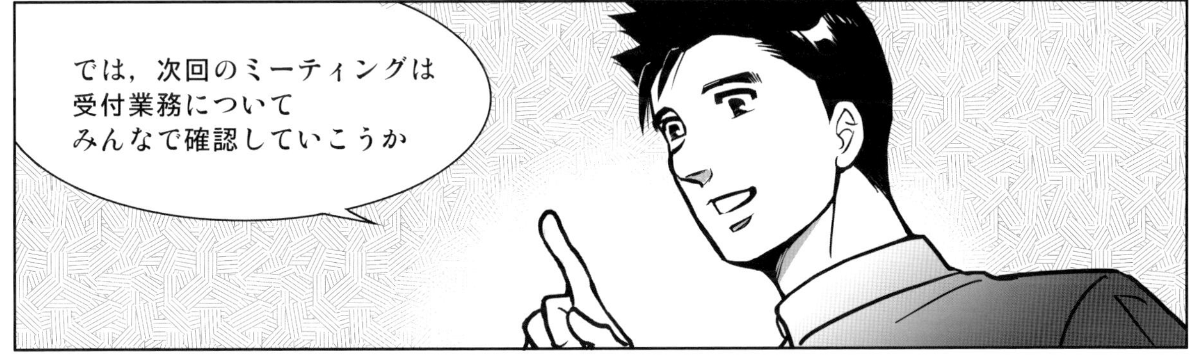
では，次回のミーティングは
受付業務について
みんなで確認していこうか

成功へのプロセス 10

知識の共有

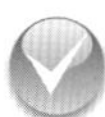

患者さんから信頼していただくためには，歯科医師，歯科衛生士だけでなく，受付・歯科助手・歯科技工士全員が治療の知識を共有しておく必要があります.

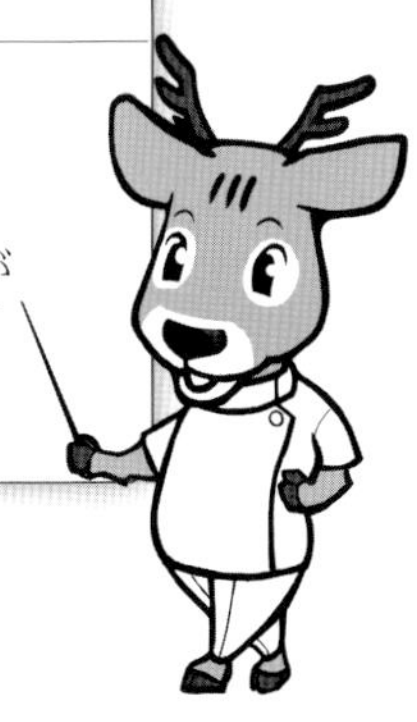

第7話 受付業務

受付の仕事の範囲はどこまででしょう？
単純に予約を取り，カルテを準備できれば良いのでしょうか？
受付で歯科医院の評価も大きく変わるのでは？

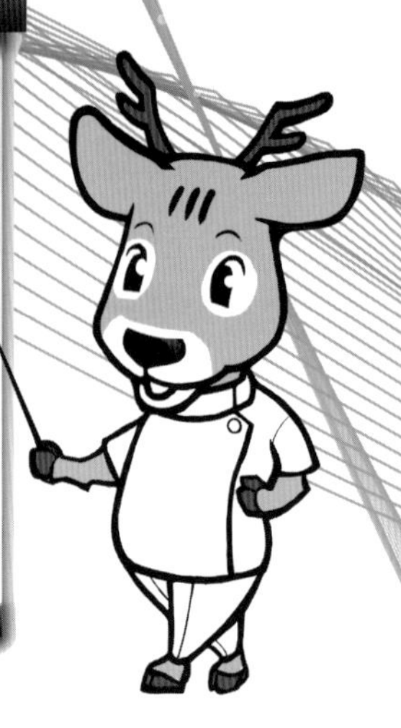

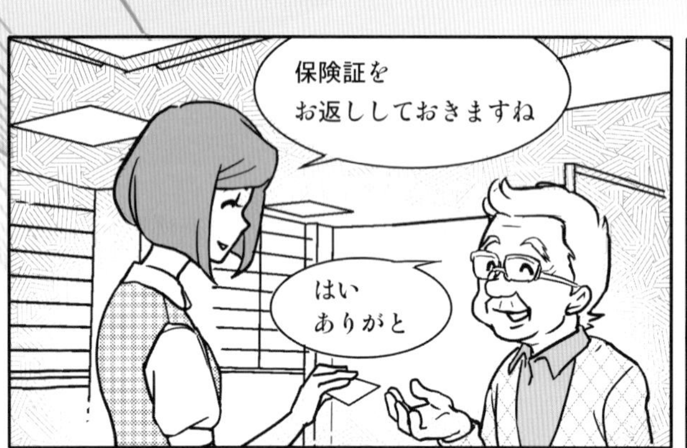
保険証を
お返ししておきますね
はい
ありがと

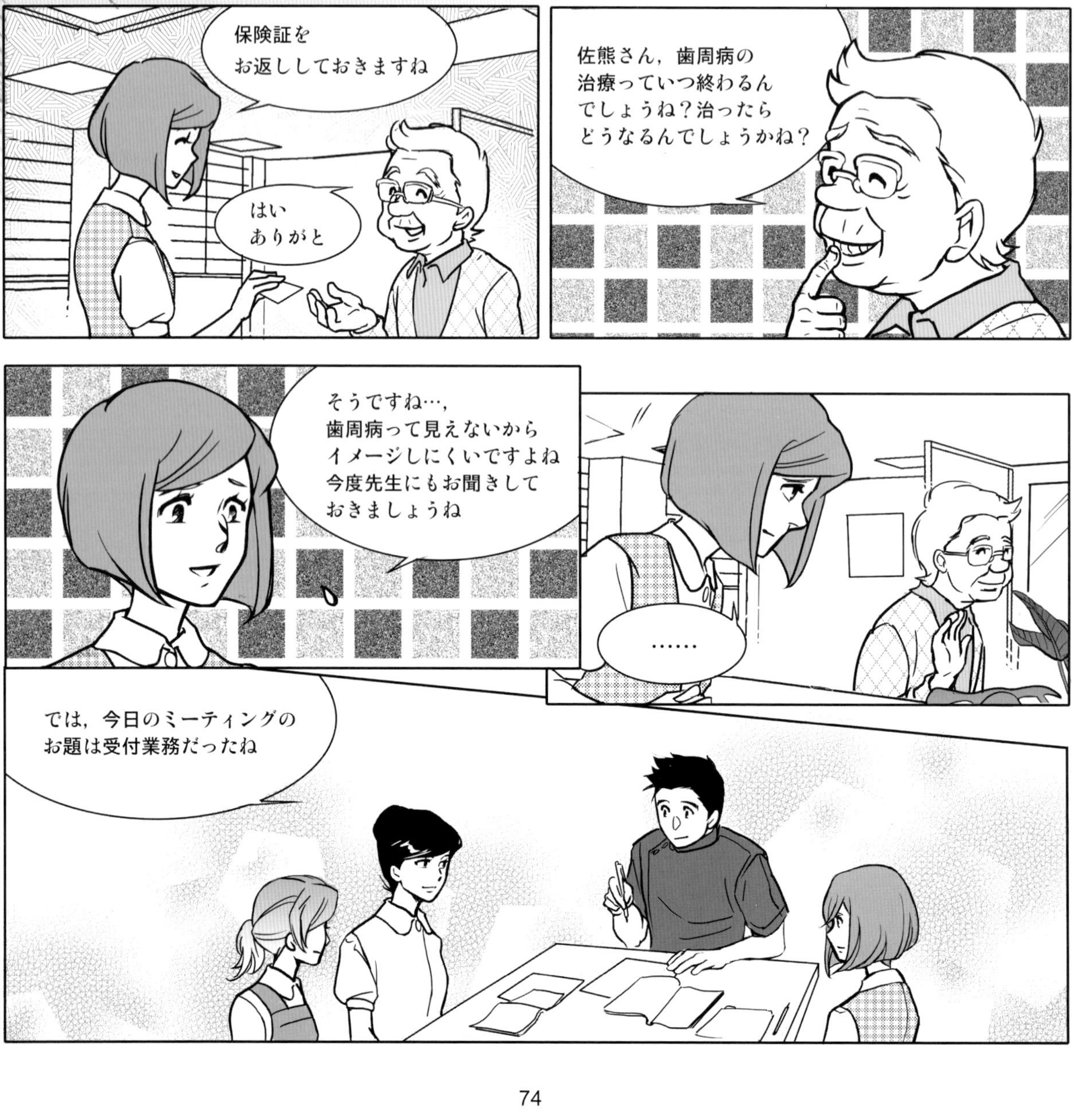

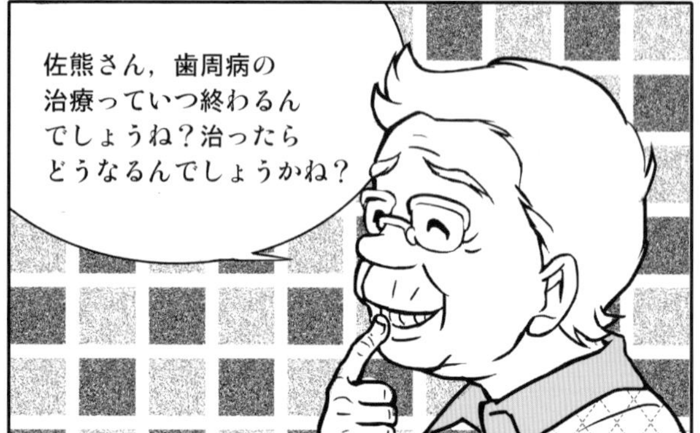
佐熊さん，歯周病の
治療っていつ終わるん
でしょうね？治ったら
どうなるんでしょうかね？

そうですね…，
歯周病って見えないから
イメージしにくいですよね
今度先生にもお聞きして
おきましょうね

……

では，今日のミーティングの
お題は受付業務だったね

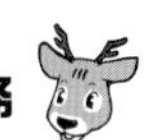

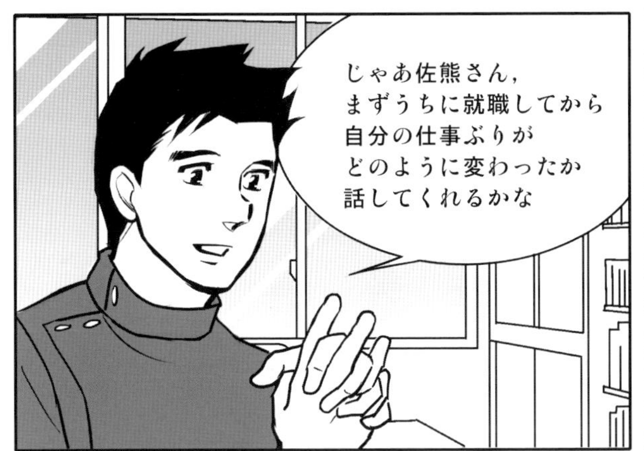
じゃあ佐熊さん，
まずうちに就職してから
自分の仕事ぶりが
どのように変わったか
話してくれるかな

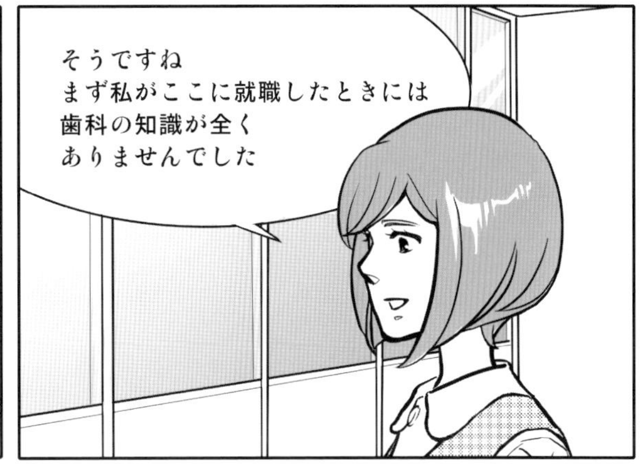
そうですね
まず私がここに就職したときには
歯科の知識が全く
ありませんでした

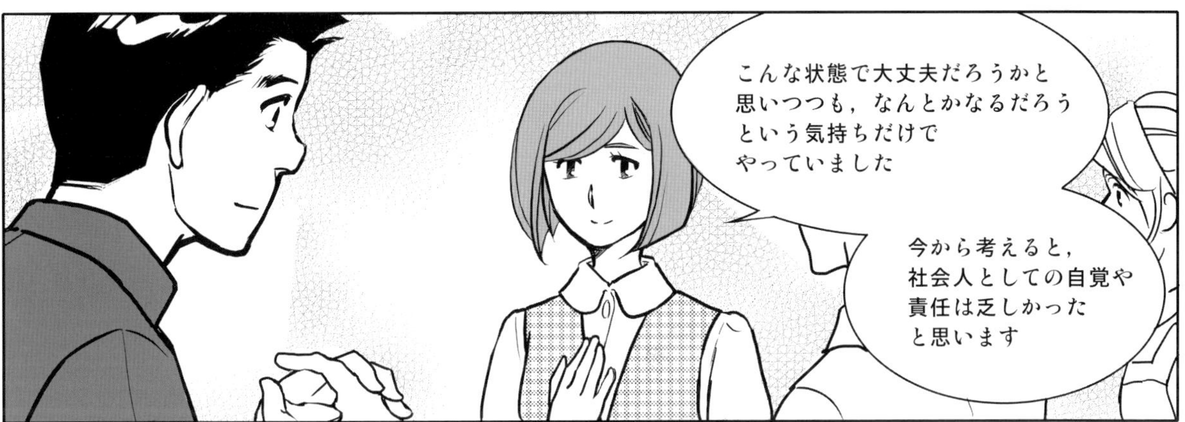
こんな状態で大丈夫だろうかと
思いつつも，なんとかなるだろう
という気持ちだけで
やっていました
今から考えると，
社会人としての自覚や
責任は乏しかった
と思います

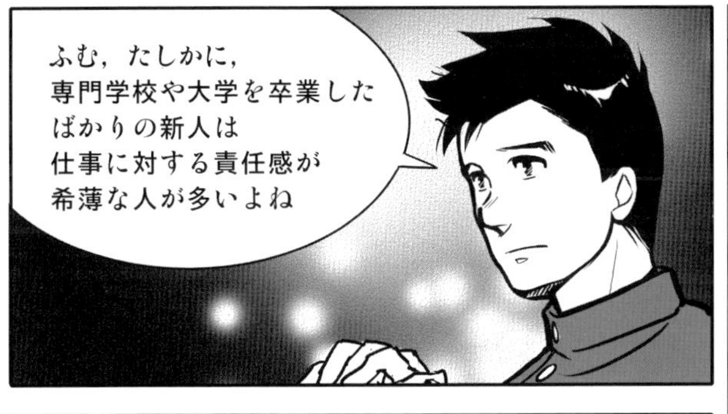
ふむ，たしかに，
専門学校や大学を卒業した
ばかりの新人は
仕事に対する責任感が
希薄な人が多いよね

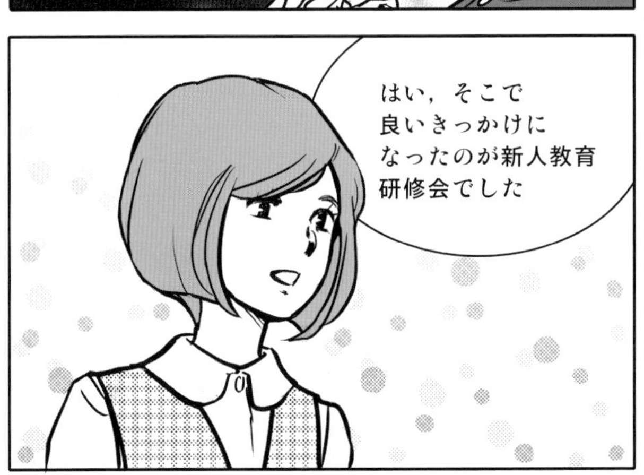
はい，そこで
良いきっかけに
なったのが新人教育
研修会でした

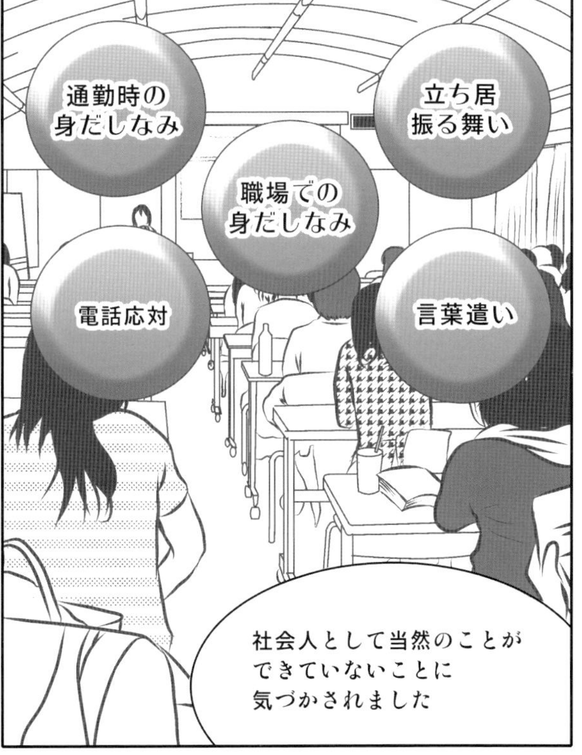
通勤時の
身だしなみ
立ち居
振る舞い
職場での
身だしなみ
電話応対
言葉遣い
社会人として当然のことが
できていないことに
気づかされました

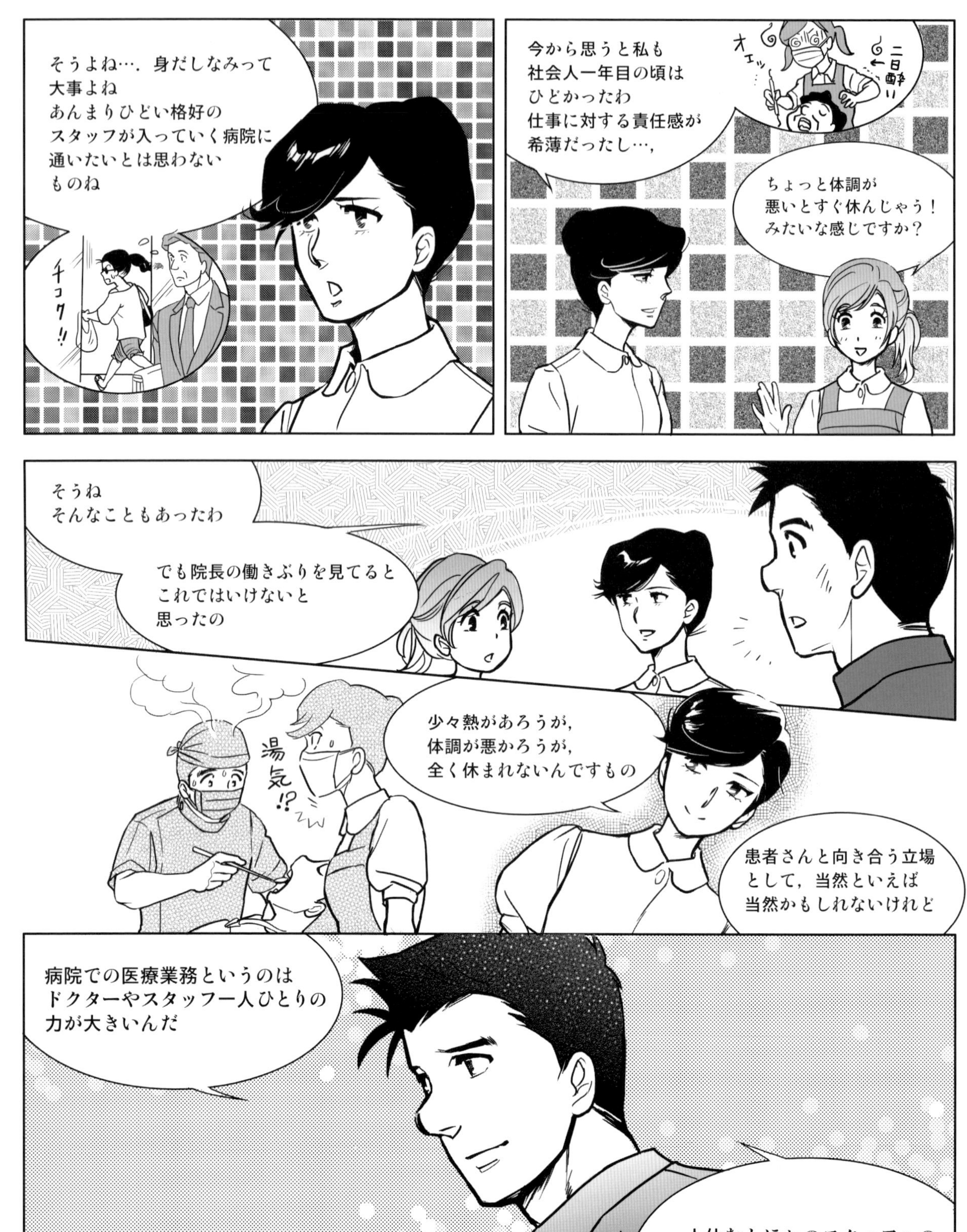
今から思うと私も
社会人一年目の頃は
ひどかったわ
仕事に対する責任感が
希薄だったし…,
オエッ
二日酔い
ちょっと体調が
悪いとすぐ休んじゃう！
みたいな感じですか？
そうよね…．身だしなみって
大事よね
あんまりひどい格好の
スタッフが入っていく病院に
通いたいとは思わない
ものね
チコク!!
そうね
そんなこともあったわ
でも院長の働きぶりを見てると
これではいけないと
思ったの
少々熱があろうが，
体調が悪かろうが，
全く休まれないんですもの
湯気!?
患者さんと向き合う立場
として，当然といえば
当然かもしれないけれど
病院での医療業務というのは
ドクターやスタッフ一人ひとりの
力が大きいんだ
一人休むとほかのスタッフへの
負担が大きいからね

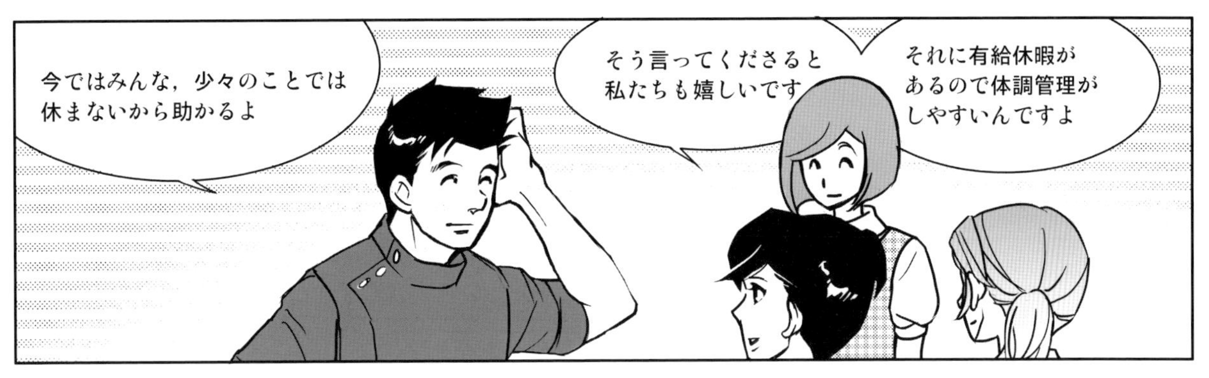
それに有給休暇が
あるので体調管理が
しやすいんですよ
そう言ってくださると
私たちも嬉しいです
今ではみんな，少々のことでは
休まないから助かるよ

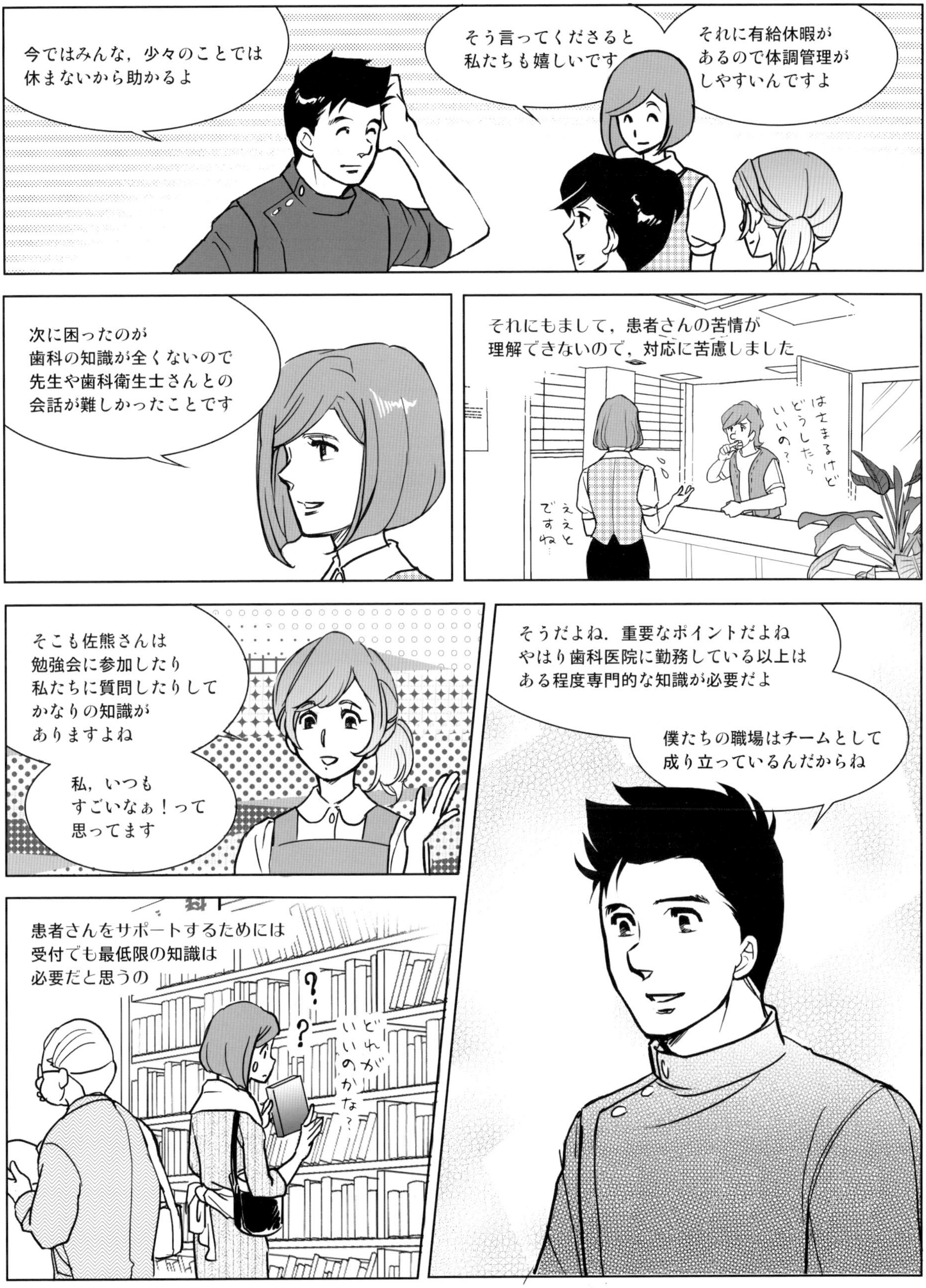

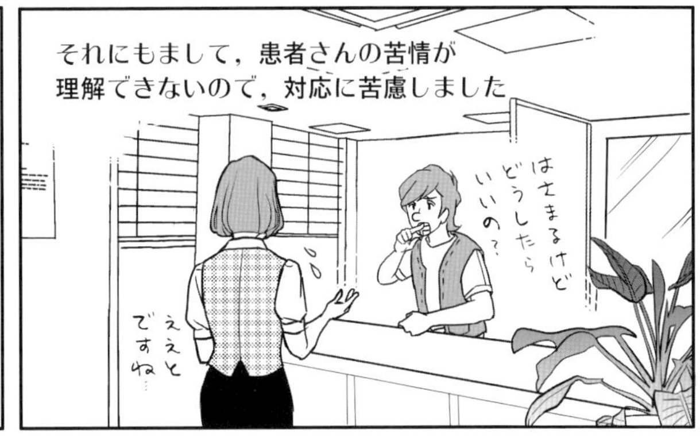
それにもまして，患者さんの苦情が
理解できないので，対応に苦慮しました
はさまるけど
どうしたら
いいの？
ええと
ですね…

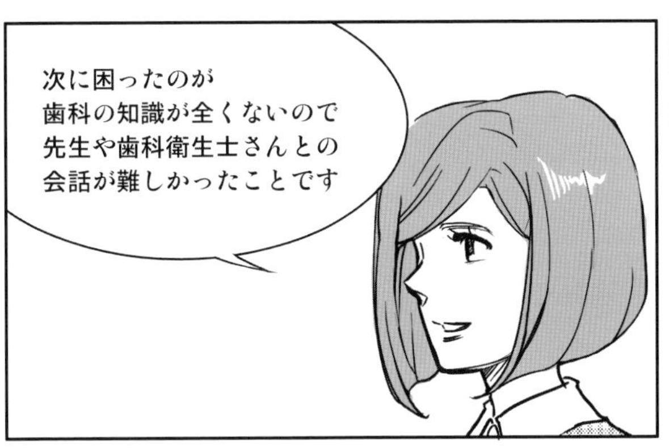
次に困ったのが
歯科の知識が全くないので
先生や歯科衛生士さんとの
会話が難しかったことです

そうだよね．重要なポイントだよね
やはり歯科医院に勤務している以上は
ある程度専門的な知識が必要だよ

僕たちの職場はチームとして
成り立っているんだからね

そこも佐熊さんは
勉強会に参加したり
私たちに質問したりして
かなりの知識が
ありますよね

私，いつも
すごいなぁ！って
思ってます

患者さんをサポートするためには
受付でも最低限の知識は
必要だと思うの

どれが
いいのかな？

成功へのプロセス 11

受付業務も専門知識を

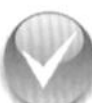
知識がなければただのお飾りと同じです．
知識があるからこそ，歯科医師・歯科衛生士と
コミュニケーションがとれ，チームの一員として
患者さんに十分な対応ができるのです．

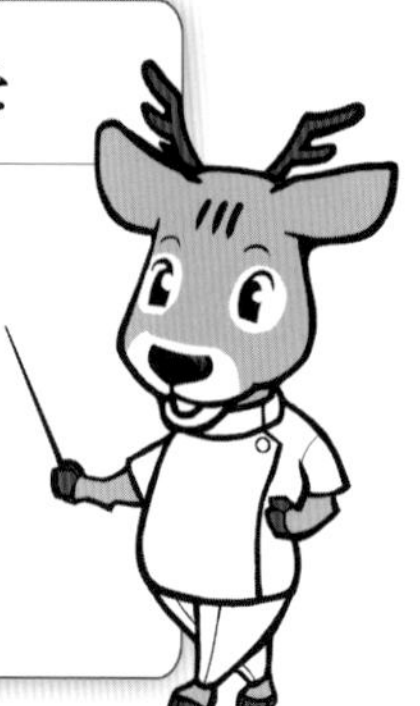

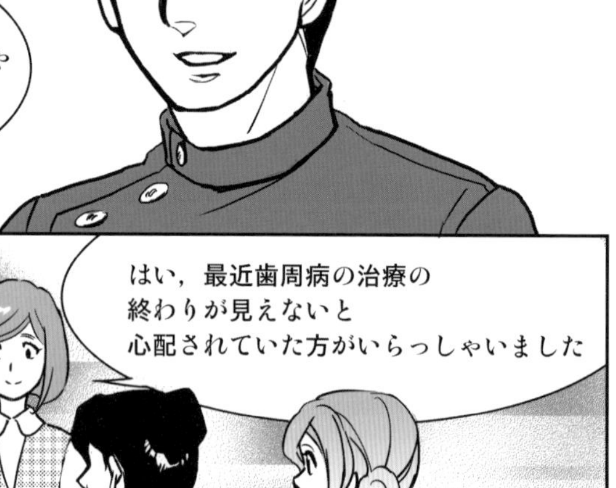
試行錯誤しながら，少しづつ受付業務の役割が変わってきてるよね
これは，みんなが仕事に責任をもって働いてくれている結果なんだ
医院はどんどん変わらなきゃいけないよね
では，次
最近受付として気になっていることはないかい？
はい，最近歯周病の治療の終わりが見えないと心配されていた方がいらっしゃいました

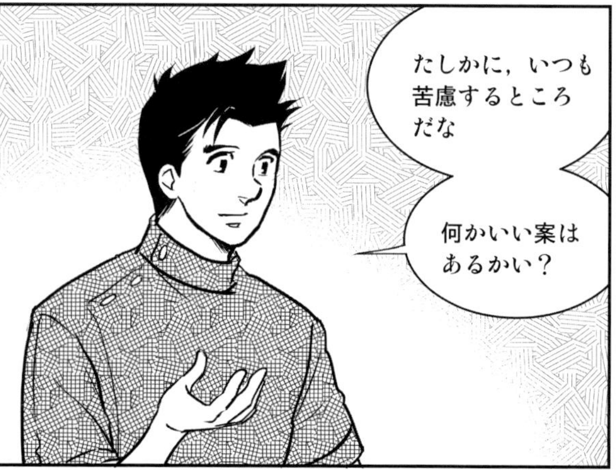
たしかに，いつも苦慮するところだな
何かいい案はあるかい？

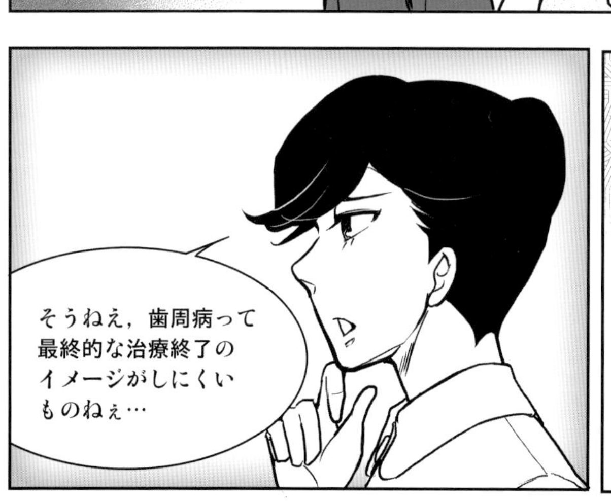
そうねえ，歯周病って最終的な治療終了のイメージがしにくいものねぇ…

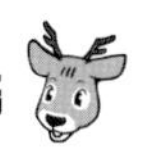

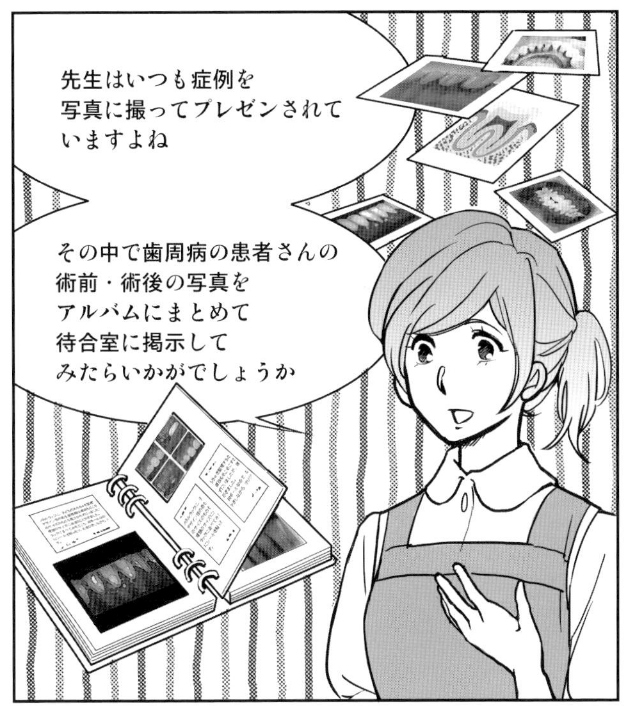
先生はいつも症例を
写真に撮ってプレゼンされて
いますよね
その中で歯周病の患者さんの
術前・術後の写真を
アルバムにまとめて
待合室に掲示して
みたらいかがでしょうか

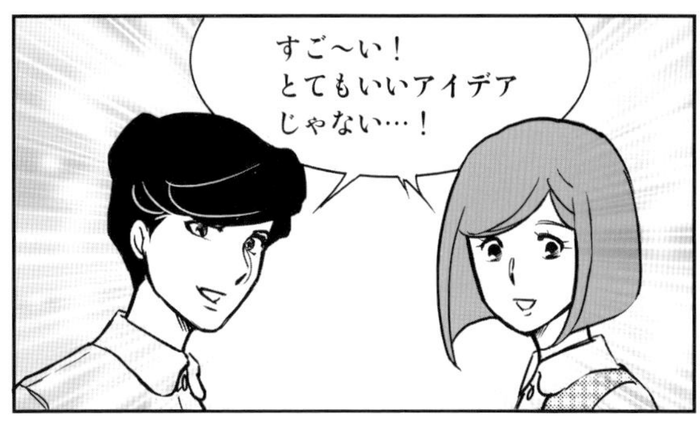
すご〜い！
とてもいいアイデア
じゃない…！

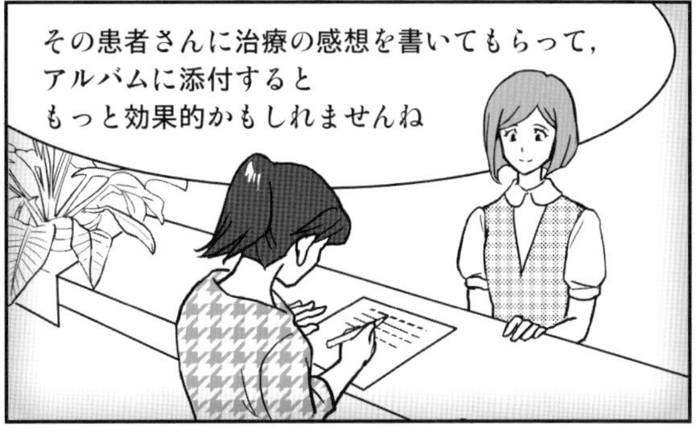
その患者さんに治療の感想を書いてもらって，
アルバムに添付すると
もっと効果的かもしれませんね

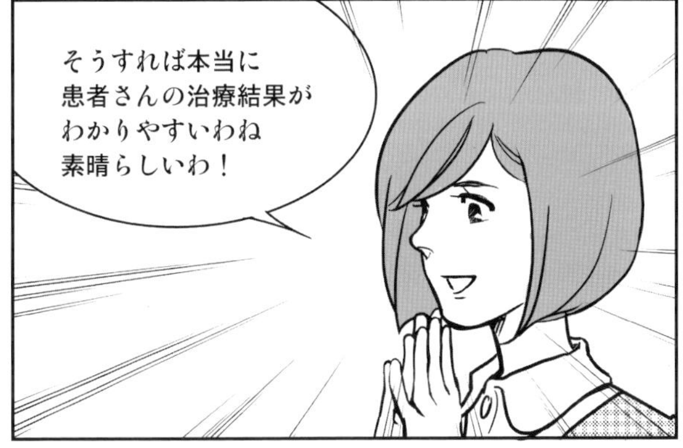
そうすれば本当に
患者さんの治療結果が
わかりやすいわね
素晴らしいわ！

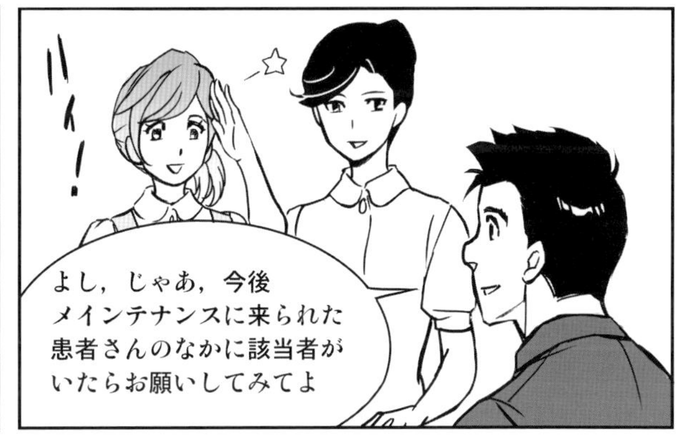
ハイ！
よし，じゃあ，今後
メインテナンスに来られた
患者さんのなかに該当者が
いたらお願いしてみてよ

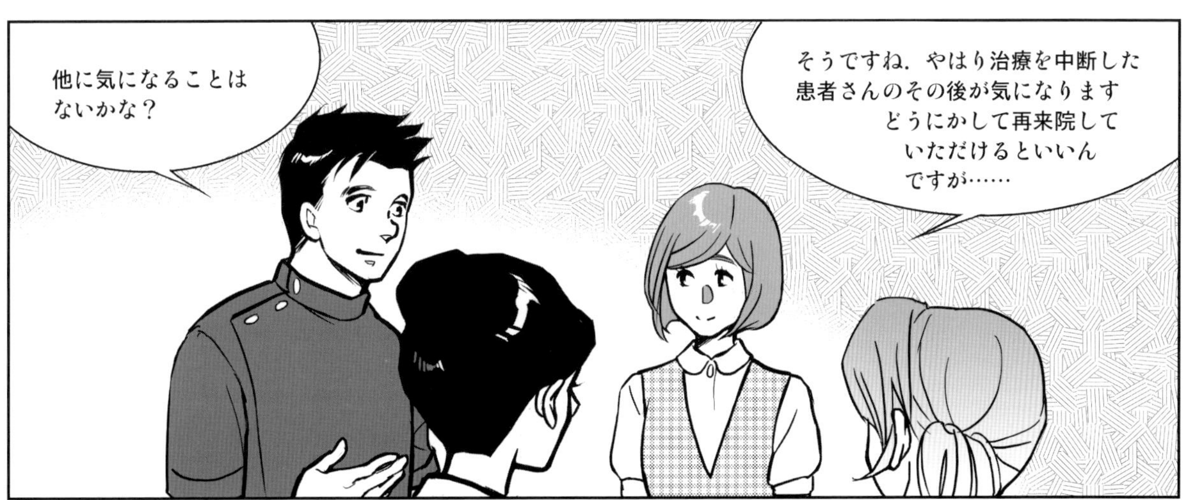
他に気になることは
ないかな？
そうですね．やはり治療を中断した
患者さんのその後が気になります
どうにかして再来院して
いただけるといいんん
ですが……

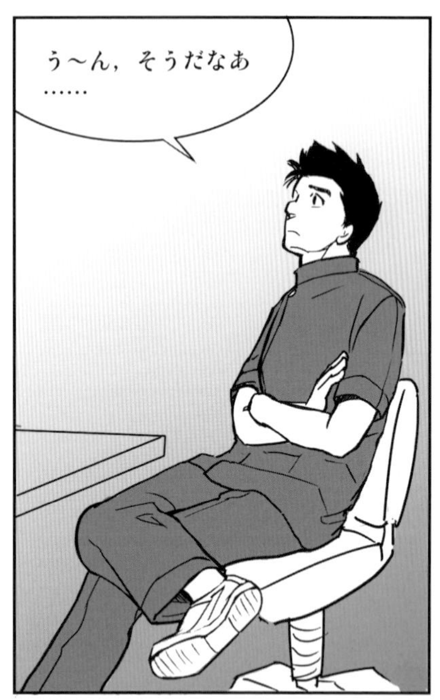
う～ん，そうだなあ
……

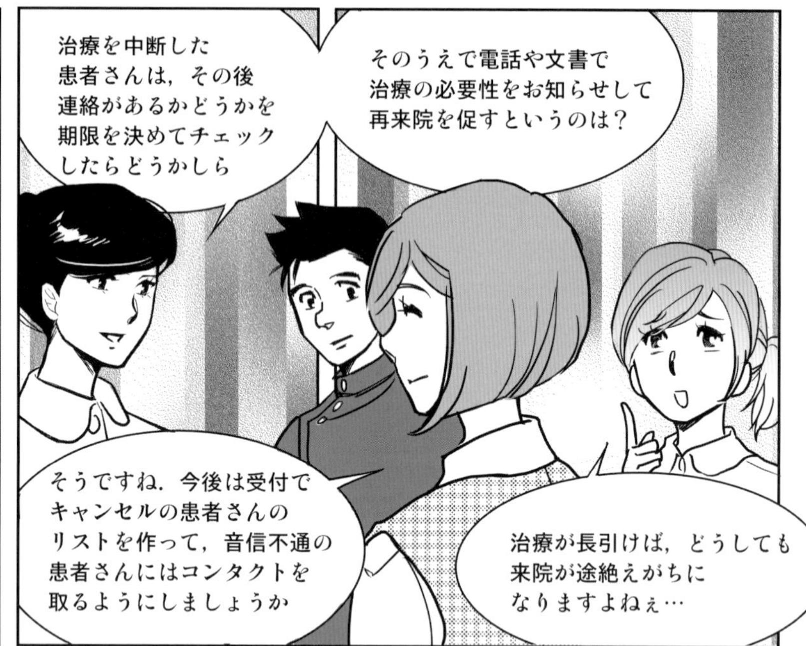
治療を中断した
患者さんは，その後
連絡があるかどうかを
期限を決めてチェック
したらどうかしら
そのうえで電話や文書で
治療の必要性をお知らせして
再来院を促すというのは？
そうですね．今後は受付で
キャンセルの患者さんの
リストを作って，音信不通の
患者さんにはコンタクトを
取るようにしましょうか
治療が長引けば，どうしても
来院が途絶えがちに
なりますよねぇ…

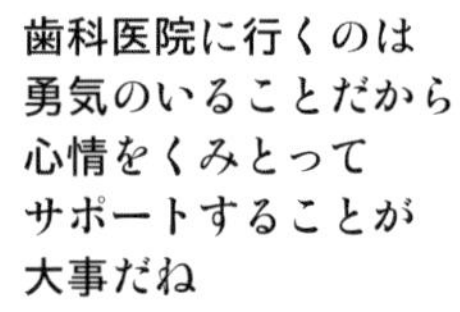
歯科医院に行くのは
勇気のいることだから，
心情をくみとって
サポートすることが
大事だね

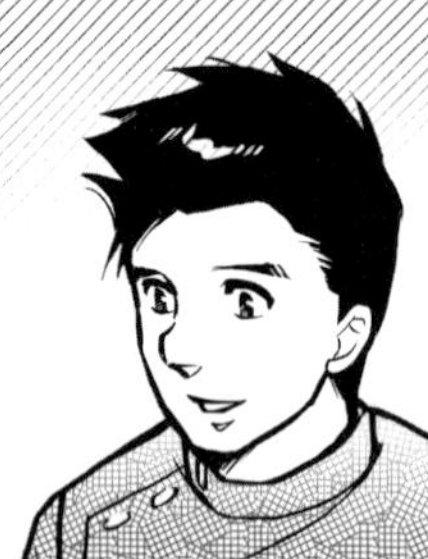

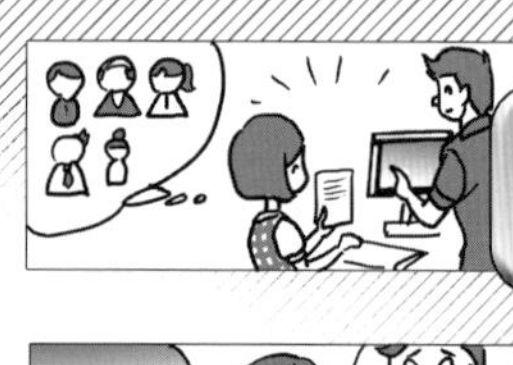

治療を中断した患者さんの
リスト作成

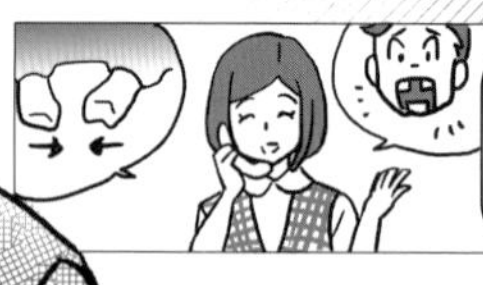

電話・はがきで治療の必要性を
説明し，再来院を促す

成功へのプロセス 12

来院状況の把握

受付は治療を中断した患者さんを把握し，再受診をしていただくようにサポートしましょう．

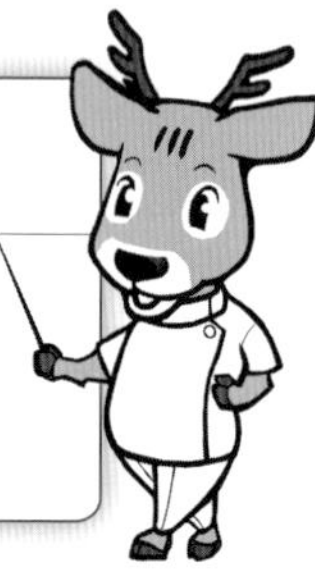

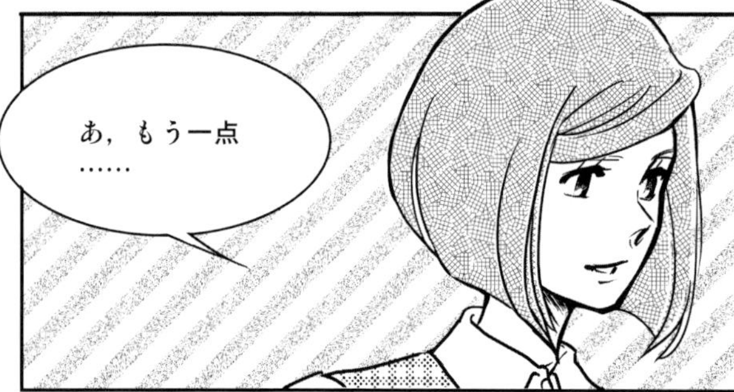
あ，もう一点
……
受付に限ったことではないんですが
院内全体で何か失敗したときに
同じ失敗を繰り返さないように
する必要があると思うんです

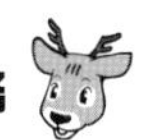

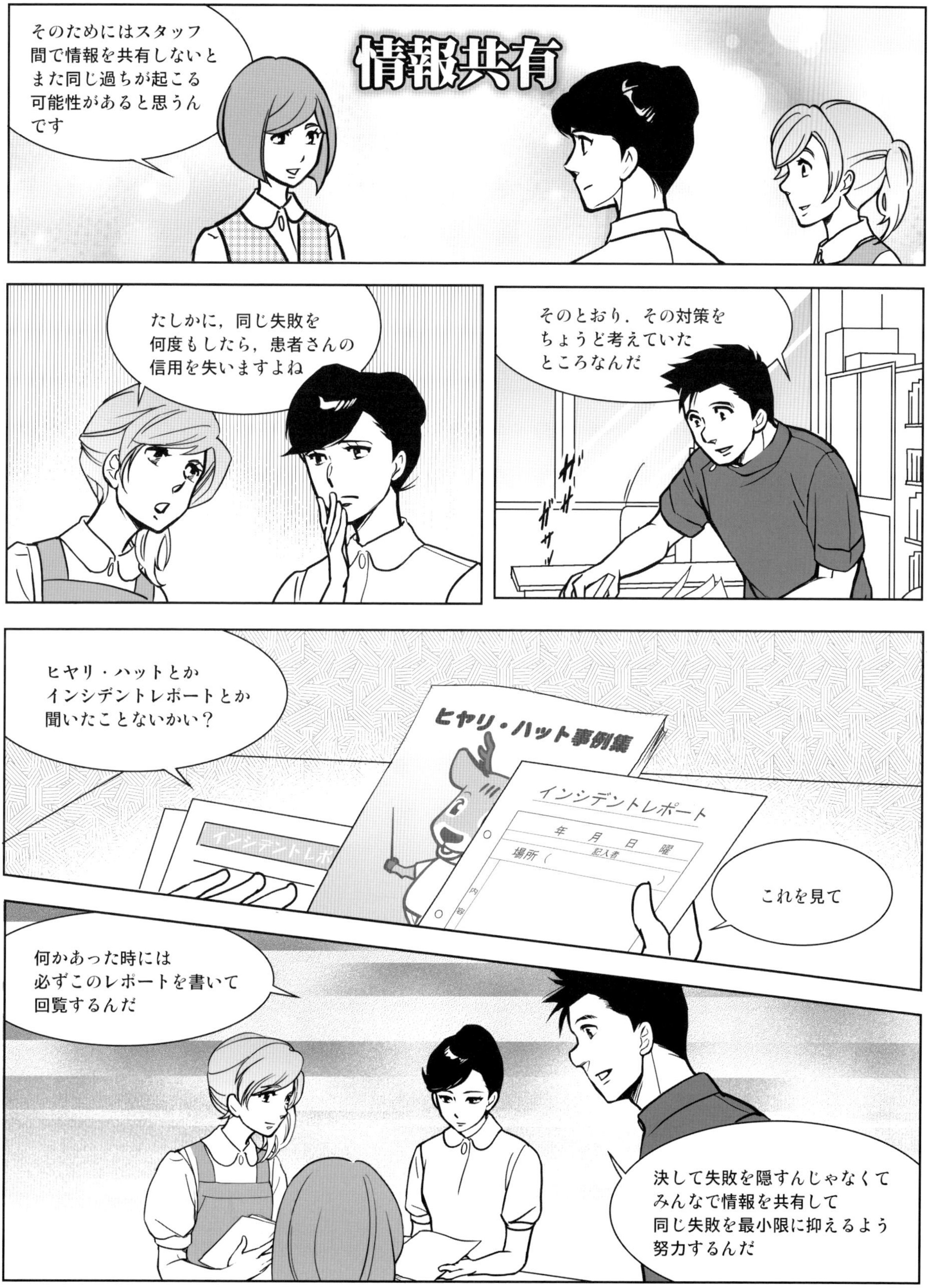

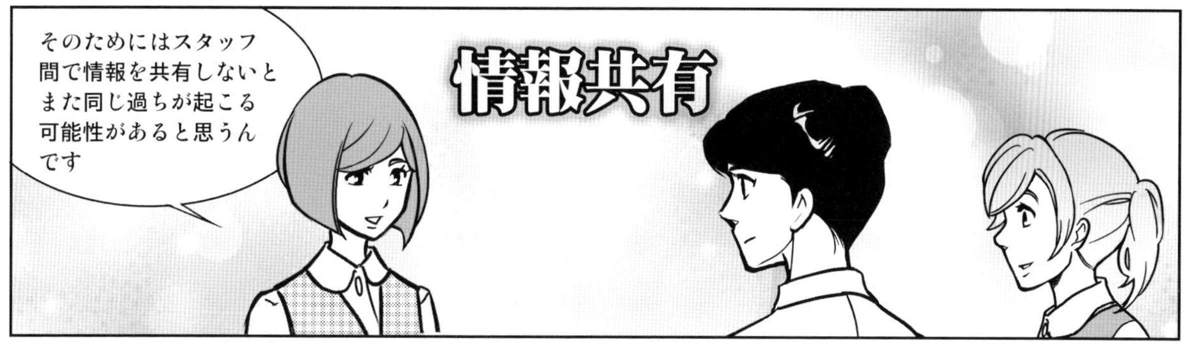
そのためにはスタッフ間で情報を共有しないとまた同じ過ちが起こる可能性があると思うんです
情報共有

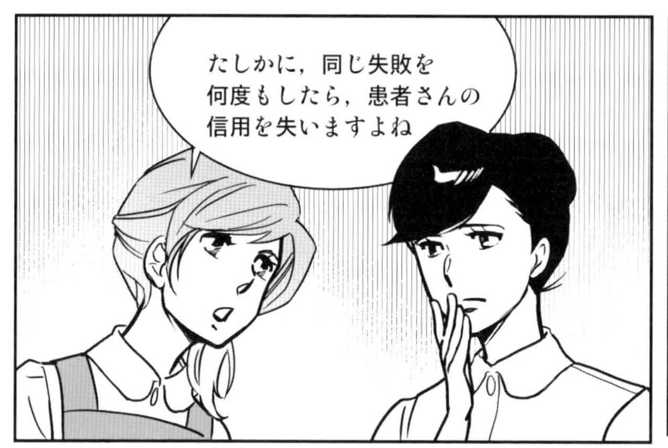
たしかに，同じ失敗を何度もしたら，患者さんの信用を失いますよね

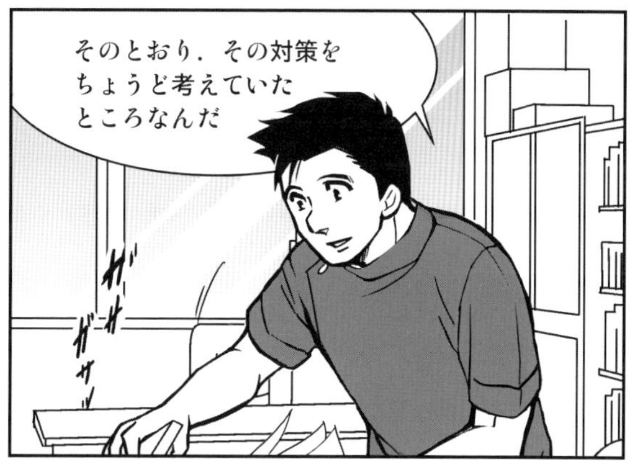
そのとおり．その対策をちょうど考えていたところなんだ
ガサ
ガサ

ヒヤリ・ハットとかインシデントレポートとか聞いたことないかい？

ヒヤリ・ハット事例集

インシデントレポート

年　月　日　曜

記入者

場所（　　　）

内容

インシデントレポ

これを見て

何かあった時には必ずこのレポートを書いて回覧するんだ

決して失敗を隠すんじゃなくてみんなで情報を共有して同じ失敗を最小限に抑えるよう努力するんだ

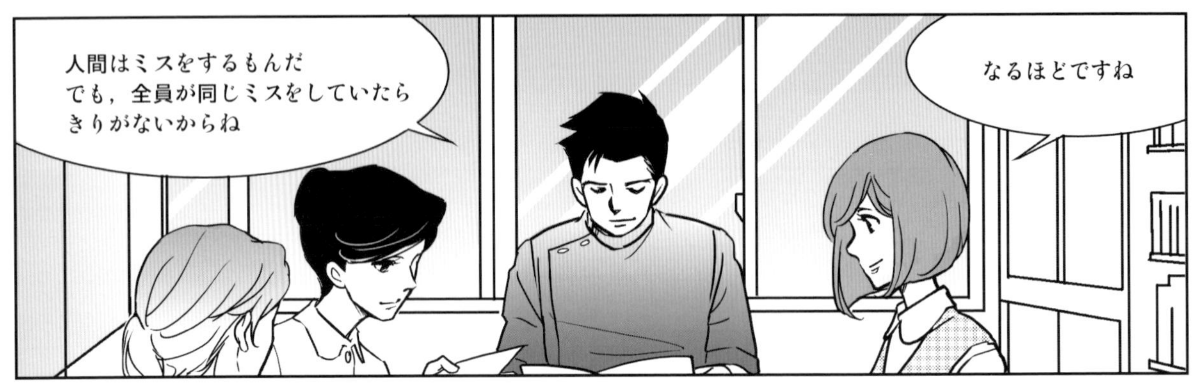
人間はミスをするもんだ
でも，全員が同じミスをしていたら
きりがないからね
なるほどですね

成功へのプロセス 13

インシデントレポートの作成

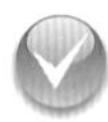

・失敗の情報を共有することで再発の防止につながります．
・患者さんに安心した医療を提供することができます．

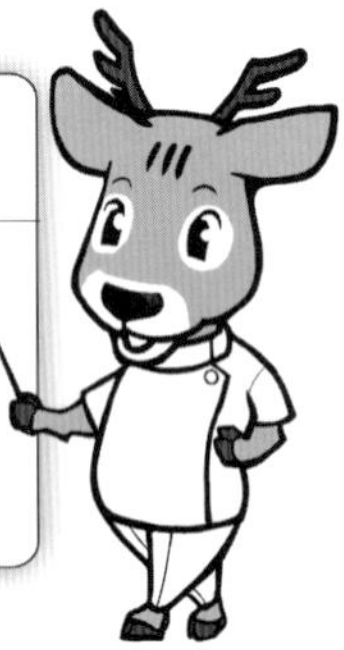

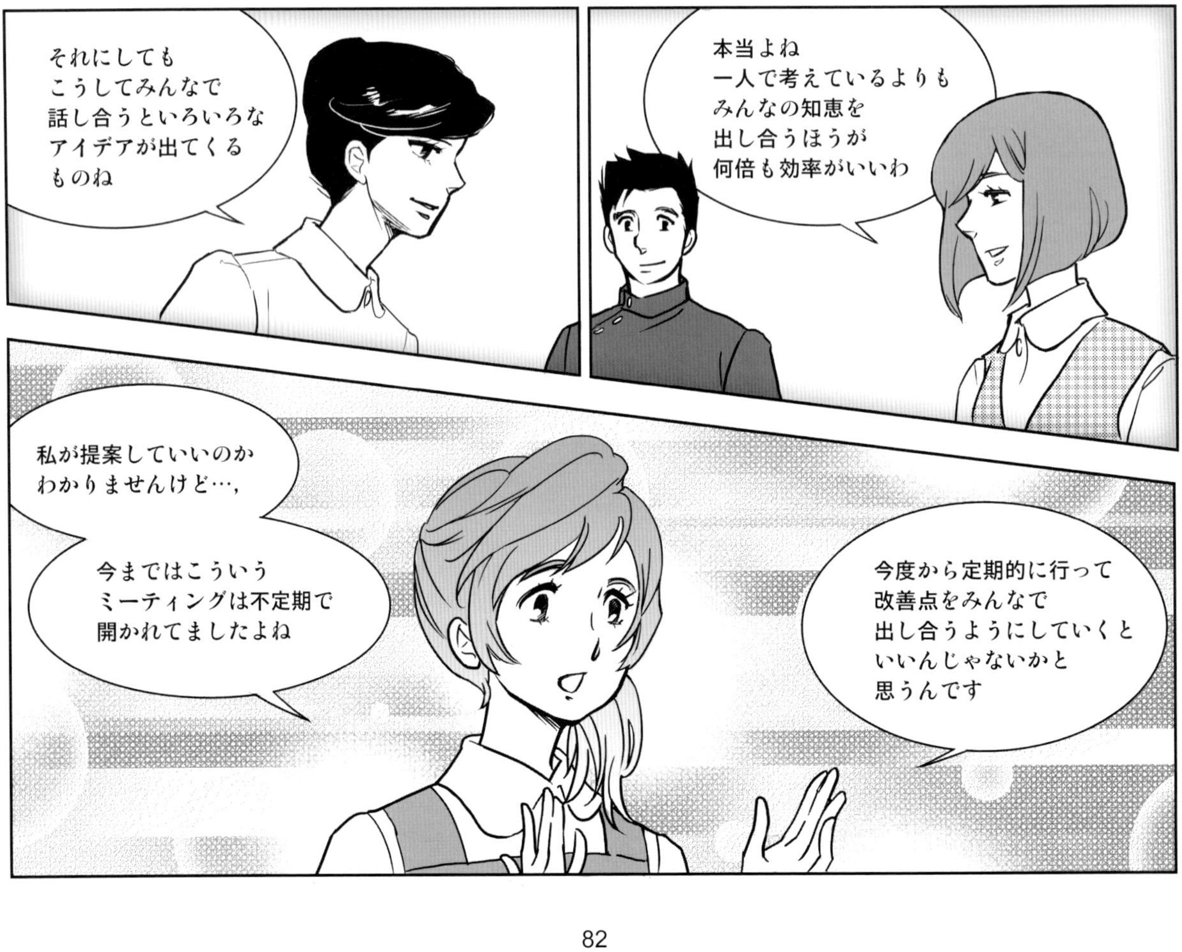

それにしても
こうしてみんなで
話し合うといろいろな
アイデアが出てくる
ものね

本当よね
一人で考えているよりも
みんなの知恵を
出し合うほうが
何倍も効率がいいわ

私が提案していいのか
わかりませんけど…，

今まではこういう
ミーティングは不定期で
開かれてましたよね

今度から定期的に行って
改善点をみんなで
出し合うようにしていくと
いいんじゃないかと
思うんです

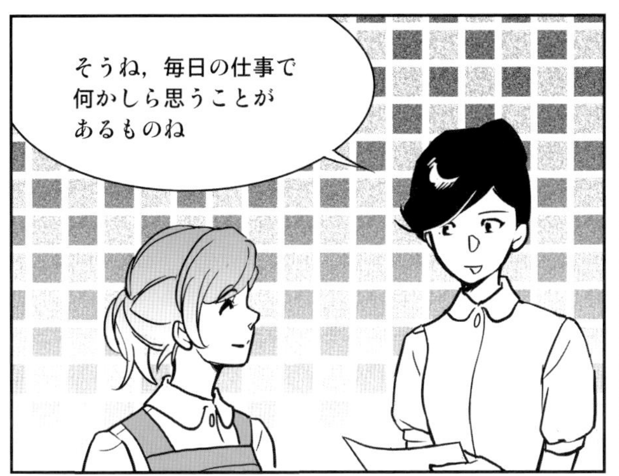
そうね，毎日の仕事で
何かしら思うことが
あるものね

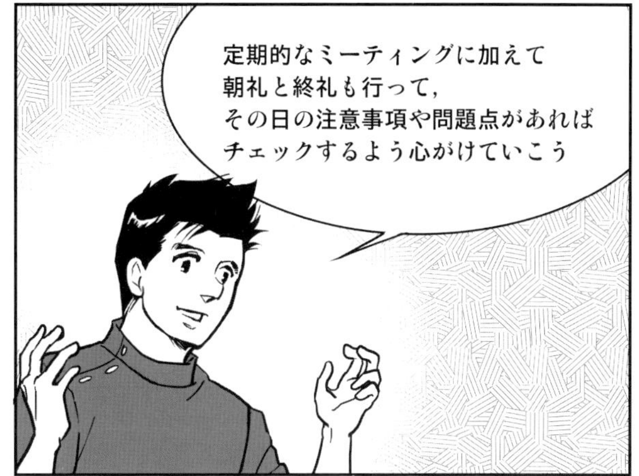
定期的なミーティングに加えて
朝礼と終礼も行って，
その日の注意事項や問題点があれば
チェックするよう心がけていこう

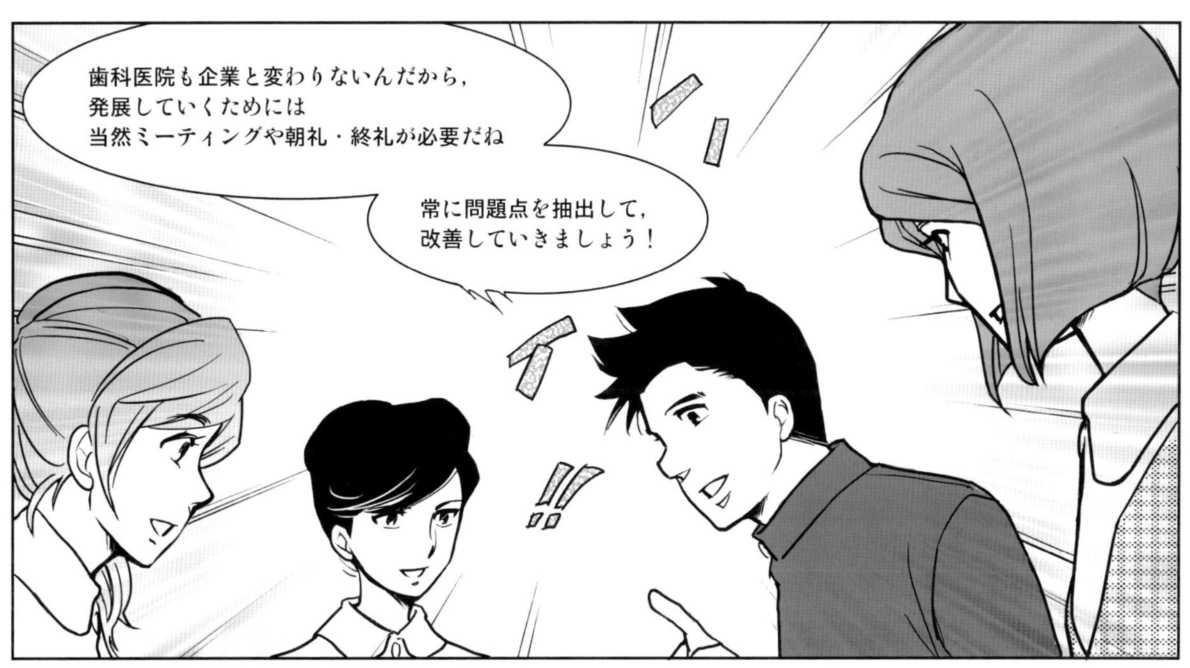
歯科医院も企業と変わりないんだから，
発展していくためには
当然ミーティングや朝礼・終礼が必要だね
常に問題点を抽出して，
改善していきましょう！

成功へのプロセス 14

問題点の抽出

毎月，毎週，毎日，院内の問題点を抽出し，即座に対応していくことが患者さんとの信頼関係を維持するために最低限必要なのではないでしょうか．

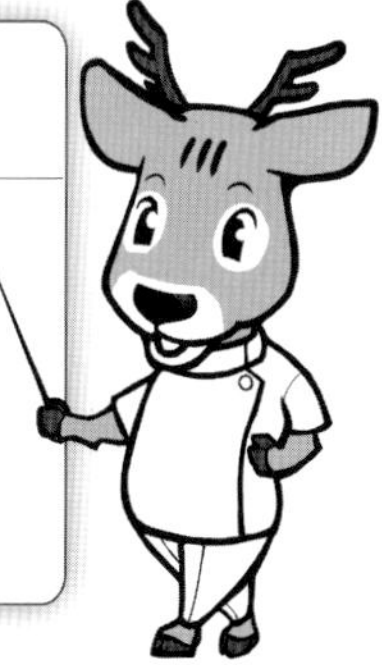

第8話 戦　略

院長からスタッフ一同まで患者さんの来院動機を把握しているでしょうか？また、決算報告会は毎年ありますか？そこから歯科医院の長所・短所がみえてきますよ.

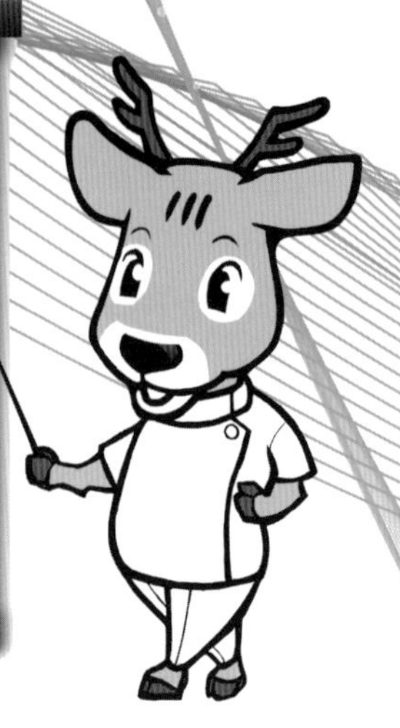

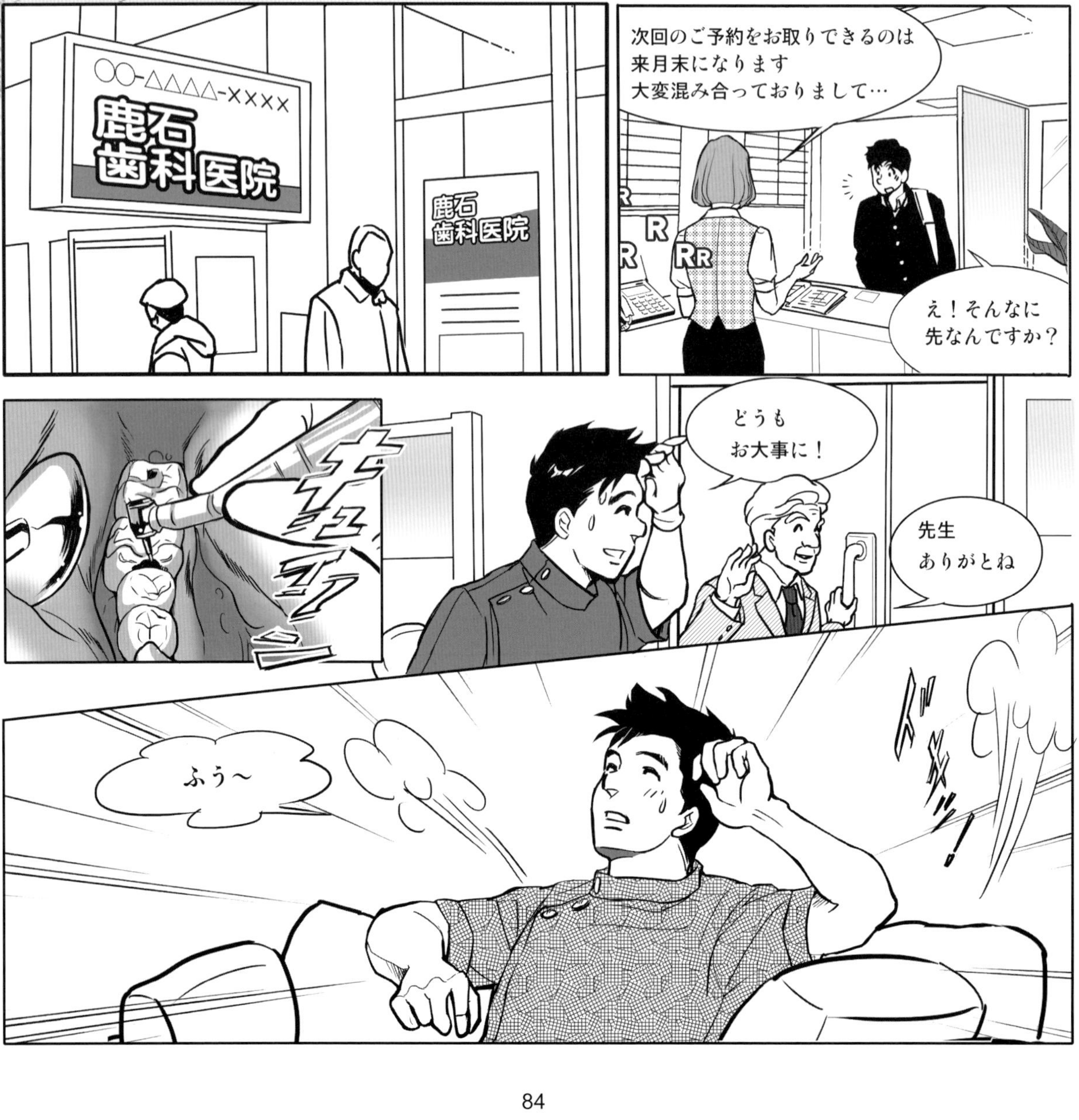

○○-△△△△-××××
鹿石
歯科医院
鹿石
歯科医院
次回のご予約をお取りできるのは
来月末になります
大変混み合っておりまして…
え！そんなに
先なんですか？
キュイーン
どうも
お大事に！
先生
ありがとね
ふう〜
ドッ

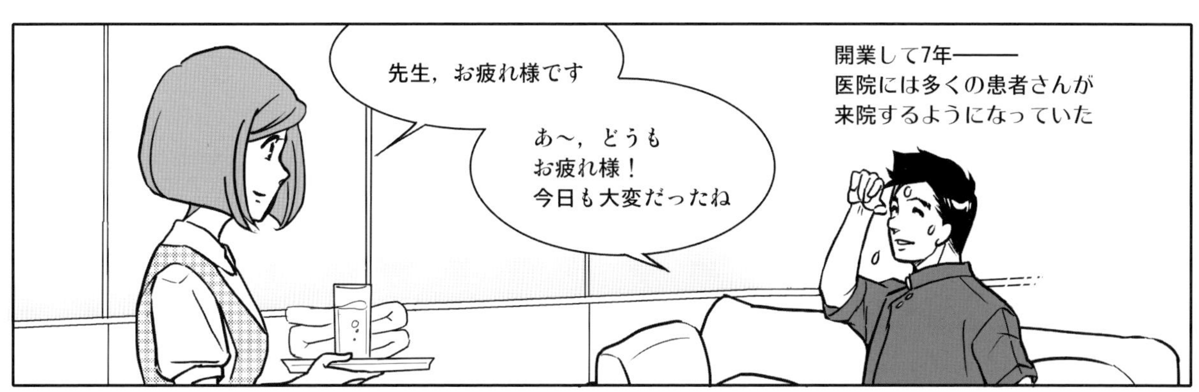
開業して7年———
医院には多くの患者さんが
来院するようになっていた
先生，お疲れ様です
あ～，どうも
お疲れ様！
今日も大変だったね

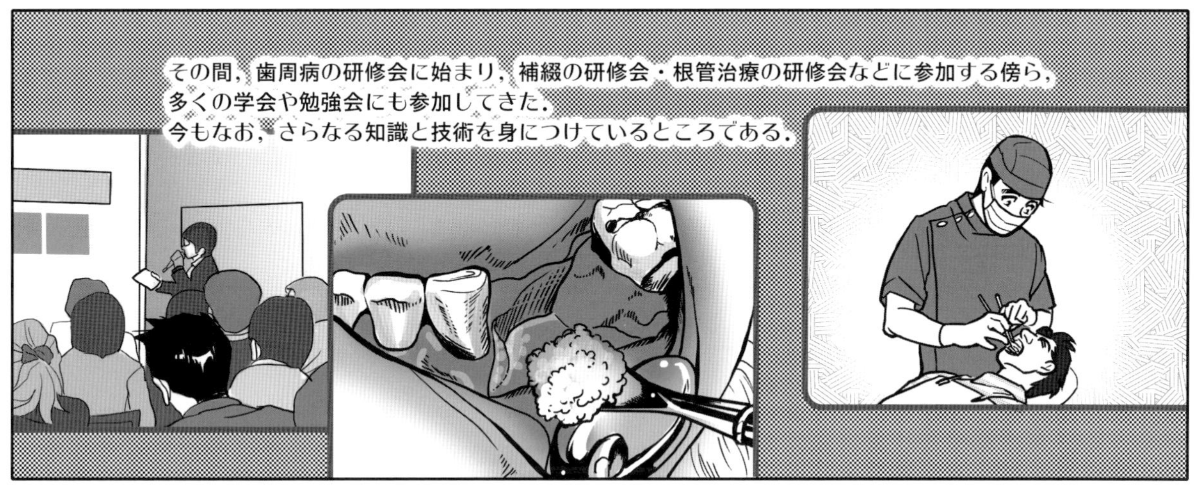
その間，歯周病の研修会に始まり，補綴の研修会・根管治療の研修会などに参加する傍ら，
多くの学会や勉強会にも参加してきた．
今もなお，さらなる知識と技術を身につけているところである．

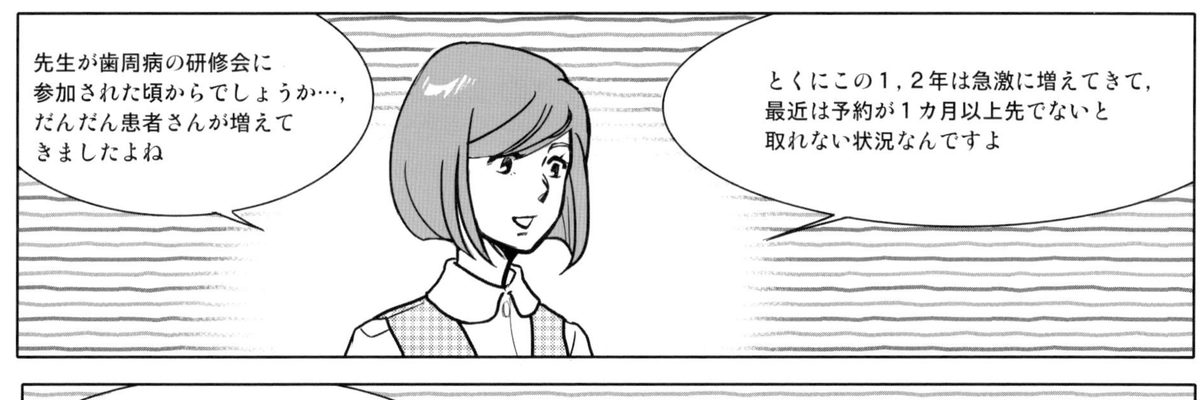
先生が歯周病の研修会に
参加された頃からでしょうか…，
だんだん患者さんが増えて
きましたよね
とくにこの1，2年は急激に増えてきて，
最近は予約が1カ月以上先でないと
取れない状況なんですよ

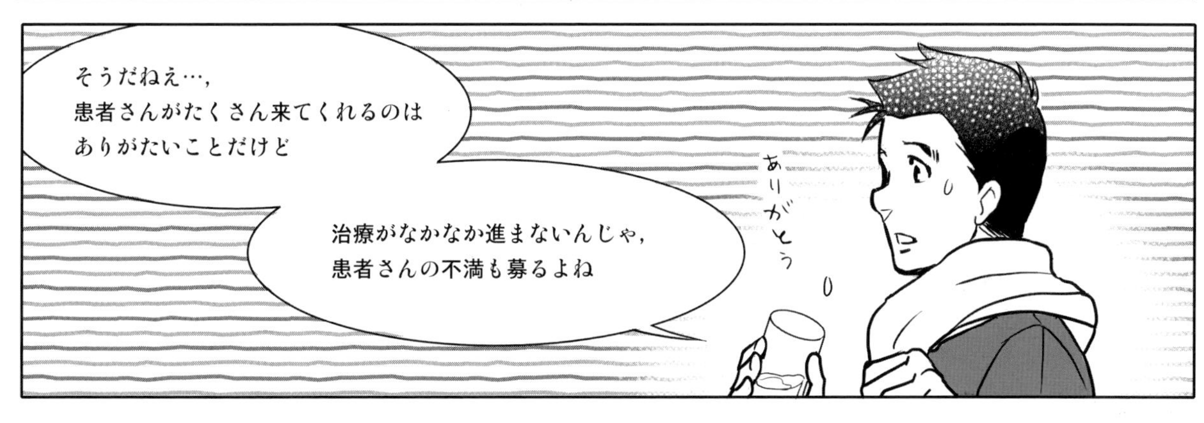
そうだねえ…，
患者さんがたくさん来てくれるのは
ありがたいことだけど
治療がなかなか進まないんじゃ，
患者さんの不満も募るよね
ありがとう

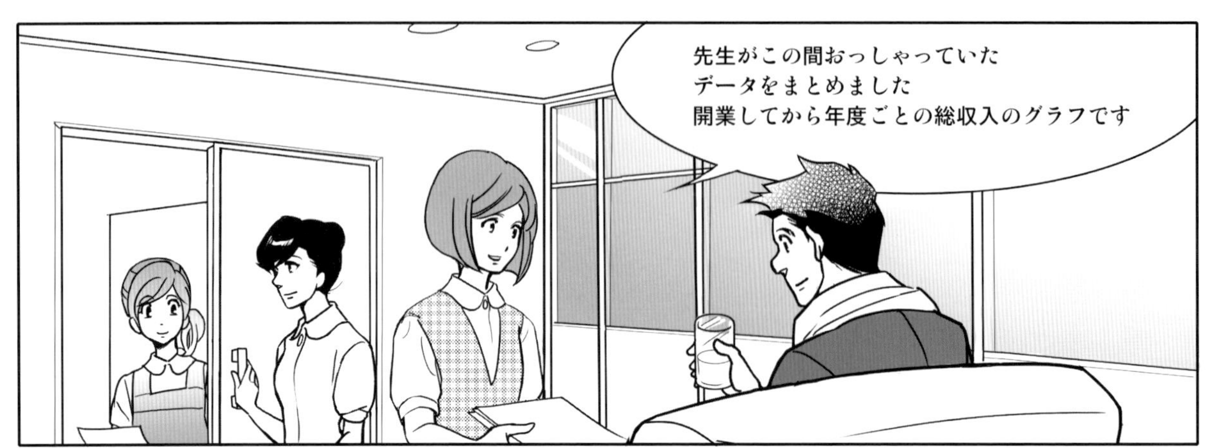
先生がこの間おっしゃっていた
データをまとめました
開業してから年度ごとの総収入のグラフです

鹿石歯科医院
年度別総収入

先生が費やされている研修費も
年々増えていますね

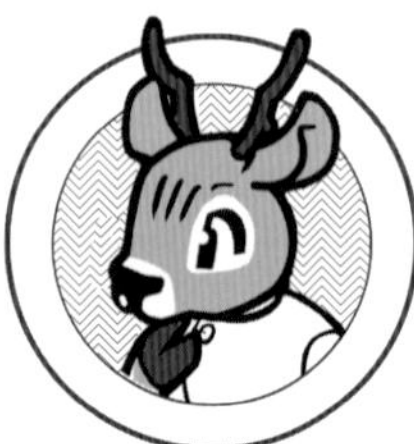

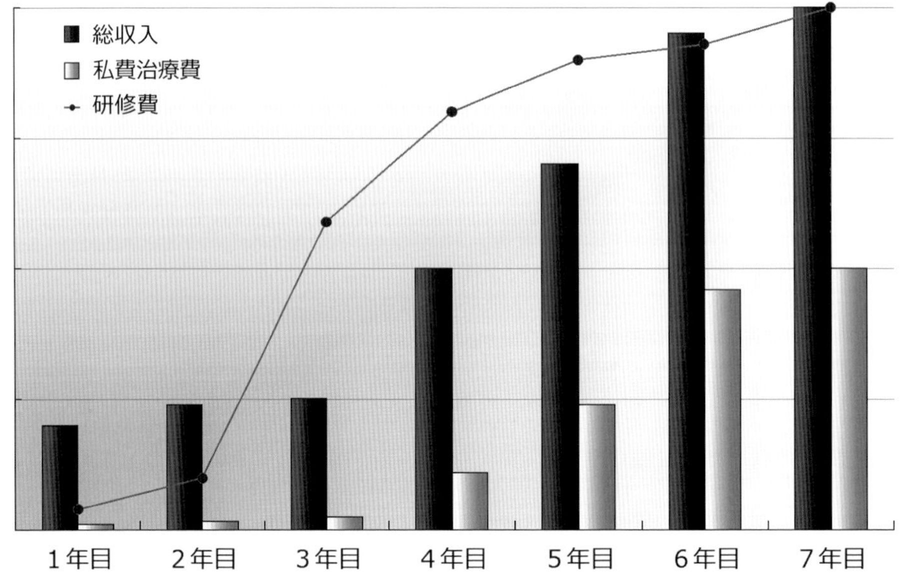
総収入
私費治療費
研修費
1年目
2年目
3年目
4年目
5年目
6年目
7年目

開業３年目に研修会に行かれて，
その１年後からすごい伸びに
なっています

当初ほとんどなかった私費治療が
いまでは50%くらい占めているんですね

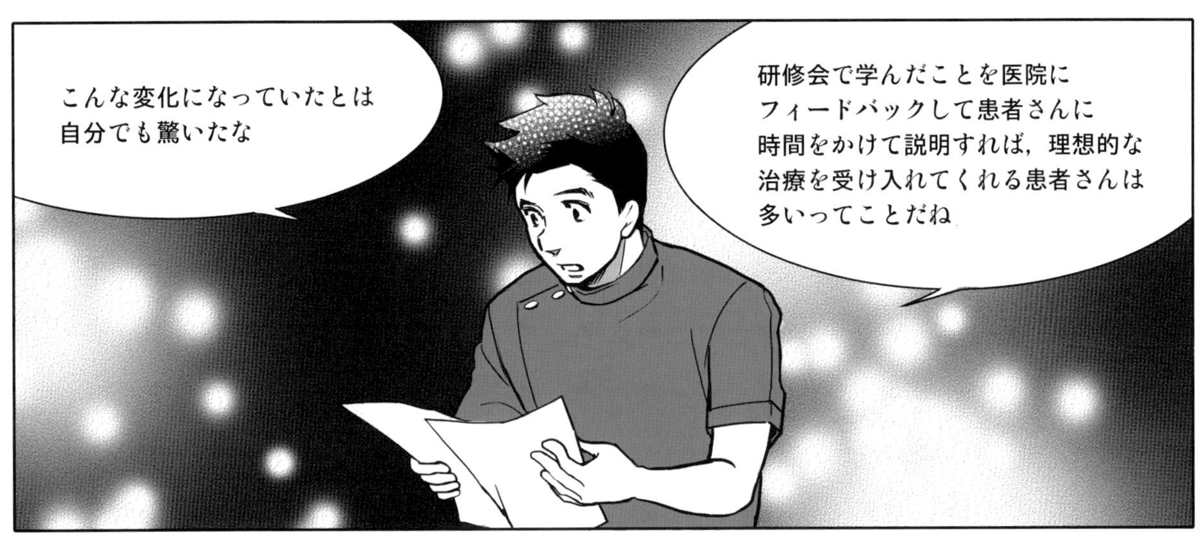
研修会で学んだことを医院に
フィードバックして患者さんに
時間をかけて説明すれば，理想的な
治療を受け入れてくれる患者さんは
多いってことだね
こんな変化になっていたとは
自分でも驚いたな

成功へのプロセス 15　人生常に勉強

人生常に勉強です．医療者も常に勉強しなければ
時代のニーズに対応することはできません．
研修会に行って学んだことは，そのなかから取捨選択を行い，
必要と感じた部分は実践・継続し成熟させなければなりません．
さもなくば，研修費はドブに捨てたも同然です．

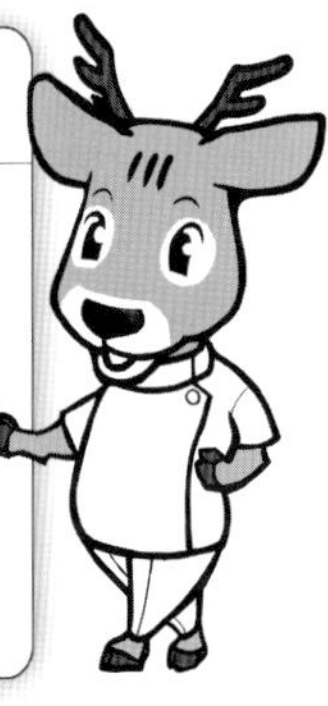

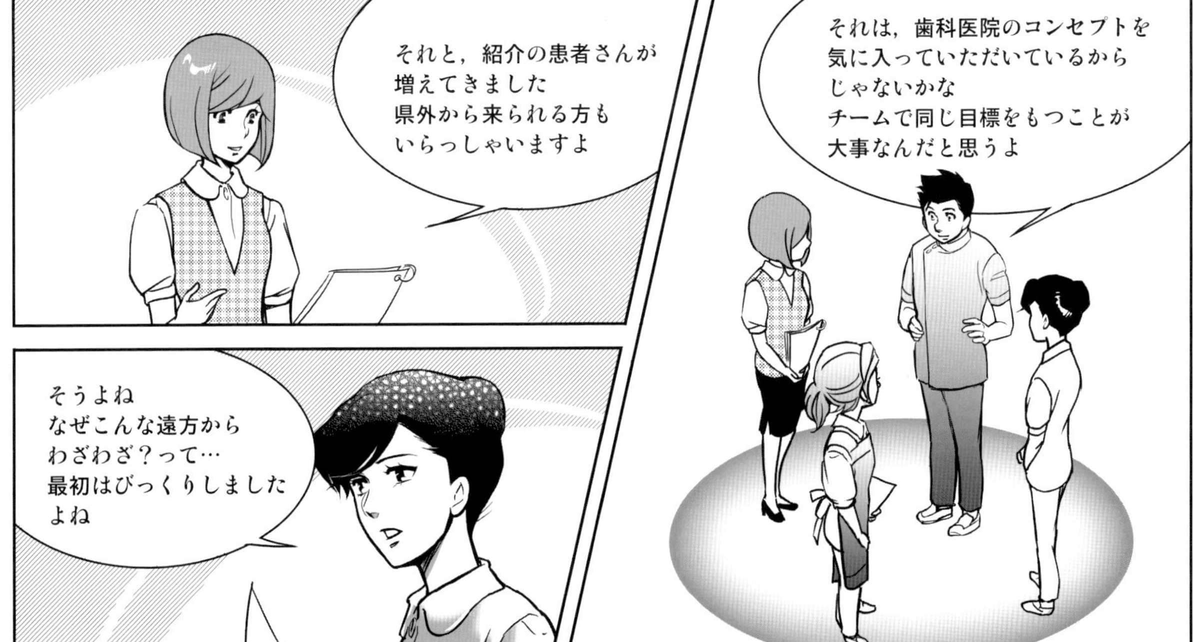
それは，歯科医院のコンセプトを
気に入っていただいているから
じゃないかな
チームで同じ目標をもつことが
大事なんだと思うよ
それと，紹介の患者さんが
増えてきました
県外から来られる方も
いらっしゃいますよ
そうよね
なぜこんな遠方から
わざわざ？って…
最初はびっくりしました
よね

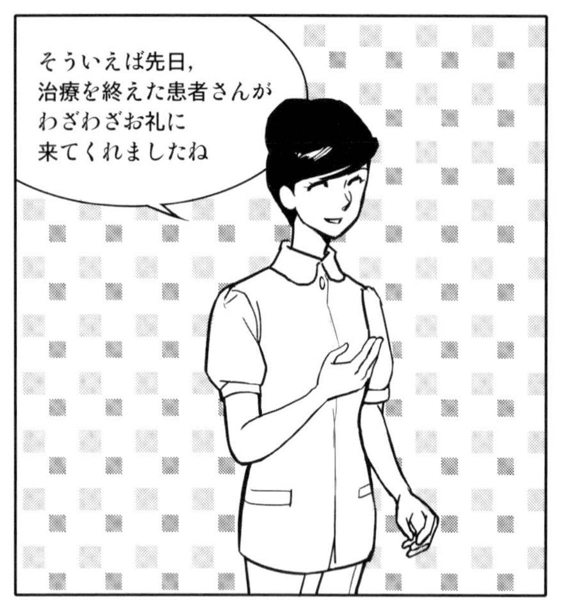
そういえば先日，
治療を終えた患者さんが
わざわざお礼に
来てくれましたね

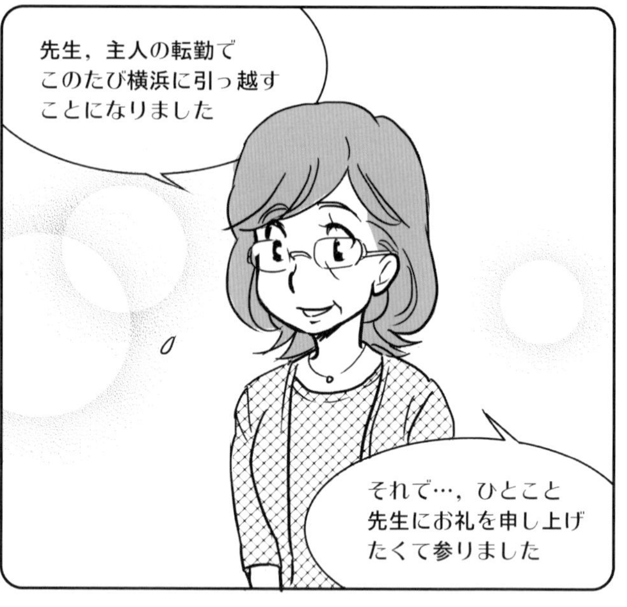
先生，主人の転勤で
このたび横浜に引っ越す
ことになりました
それで…，ひとこと
先生にお礼を申し上げ
たくて参りました

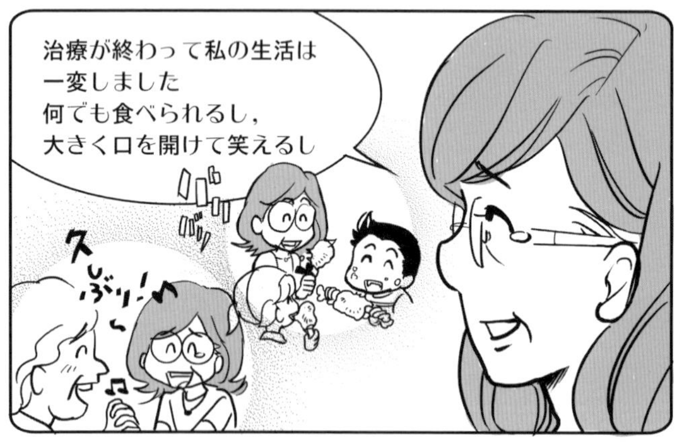
治療が終わって私の生活は
一変しました
何でも食べられるし，
大きく口を開けて笑えるし
久しぶり!

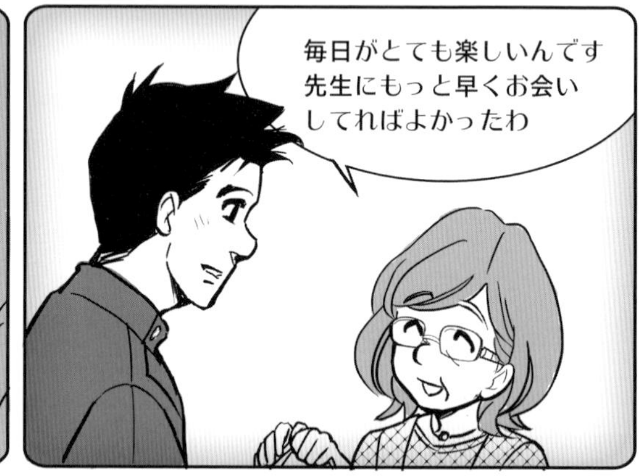
毎日がとても楽しいんです
先生にもっと早くお会い
してればよかったわ

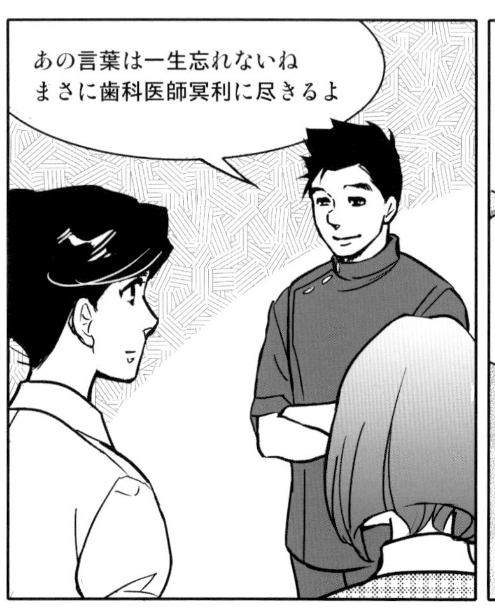
あの言葉は一生忘れないね
まさに歯科医師冥利に尽きるよ

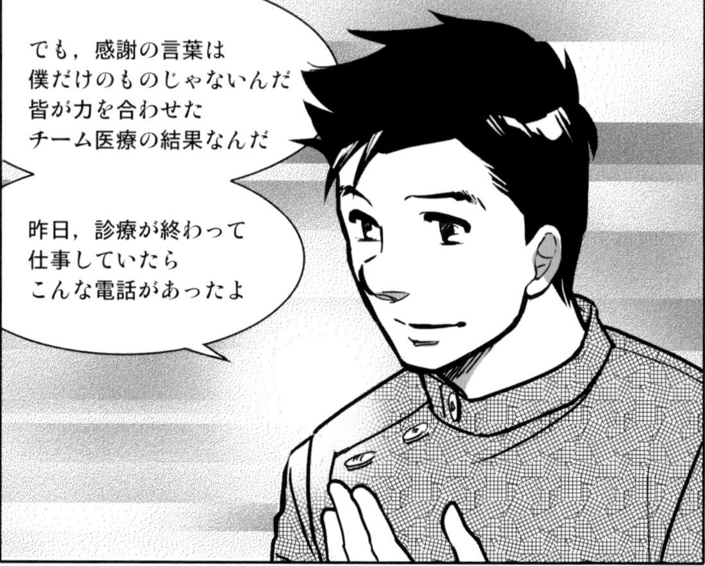
でも，感謝の言葉は
僕だけのものじゃないんだ
皆が力を合わせた
チーム医療の結果なんだ
昨日，診療が終わって
仕事していたら
こんな電話があったよ

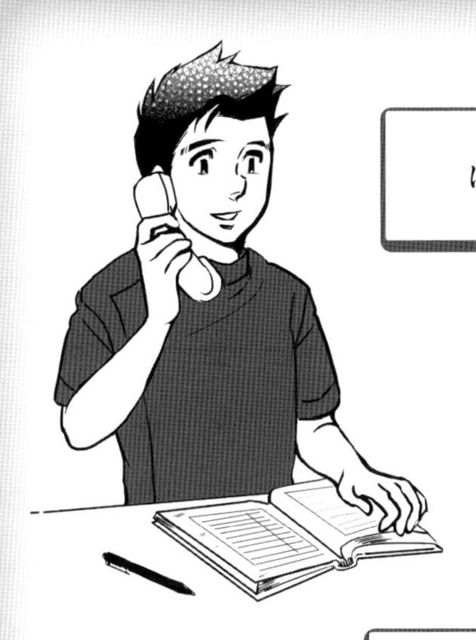
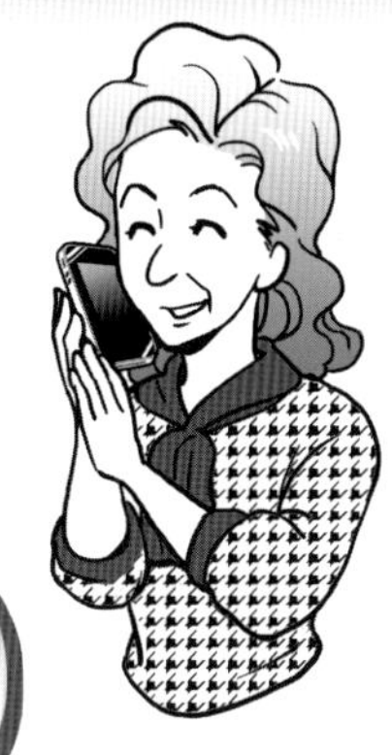
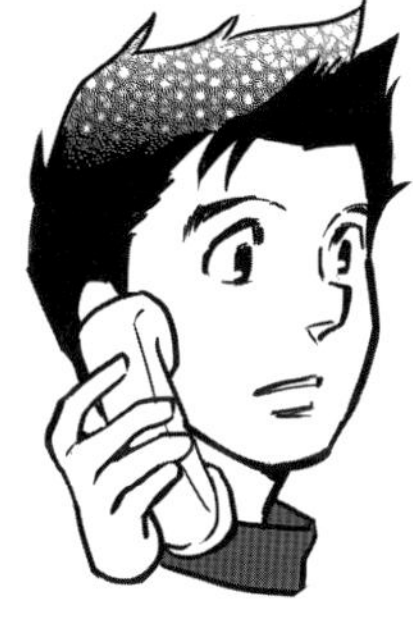
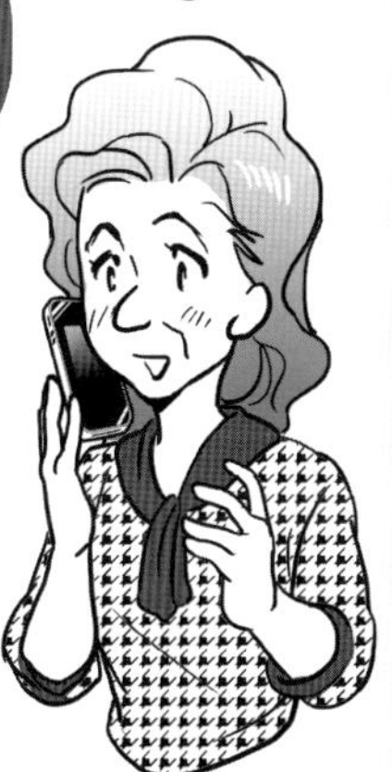
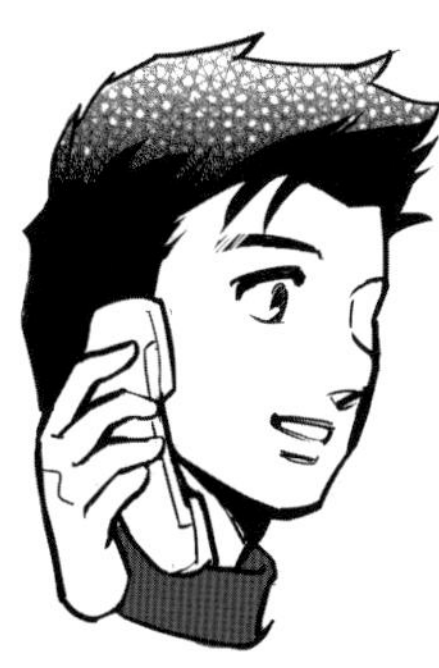
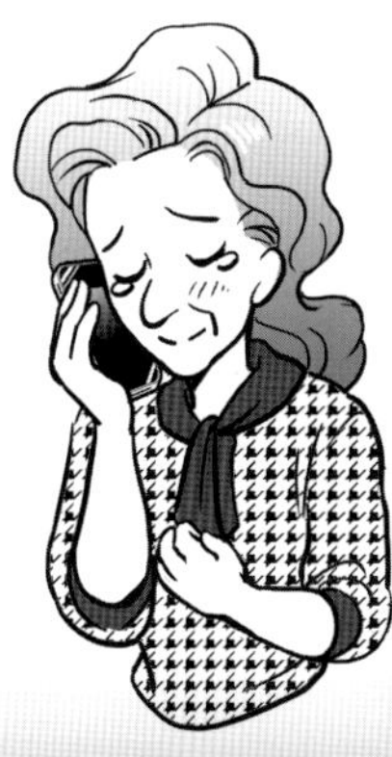
はい，鹿石歯科医院です
私，今日そちらを初めて受診した海老原と申します
どうかなさいましたか？
いえ，実は私…今まで歯科恐怖症で，長い間歯科医院に通うことができなかったんです
でも，今日担当してくれた犬飼さんがたっぷり時間をかけて説明をしてくださったんですね
ああ，そういえばずいぶん長い間お話されていましたね
そうなんです．歯科であんなに多くのことを話していただいたのは初めてです

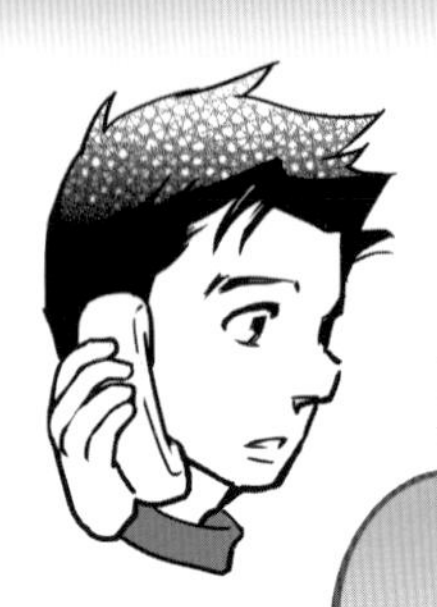
そうしたら，今まで自分のなかにあった恐怖心が嘘のように消えていったんです

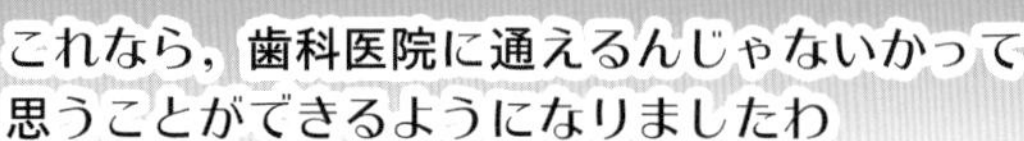
これなら，歯科医院に通えるんじゃないかって思うことができるようになりましたわ

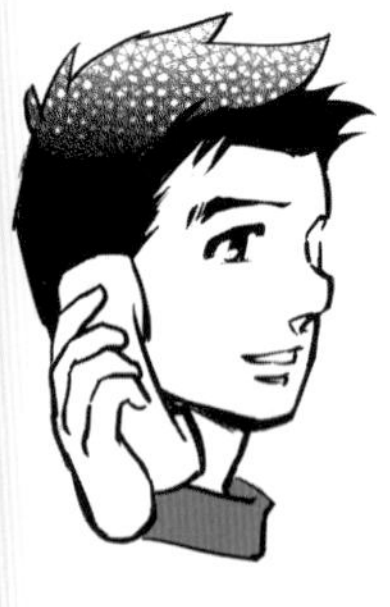
そうですか……！
それは本当に良かったですね

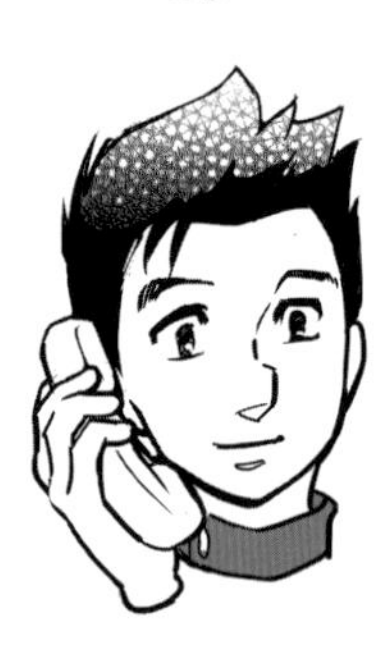

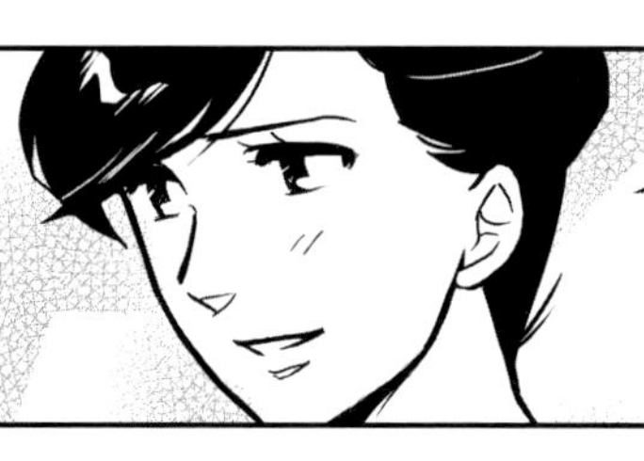
はい，ひとこと犬飼さんにお礼を申し上げたくてそろそろ診療時間が終わったかなと思いましてお電話したんですの
それはありがとうございます．今日はもう犬飼は帰りましたので，明日報告しておきますね
本人もきっと喜ぶと思いますよ
そうだったんですね…．あの方，口の中がぼろぼろなのに，怖くてずっと我慢されていたようなんです
本当に良かったわ
そういう言葉を聞くと本当に嬉しいです

成功へのプロセス 16

患者さんの人生を変える

歯科医療は患者さんの人生を変える力のある職業です．歯科医療従事者ということに誇りと責任をもって仕事に向かいましょう！

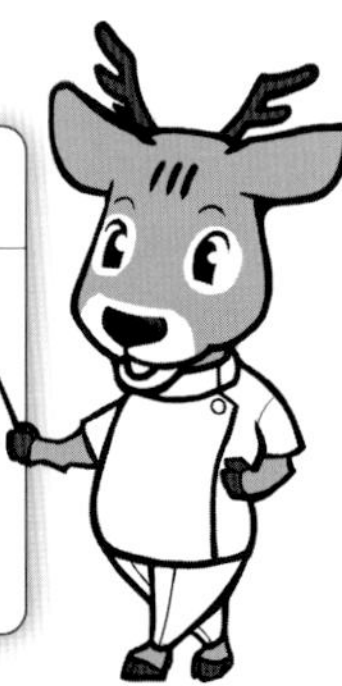

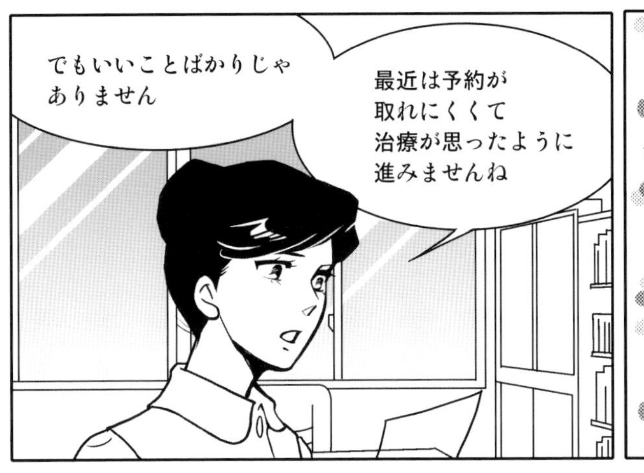
でもいいことばかりじゃ
ありません
最近は予約が
取れにくくて
治療が思ったように
進みませんね

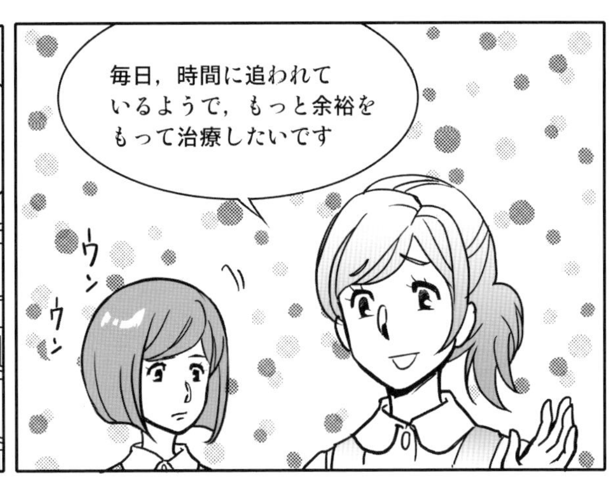
毎日，時間に追われて
いるようで，もっと余裕を
もって治療したいです
ウン
ウン

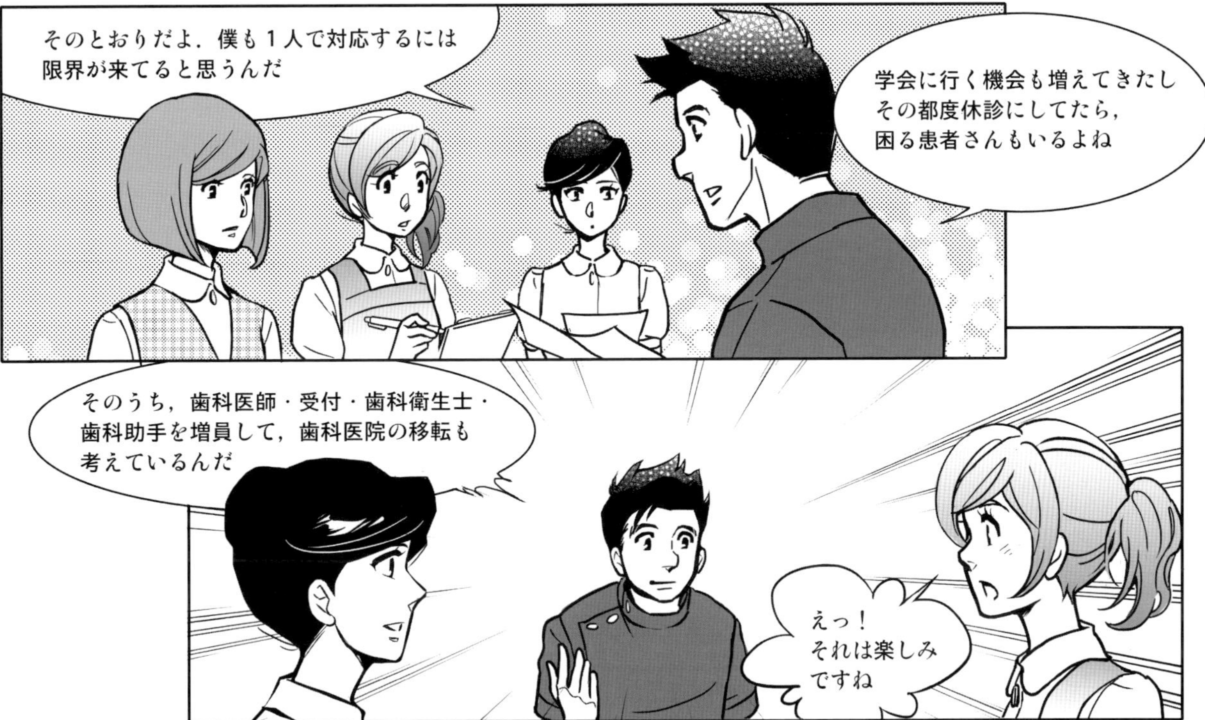
そのとおりだよ．僕も１人で対応するには
限界が来てると思うんだ
学会に行く機会も増えてきたし
その都度休診にしてたら，
困る患者さんもいるよね
そのうち，歯科医師・受付・歯科衛生士・
歯科助手を増員して，歯科医院の移転も
考えているんだ
えっ！
それは楽しみ
ですね

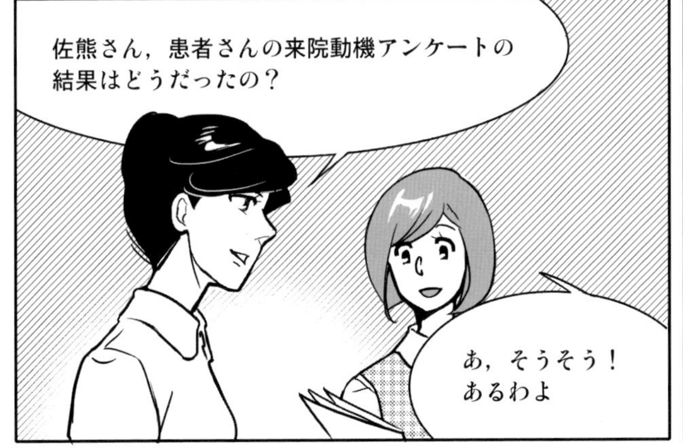
佐熊さん，患者さんの来院動機アンケートの
結果はどうだったの？
あ，そうそう！
あるわよ

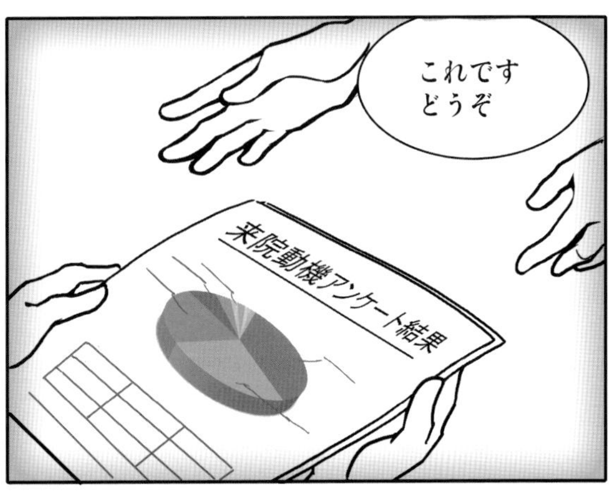
これです
どうぞ
来院動機アンケート結果

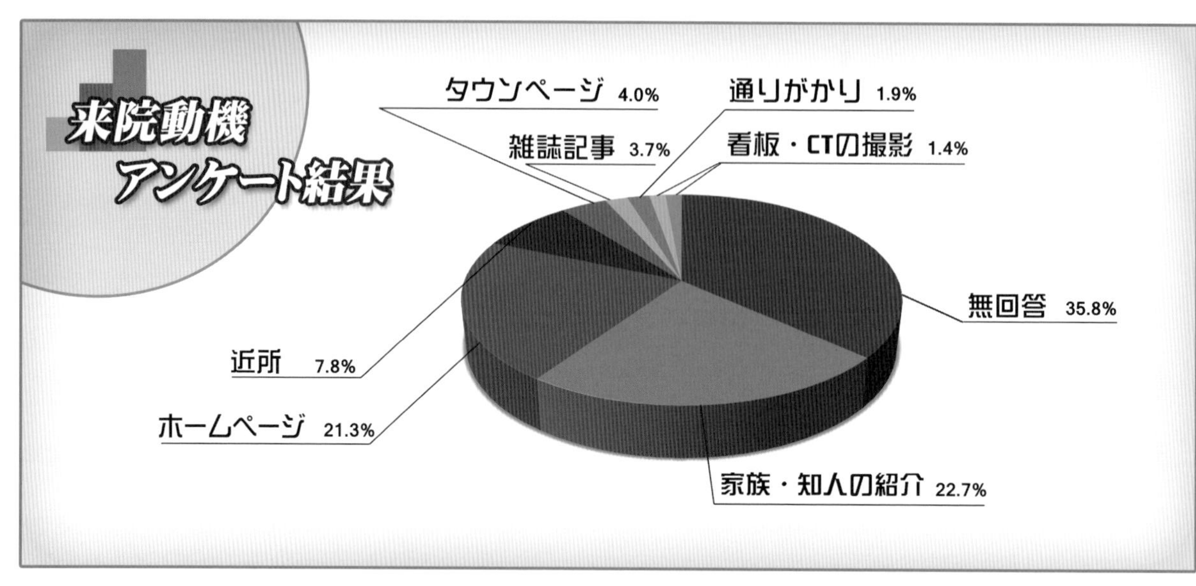
来院動機
アンケート結果
タウンページ 4.0%
雑誌記事 3.7%
通りがかり 1.9%
看板・CTの撮影 1.4%
無回答 35.8%
近所 7.8%
ホームページ 21.3%
家族・知人の紹介 22.7%

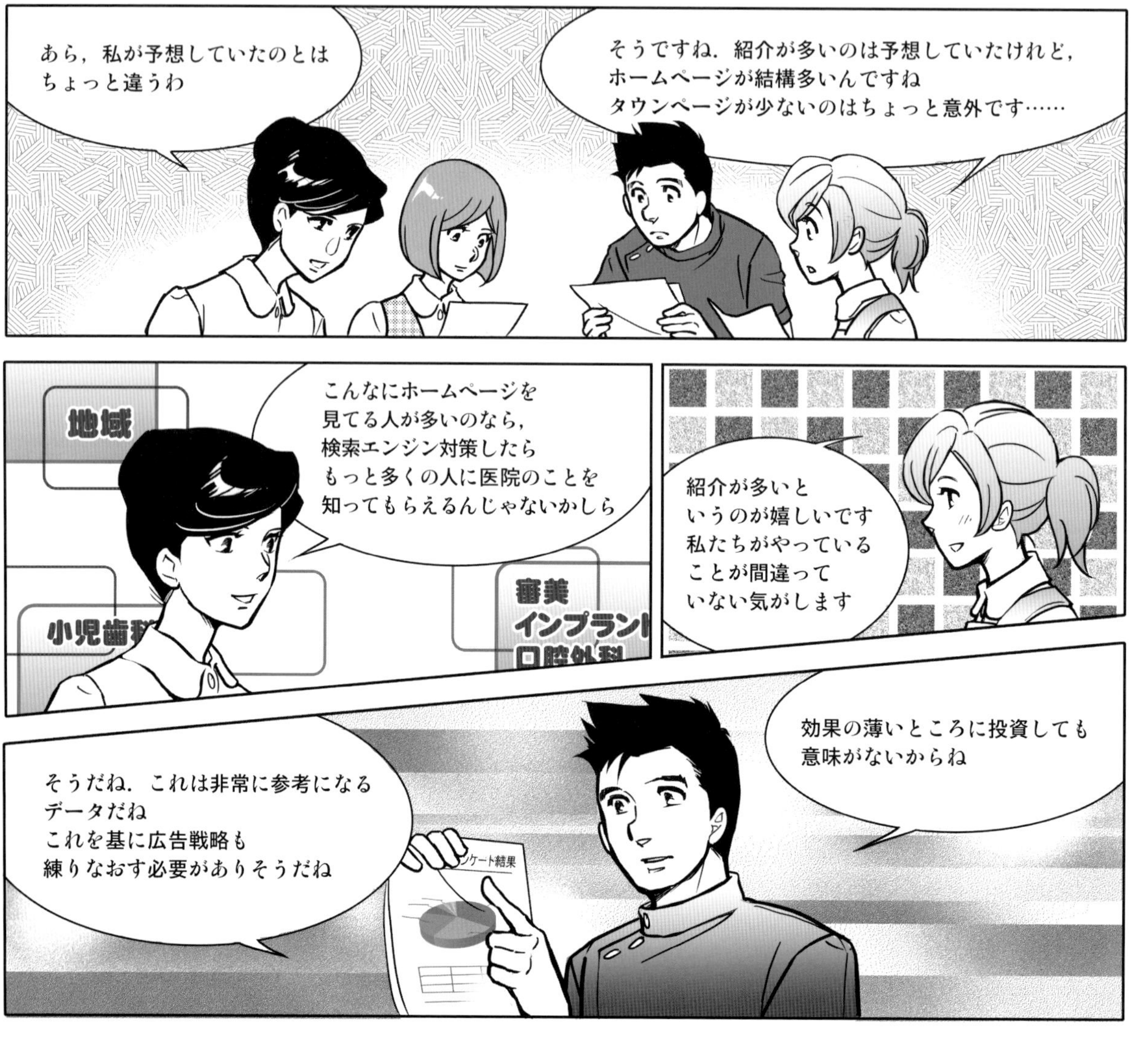

あら，私が予想していたのとは
ちょっと違うわ

そうですね．紹介が多いのは予想していたけれど，
ホームページが結構多いんですね
タウンページが少ないのはちょっと意外です……

こんなにホームページを
見てる人が多いのなら，
検索エンジン対策したら
もっと多くの人に医院のことを
知ってもらえるんじゃないかしら

紹介が多いと
いうのが嬉しいです
私たちがやっている
ことが間違って
いない気がします

そうだね．これは非常に参考になる
データだね
これを基に広告戦略も
練りなおす必要がありそうだね

効果の薄いところに投資しても
意味がないからね

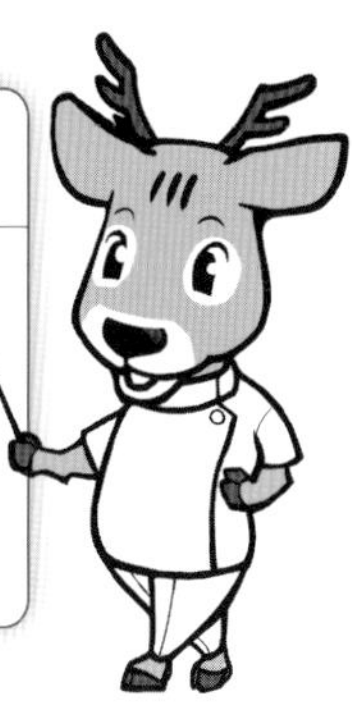

成功へのプロセス 17

来院動機アンケート

自分の医院への来院動機を調査し，何が強みで何が弱みかを明確にすることで，具体的かつ効果的な戦略を立てることが可能になるのです．

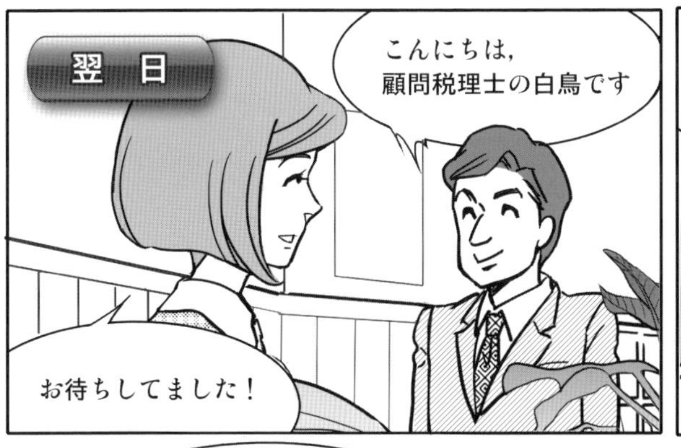
翌日
こんにちは，顧問税理士の白鳥です
お待ちしてました！

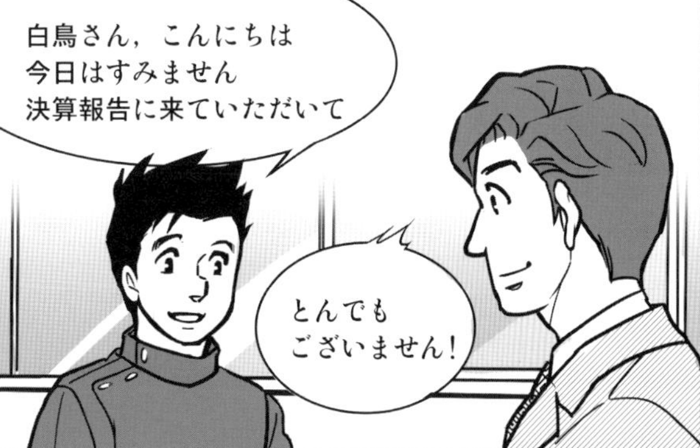
白鳥さん，こんにちは
今日はすみません
決算報告に来ていただいて
とんでもございません！

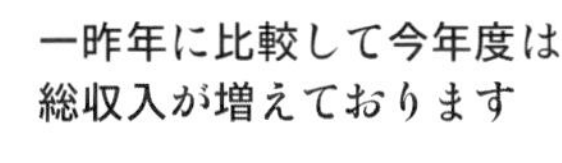
一昨年に比較して今年度は
総収入が増えております

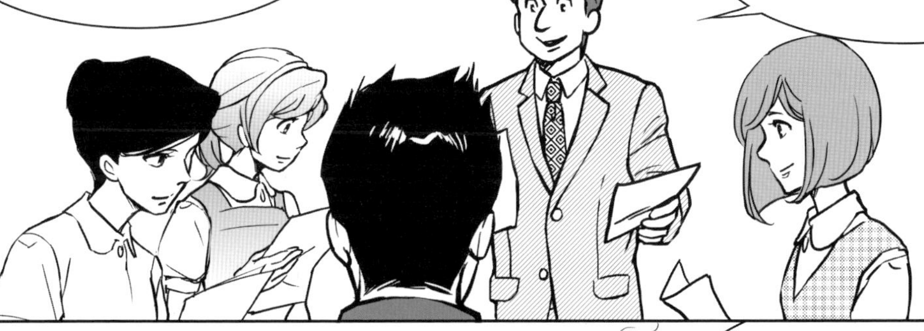
保険，私費ともにこの数年の
伸びはすごいですね

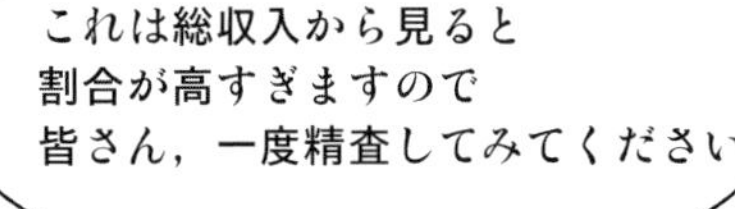
ただ支出の部分で気になるのは
材料代が前年比15%も
アップしているところです
これは総収入から見ると
割合が高すぎますので
皆さん，一度精査してみてください

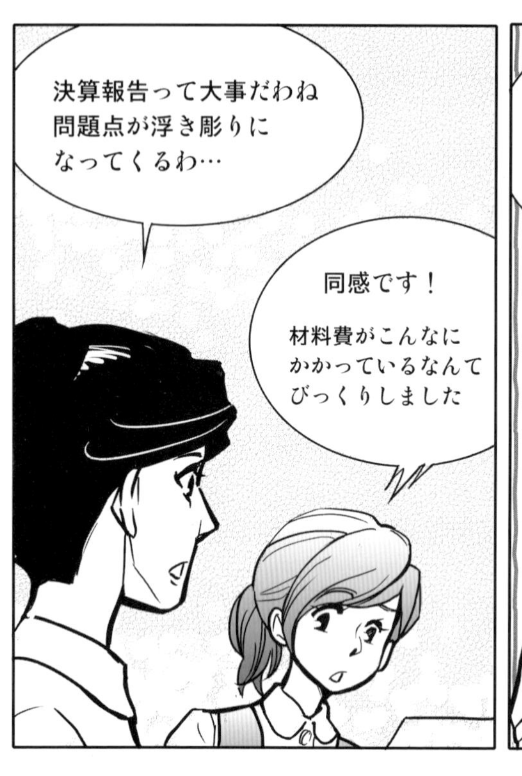
決算報告って大事だわね
問題点が浮き彫りに
なってくるわ…
同感です！
材料費がこんなに
かかっているなんて
びっくりしました

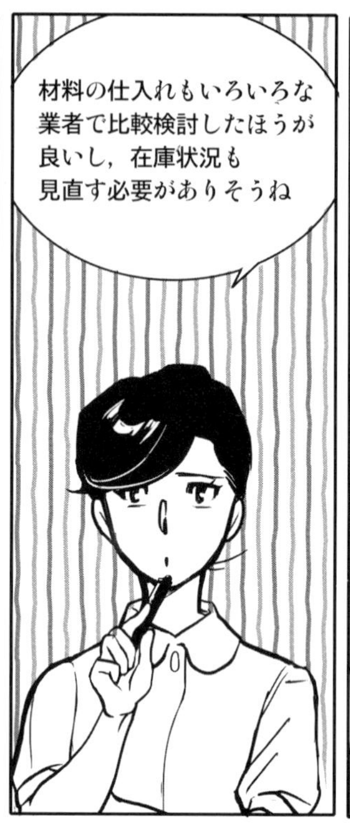
材料の仕入れもいろいろな
業者で比較検討したほうが
良いし，在庫状況も
見直す必要がありそうね

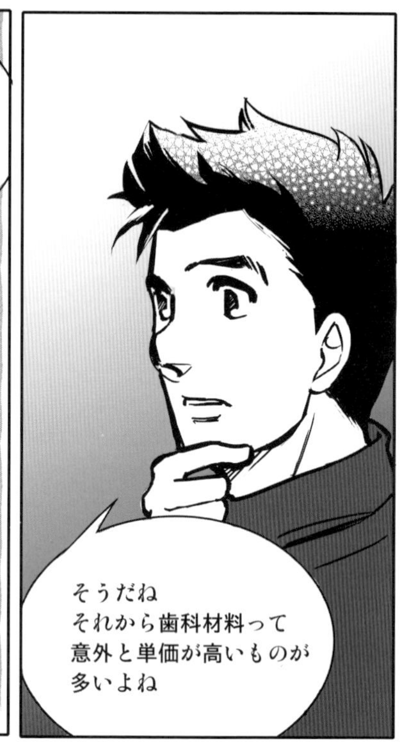
そうだね
それから歯科材料って
意外と単価が高いものが
多いよね

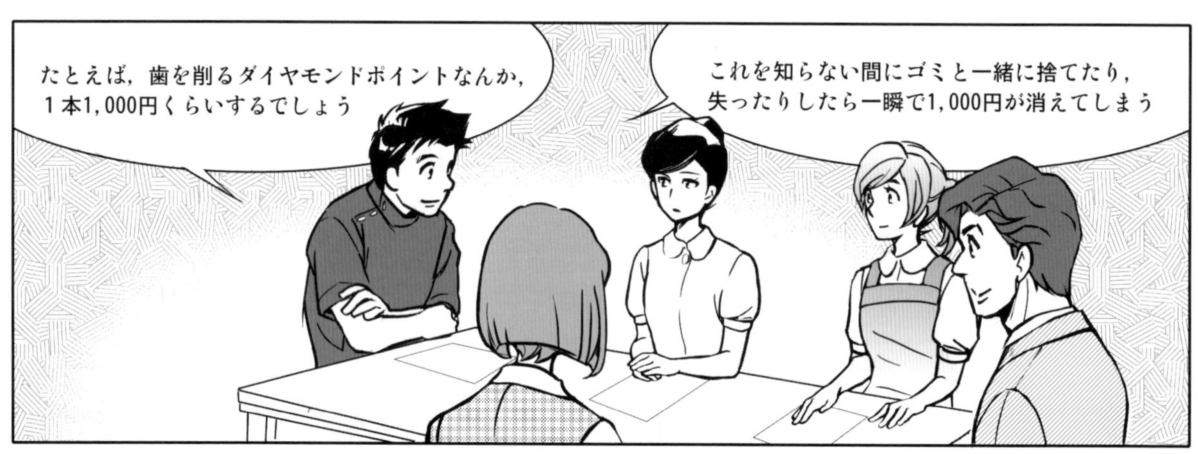
たとえば，歯を削るダイヤモンドポイントなんか，
１本1,000円くらいするでしょう
これを知らない間にゴミと一緒に捨てたり，
失ったりしたら一瞬で1,000円が消えてしまう

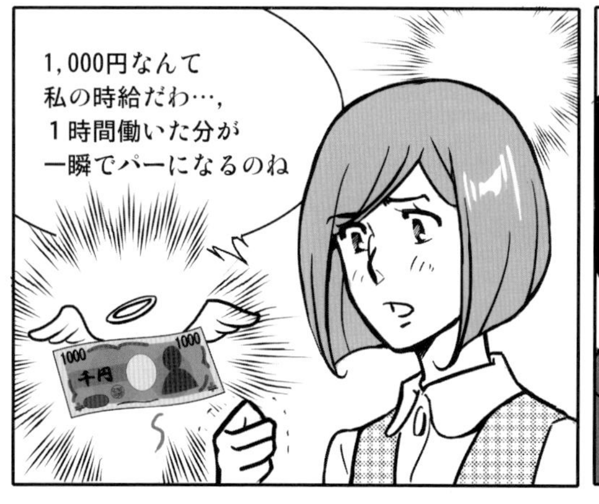
1,000円なんて
私の時給だわ…，
１時間働いた分が
一瞬でパーになるのね
1000
千円

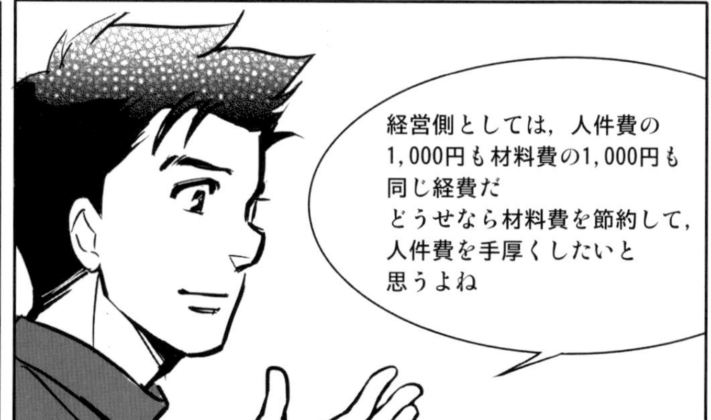
経営側としては，人件費の
1,000円も材料費の1,000円も
同じ経費だ
どうせなら材料費を節約して，
人件費を手厚くしたいと
思うよね

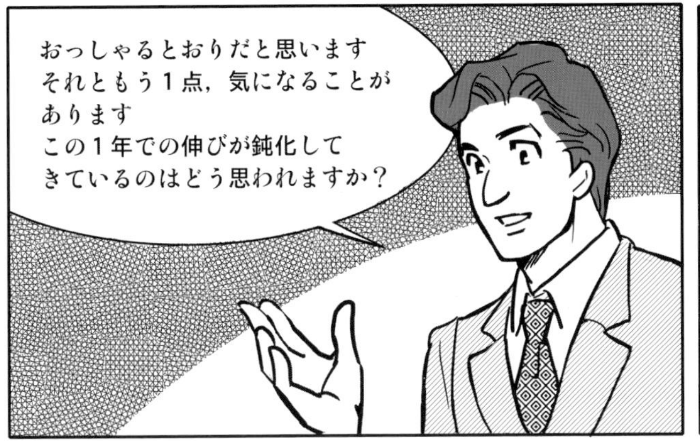
おっしゃるとおりだと思います
それともう1点，気になることがあります
この1年での伸びが鈍化してきているのはどう思われますか？

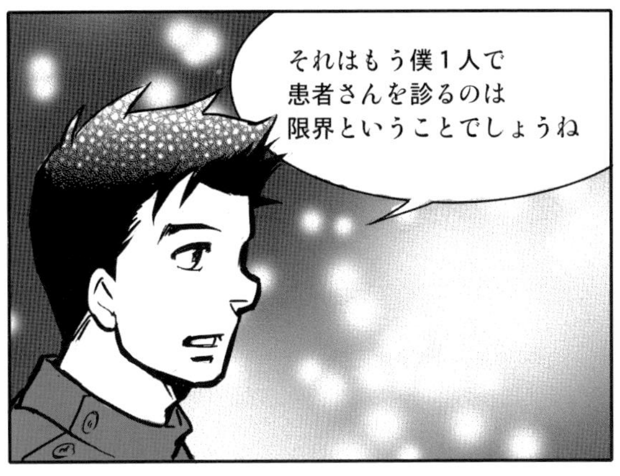
それはもう僕1人で患者さんを診るのは限界ということでしょうね

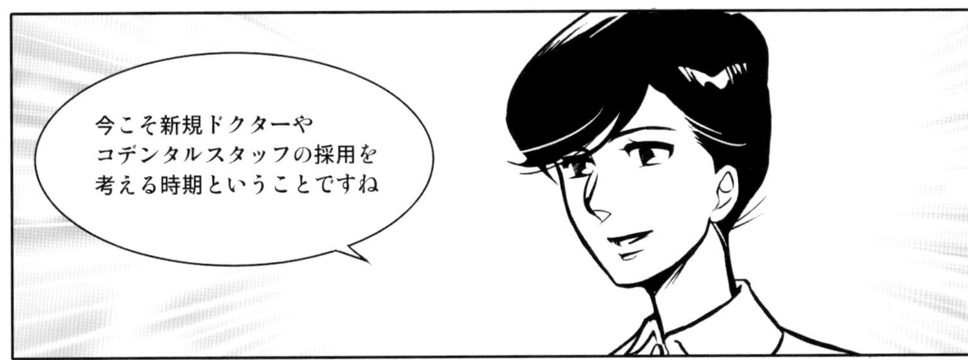
今こそ新規ドクターやコデンタルスタッフの採用を考える時期ということですね

成功へのプロセス 18

決算書からみえること

歯科医院の経営状態がどうなのか，スタッフともども知っておく必要があります．
毎年第三者による決算報告で問題点を浮き彫りにし，全員で対策を考えるべきです．

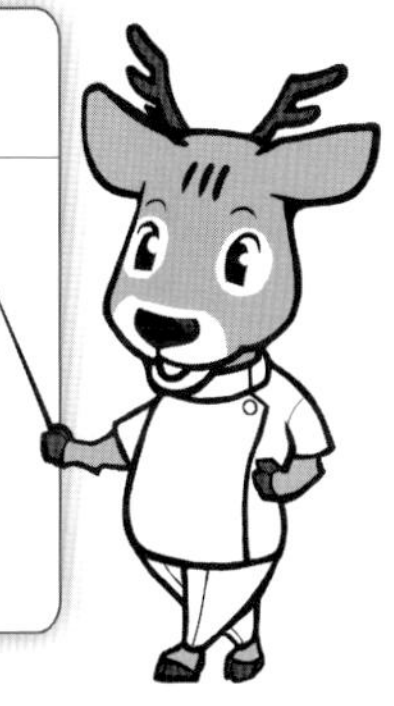

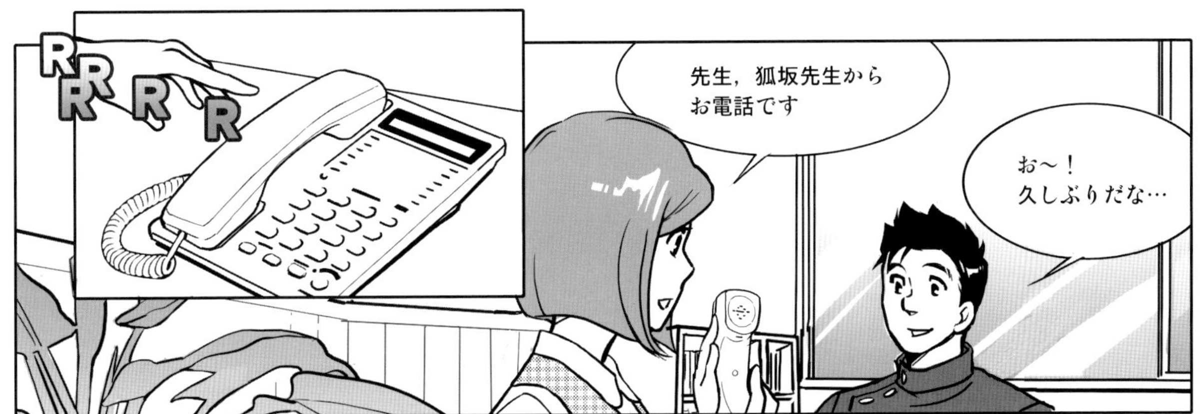
RRRR
先生，狐坂先生からお電話です
お～！
久しぶりだな…

第9話 差別化

皆さんは自宅から等距離に，同じメニューで同じ味を提供するラーメンのチェーン店が複数店舗あったら，どの店に行きますか？ここから学ぶことは何でしょうか？

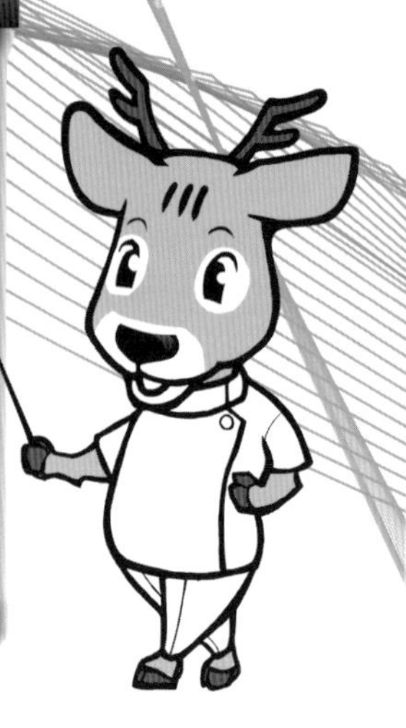

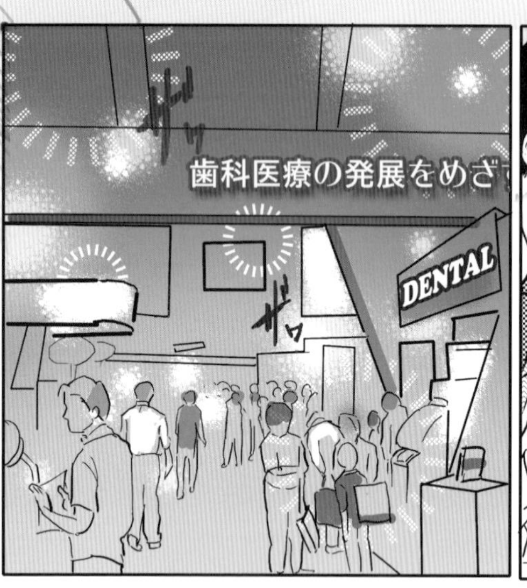

ザワ
歯科医療の発展をめざ
DENTAL
ザワ

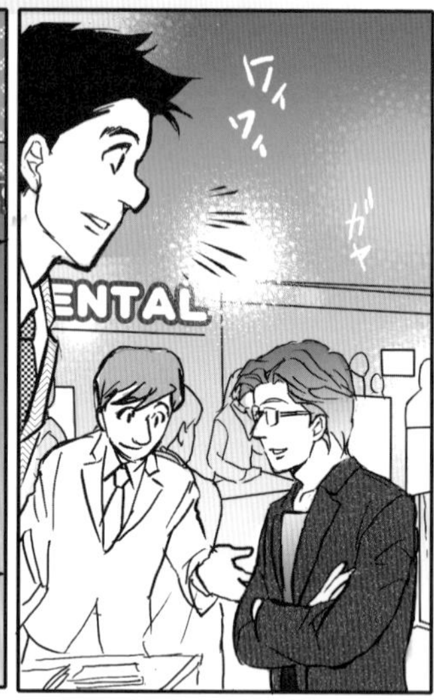

ENTAL

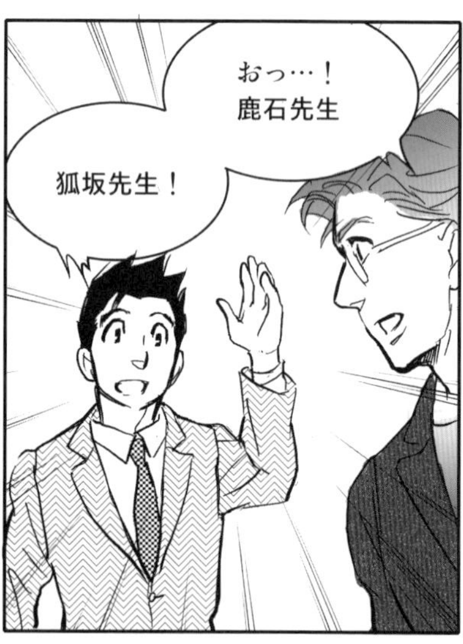

おっ…！
鹿石先生
狐坂先生！

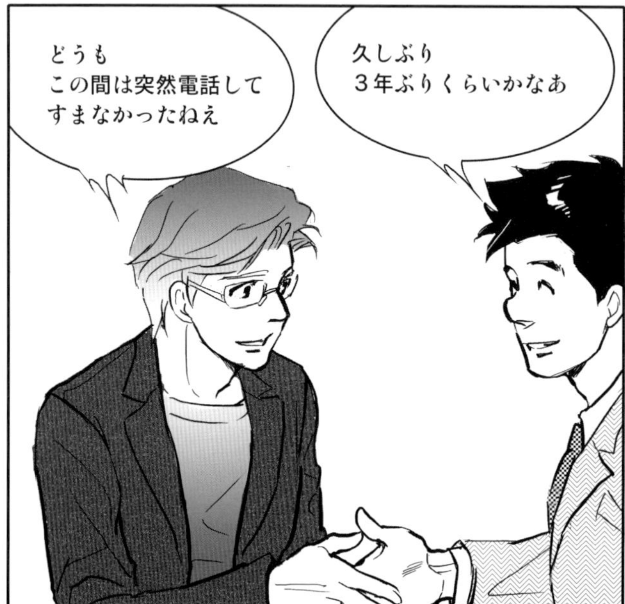

久しぶり
3年ぶりくらいかなあ
どうも
この間は突然電話して
すまなかったねえ

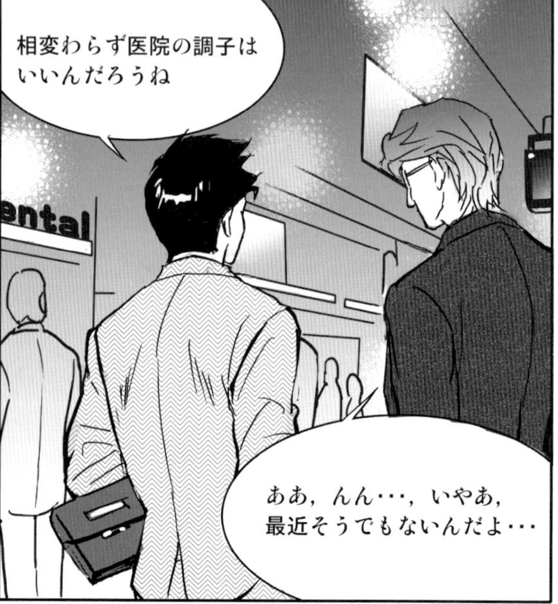

相変わらず医院の調子は
いいんだろうね
ental
ああ，んん･･･，いやあ，
最近そうでもないんだよ･･･

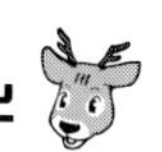

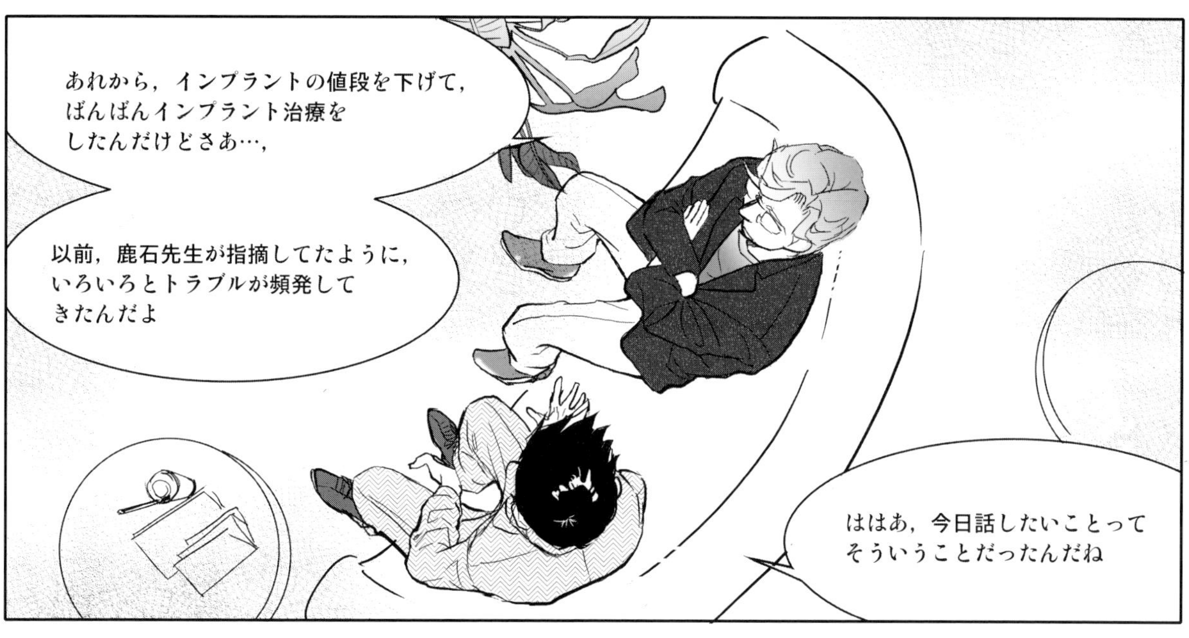
あれから，インプラントの値段を下げて，
ばんばんインプラント治療を
したんだけどさあ…，
以前，鹿石先生が指摘してたように，
いろいろとトラブルが頻発して
きたんだよ
ははあ，今日話したいことって
そういうことだったんだね

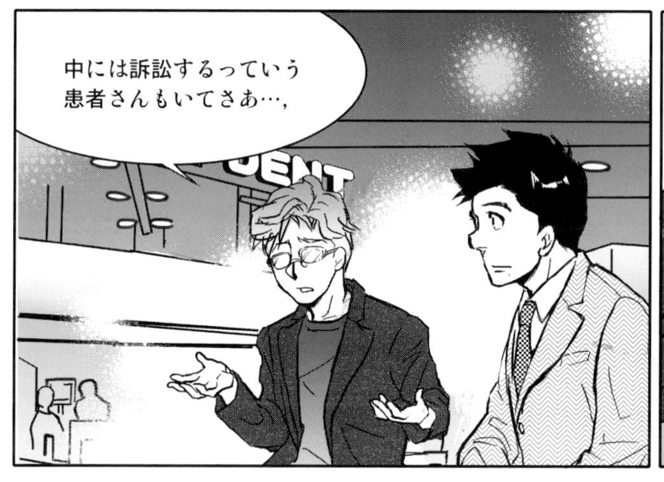
中には訴訟するっていう
患者さんもいてさあ…，

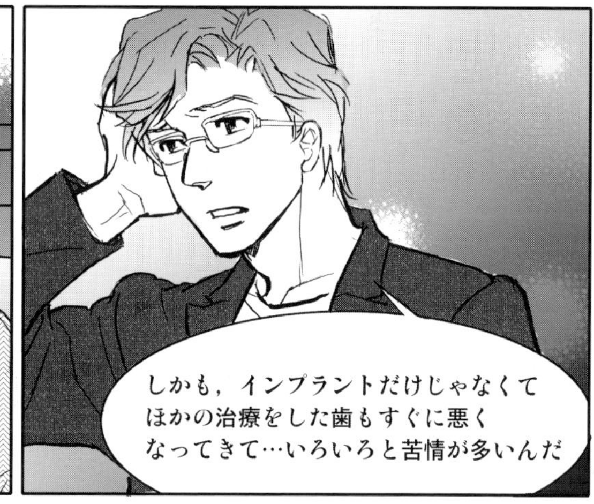
しかも，インプラントだけじゃなくて
ほかの治療をした歯もすぐに悪く
なってきて…いろいろと苦情が多いんだ

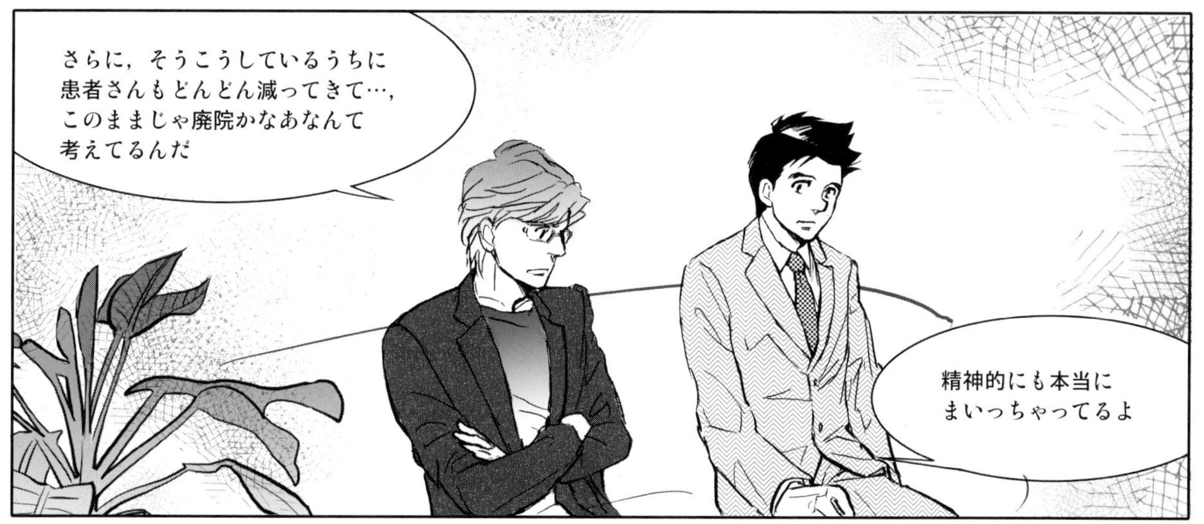
さらに，そうこうしているうちに
患者さんもどんどん減ってきて…，
このままじゃ廃院かなあなんて
考えてるんだ
精神的にも本当に
まいっちゃってるよ

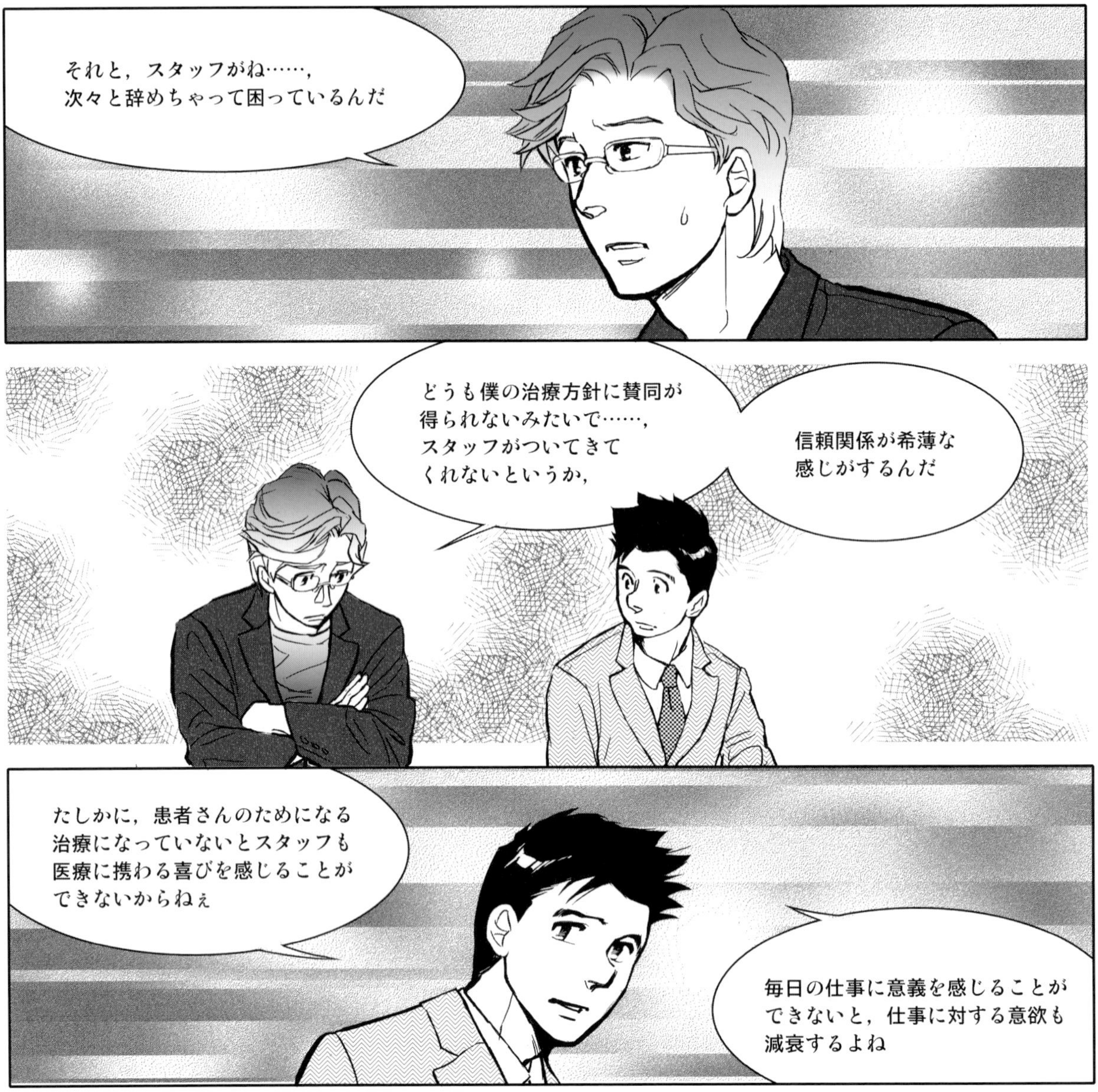

それと，スタッフがね……，
次々と辞めちゃって困っているんだ

どうも僕の治療方針に賛同が
得られないみたいで……，
スタッフがついてきて
くれないというか，

信頼関係が希薄な
感じがするんだ

たしかに，患者さんのためになる
治療になっていないとスタッフも
医療に携わる喜びを感じることが
できないからねぇ

毎日の仕事に意義を感じることが
できないと，仕事に対する意欲も
減衰するよね

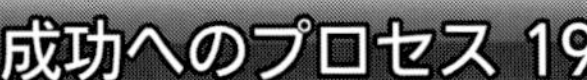
成功へのプロセス 19

医療行為とその評価

医療という本来あるべき行為を，長期的視野をもって正当に患者さんに施し，その結果が評価されれば，医療に携わる人間として，仕事に対する喜びや誇りを感じることができます．
これがスタッフの勤労意欲や院長との信頼関係の構築に寄与するのです．

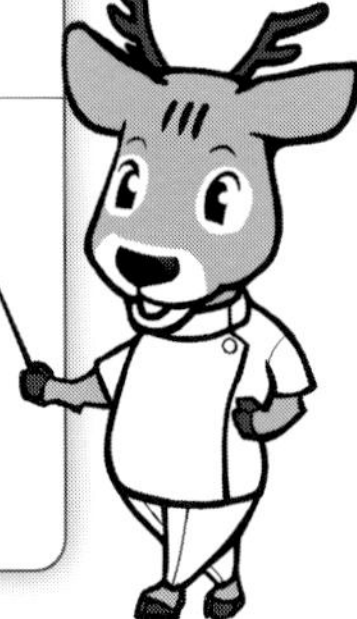

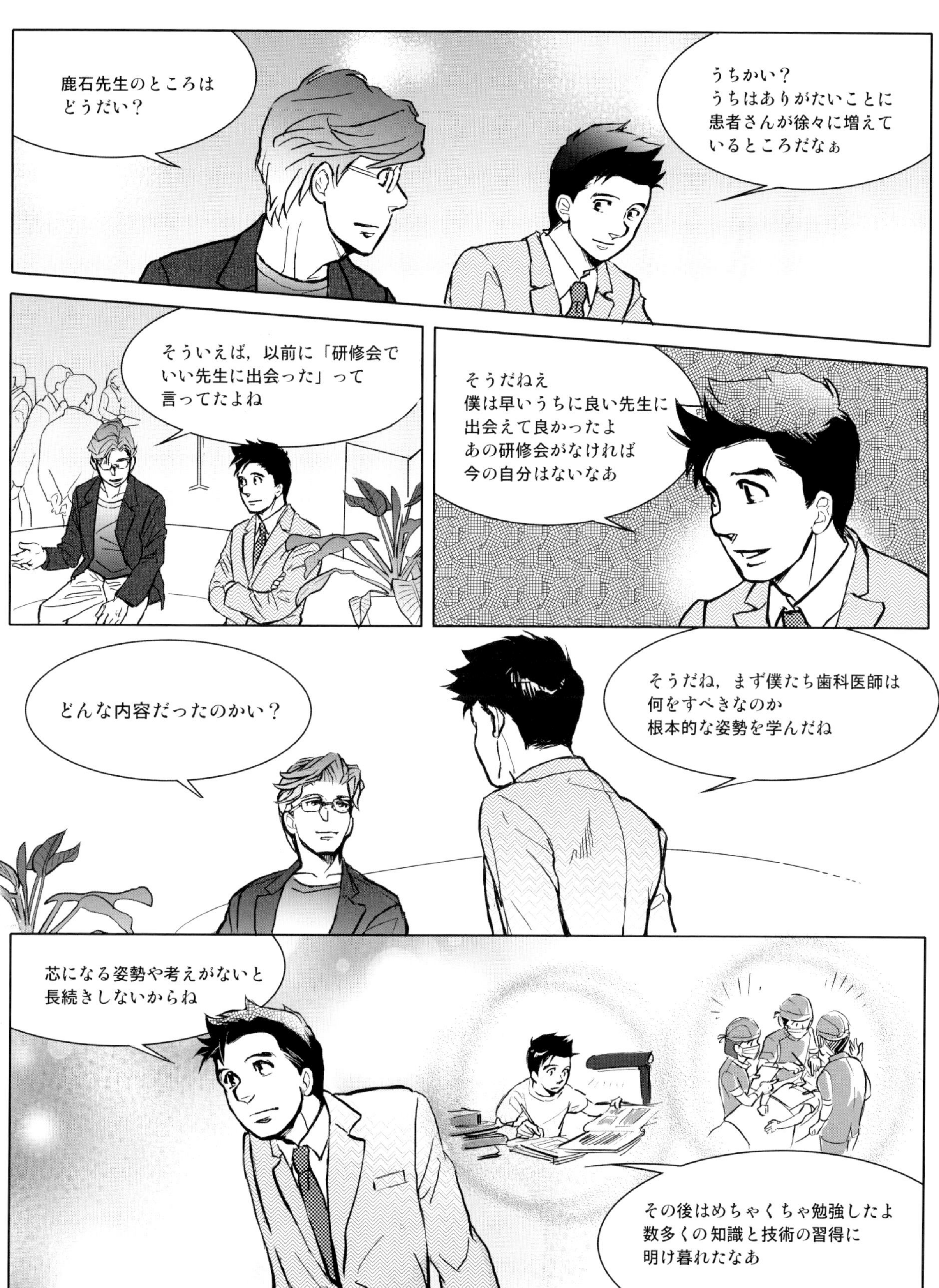
鹿石先生のところは
どうだい？
うちかい？
うちはありがたいことに
患者さんが徐々に増えて
いるところだなぁ
そういえば，以前に「研修会で
いい先生に出会った」って
言ってたよね
そうだねえ
僕は早いうちに良い先生に
出会えて良かったよ
あの研修会がなければ
今の自分はないなあ
どんな内容だったのかい？
そうだね，まず僕たち歯科医師は
何をすべきなのか
根本的な姿勢を学んだね
芯になる姿勢や考えがないと
長続きしないからね
その後はめちゃくちゃ勉強したよ
数多くの知識と技術の習得に
明け暮れたなあ

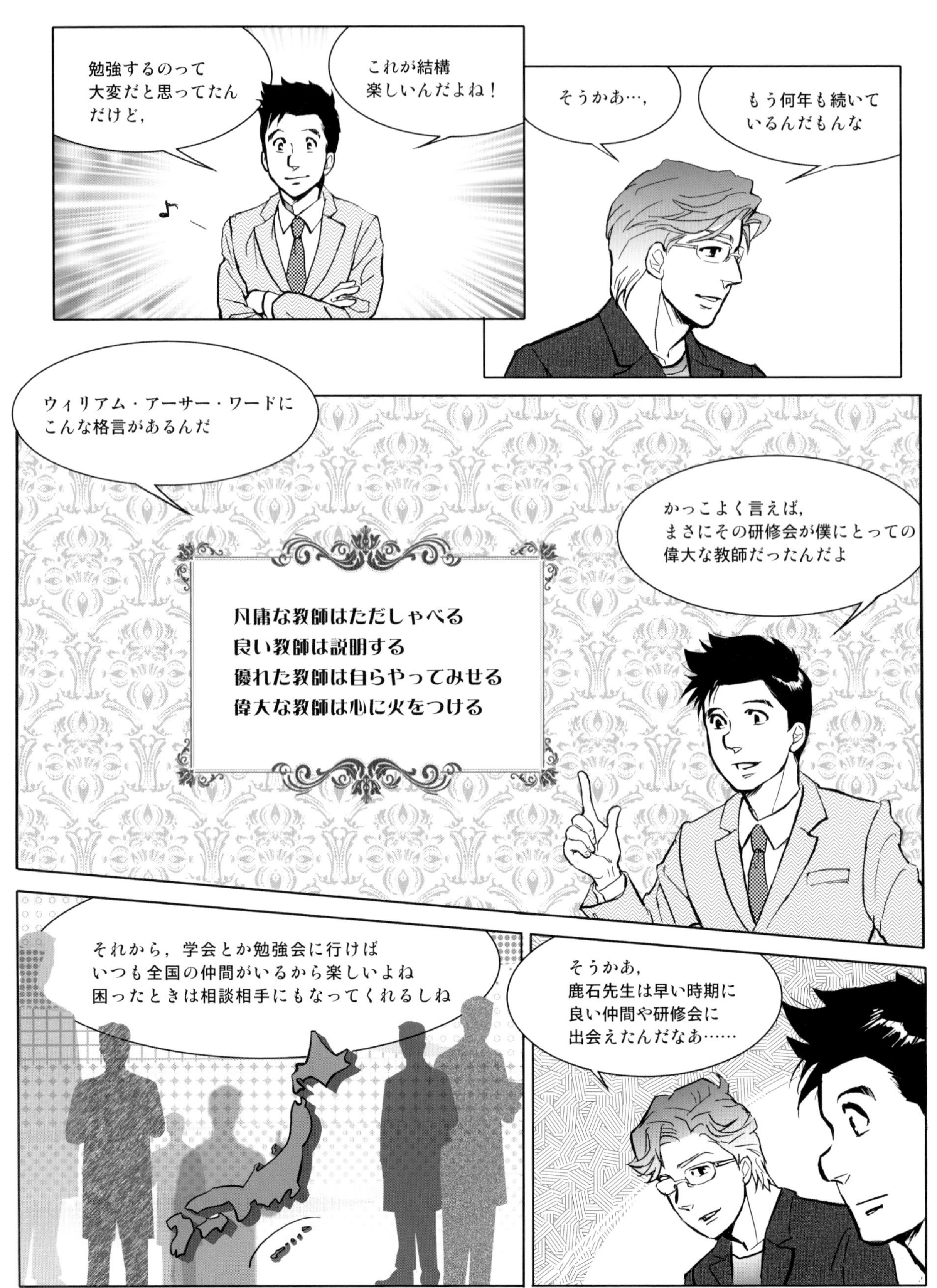
勉強するのって
大変だと思ってたん
だけど，
これが結構
楽しいんだよね！
そうかあ…，
もう何年も続いて
いるんだもんな
ウィリアム・アーサー・ワードに
こんな格言があるんだ
凡庸な教師はただしゃべる
良い教師は説明する
優れた教師は自らやってみせる
偉大な教師は心に火をつける
かっこよく言えば，
まさにその研修会が僕にとっての
偉大な教師だったんだよ
それから，学会とか勉強会に行けば
いつも全国の仲間がいるから楽しいよね
困ったときは相談相手にもなってくれるしね
そうかあ，
鹿石先生は早い時期に
良い仲間や研修会に
出会えたんだなあ……

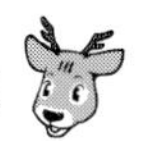

成功へのプロセス 20

メンターの必要性

皆さんも歯科医療に没頭できるきっかけとなる研修会やメンターが必要です．
メンターは歯科医療だけでなく，足下を照らす灯台のように人生の道標にもなります．

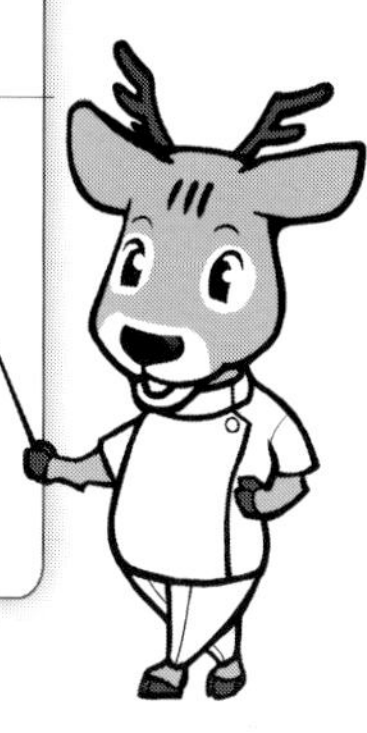

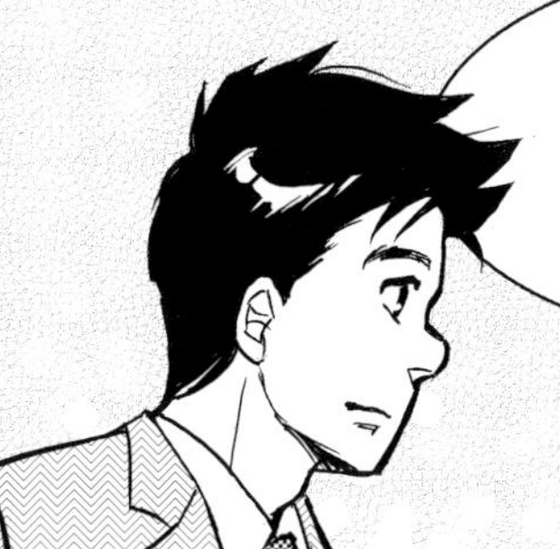
良い仲間やメンターとの出会いは人生において大きいよね
それから，差別化の話だけど…，僕はその研修会でいろいろな知識と技術を学んだから，どんな患者さんが来てもたいていは対応できるようになったんだ

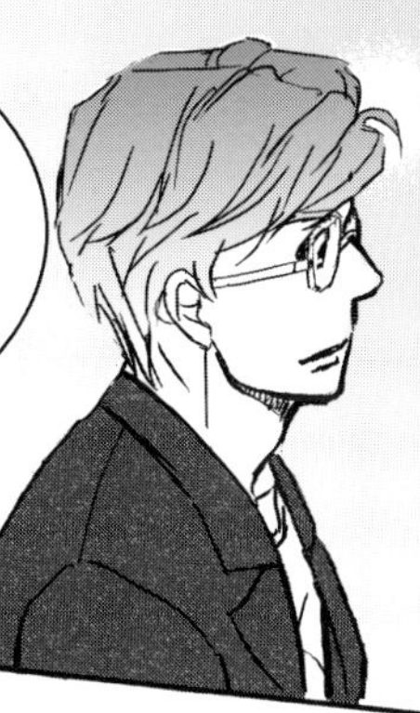
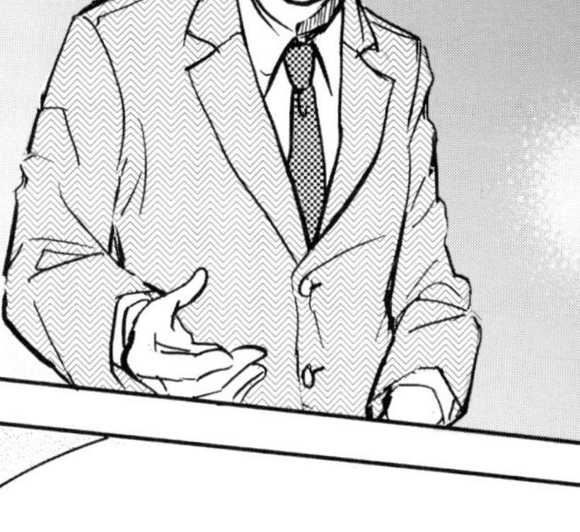
他院で対応できないことがうちでは対応できるってことは強みだよね
他のレストランにはないメニューがうちにはあるってことだから

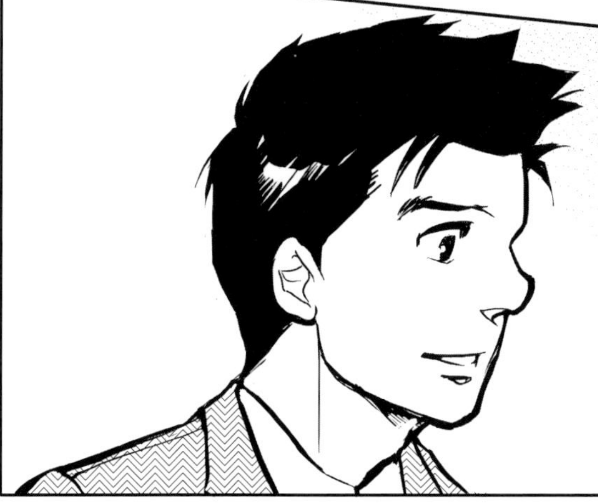
しかも，その料理が美味しければ言うことないよね
変なサービスで差別化するより本来の味が良くなることを考えるのが一番だよね

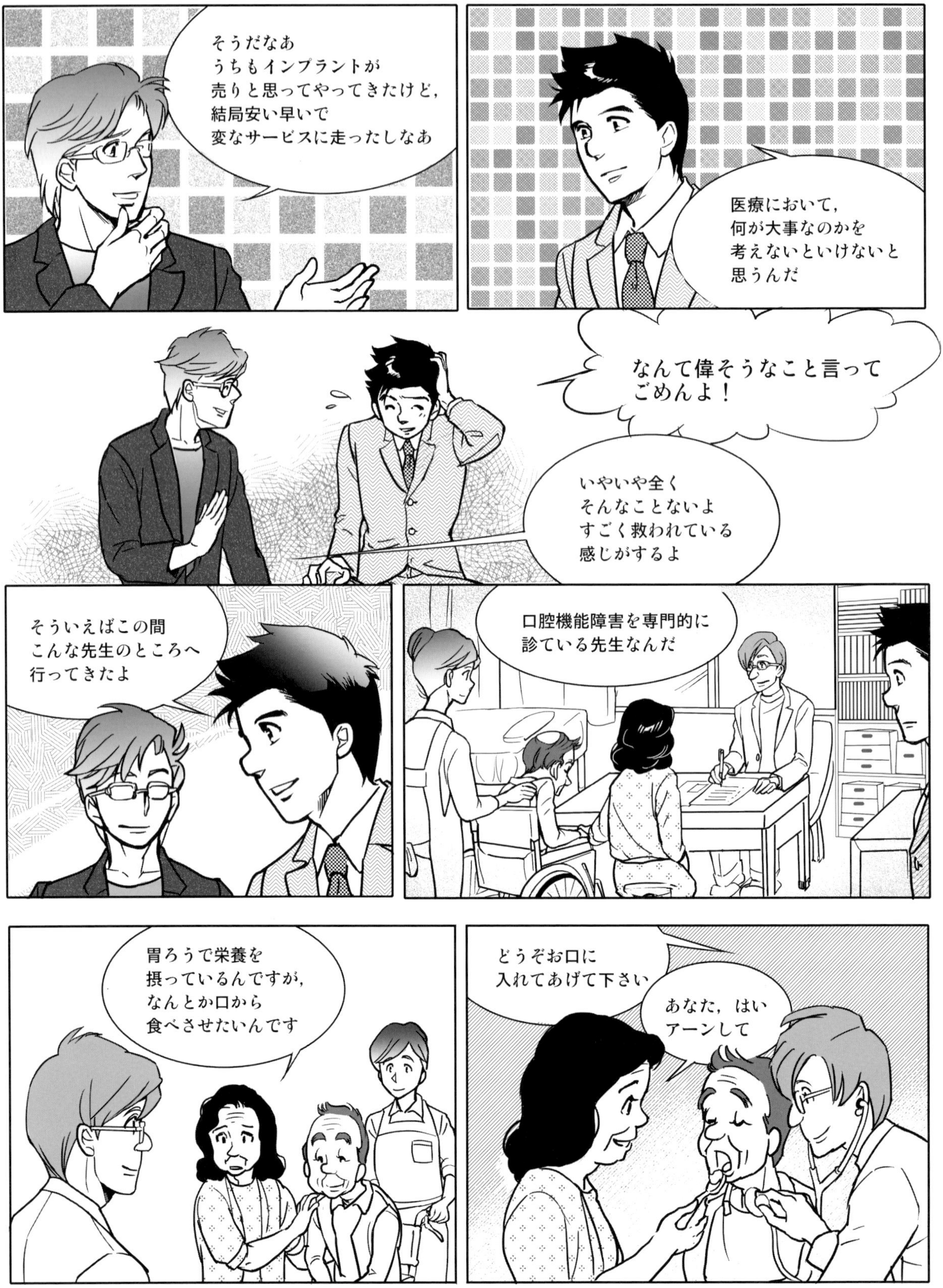

そうだなあ
うちもインプラントが
売りと思ってやってきたけど，
結局安い早いで
変なサービスに走ったしなあ

医療において，
何が大事なのかを
考えないといけないと
思うんだ

なんて偉そうなこと言って
ごめんよ！

いやいや全く
そんなことないよ
すごく救われている
感じがするよ

そういえばこの間
こんな先生のところへ
行ってきたよ

口腔機能障害を専門的に
診ている先生なんだ

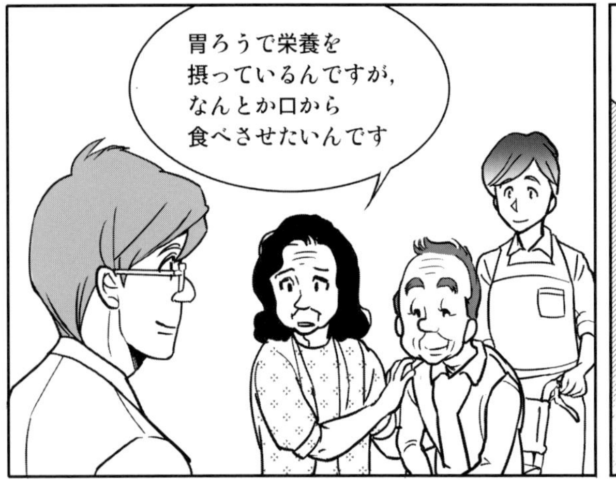
胃ろうで栄養を
摂っているんですが，
なんとか口から
食べさせたいんです

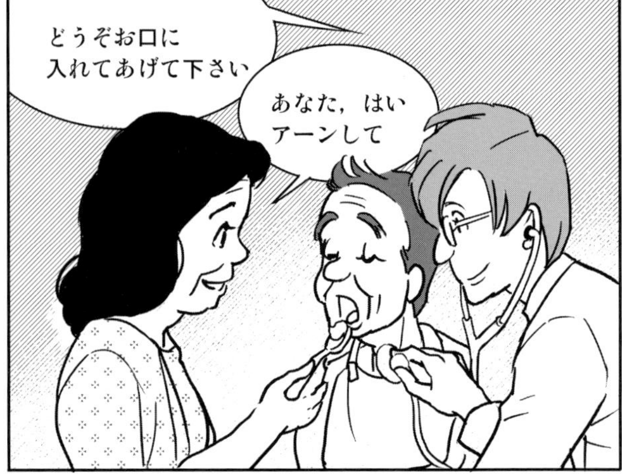
どうぞお口に
入れてあげて下さい
あなた，はい
アーンして

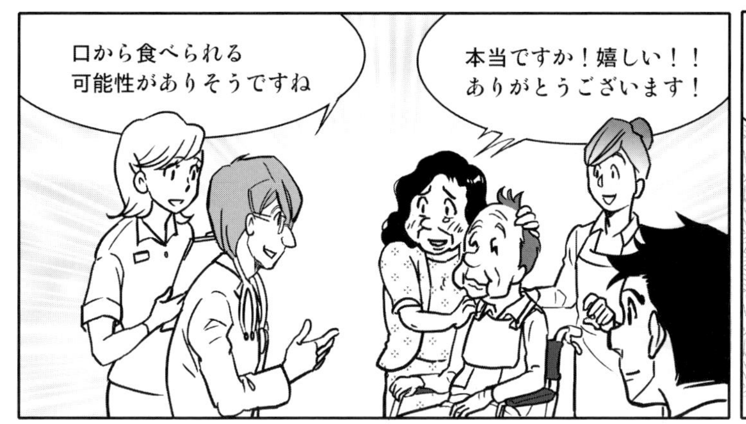
口から食べられる
可能性がありそうですね
本当ですか！嬉しい！！
ありがとうございます！

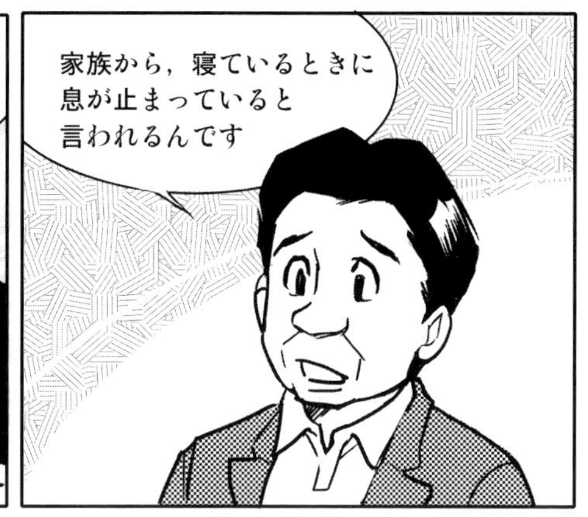
家族から，寝ているときに
息が止まっていると
言われるんです

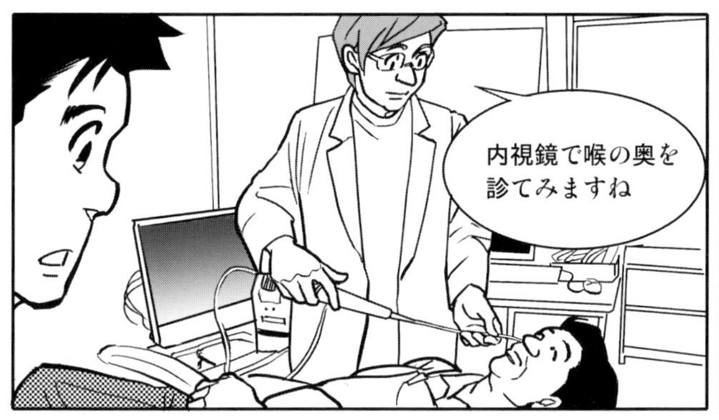
内視鏡で喉の奥を
診てみますね

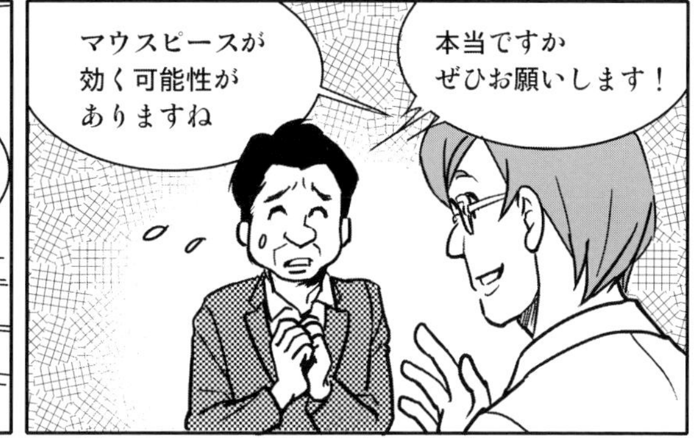
マウスピースが
効く可能性が
ありますね
本当ですか
ぜひお願いします！

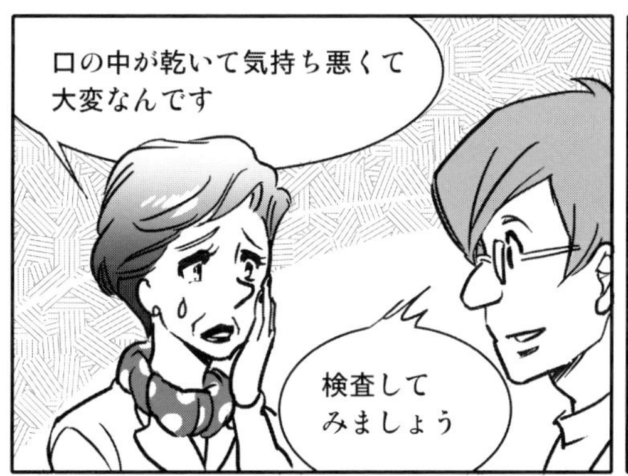
口の中が乾いて気持ち悪くて
大変なんです
検査して
みましょう

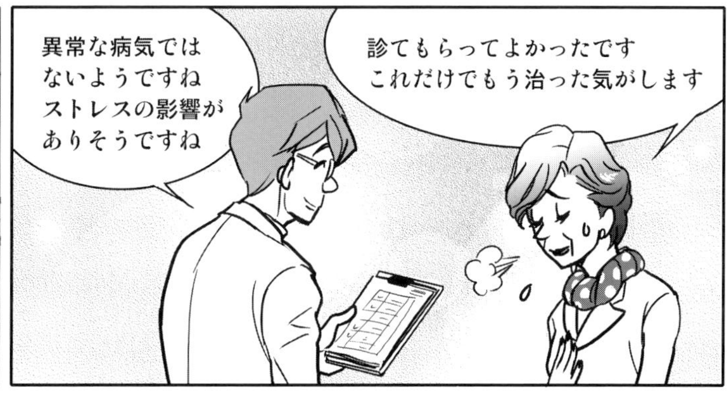
異常な病気では
ないようですね
ストレスの影響が
ありそうですね
診てもらってよかったです
これだけでもう治った気がします

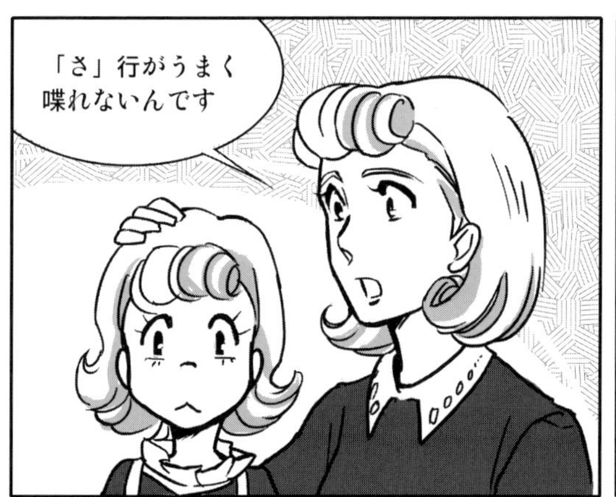
「さ」行がうまく
喋れないんです

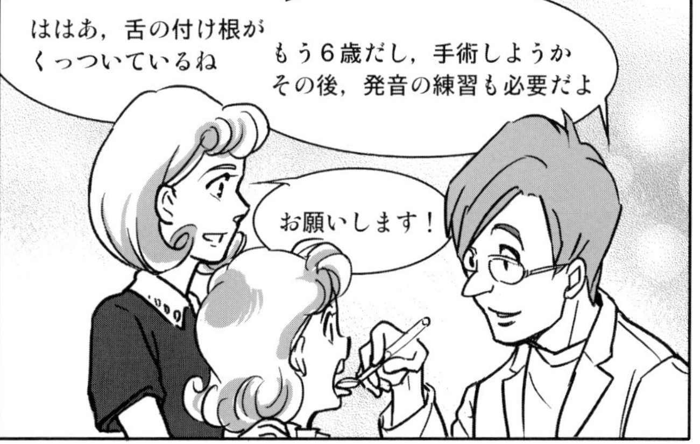
ははあ，舌の付け根が
くっついているね
もう６歳だし，手術しようか
その後，発音の練習も必要だよ
お願いします！

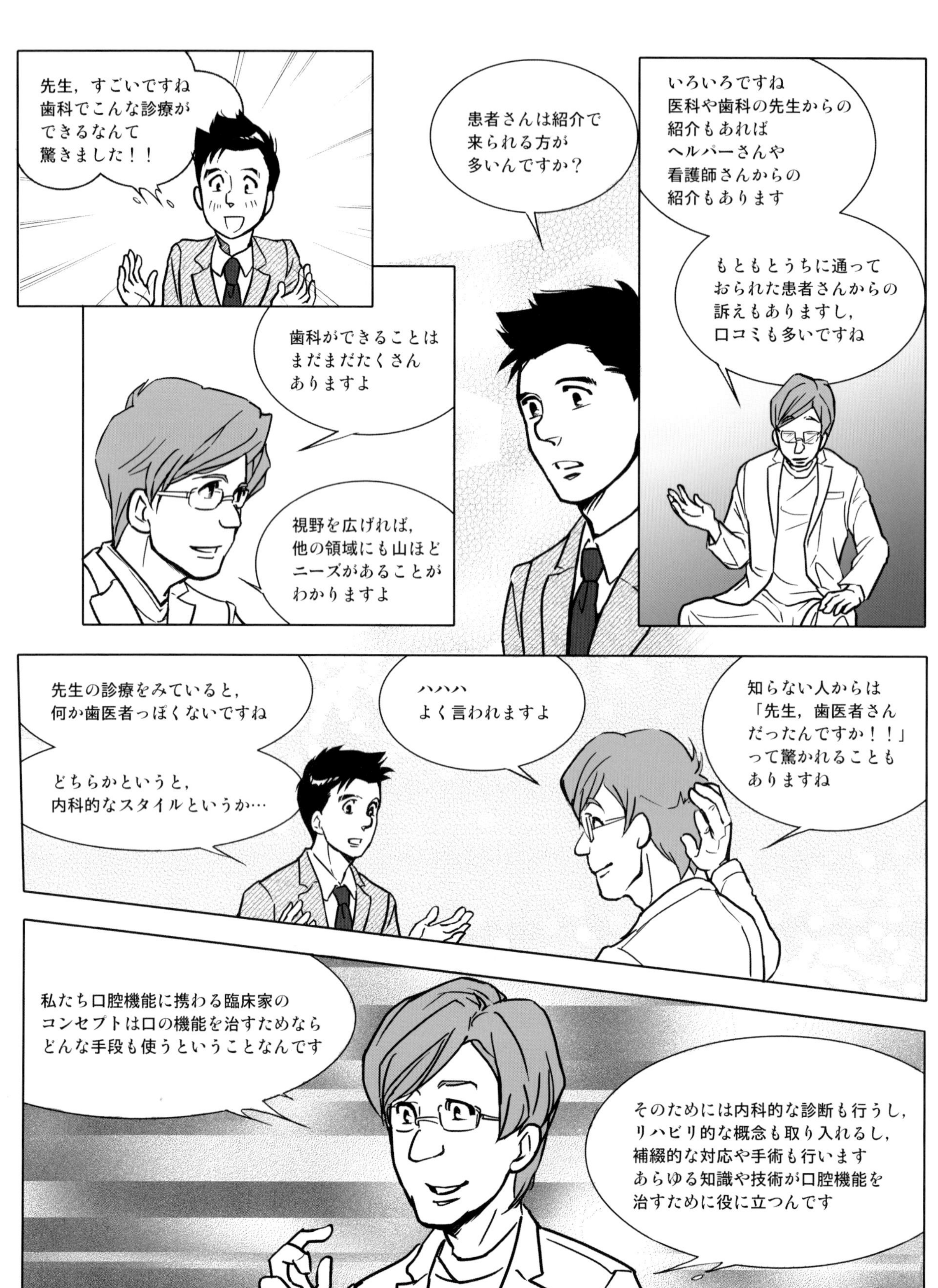
先生，すごいですね 歯科でこんな診療ができるなんて驚きました！！
歯科ができることはまだまだたくさんありますよ
視野を広げれば，他の領域にも山ほどニーズがあることがわかりますよ
患者さんは紹介で来られる方が多いんですか？
いろいろですね 医科や歯科の先生からの紹介もあれば ヘルパーさんや看護師さんからの紹介もあります
もともとうちに通っておられた患者さんからの訴えもありますし，口コミも多いですね
先生の診療をみていると，何か歯医者っぽくないですね
どちらかというと，内科的なスタイルというか…
ハハハ よく言われますよ
知らない人からは「先生，歯医者さんだったんですか！！」って驚かれることもありますね
私たち口腔機能に携わる臨床家のコンセプトは口の機能を治すためならどんな手段も使うということなんです
そのためには内科的な診断も行うし，リハビリ的な概念も取り入れるし，補綴的な対応や手術も行います あらゆる知識や技術が口腔機能を治すために役に立つんです

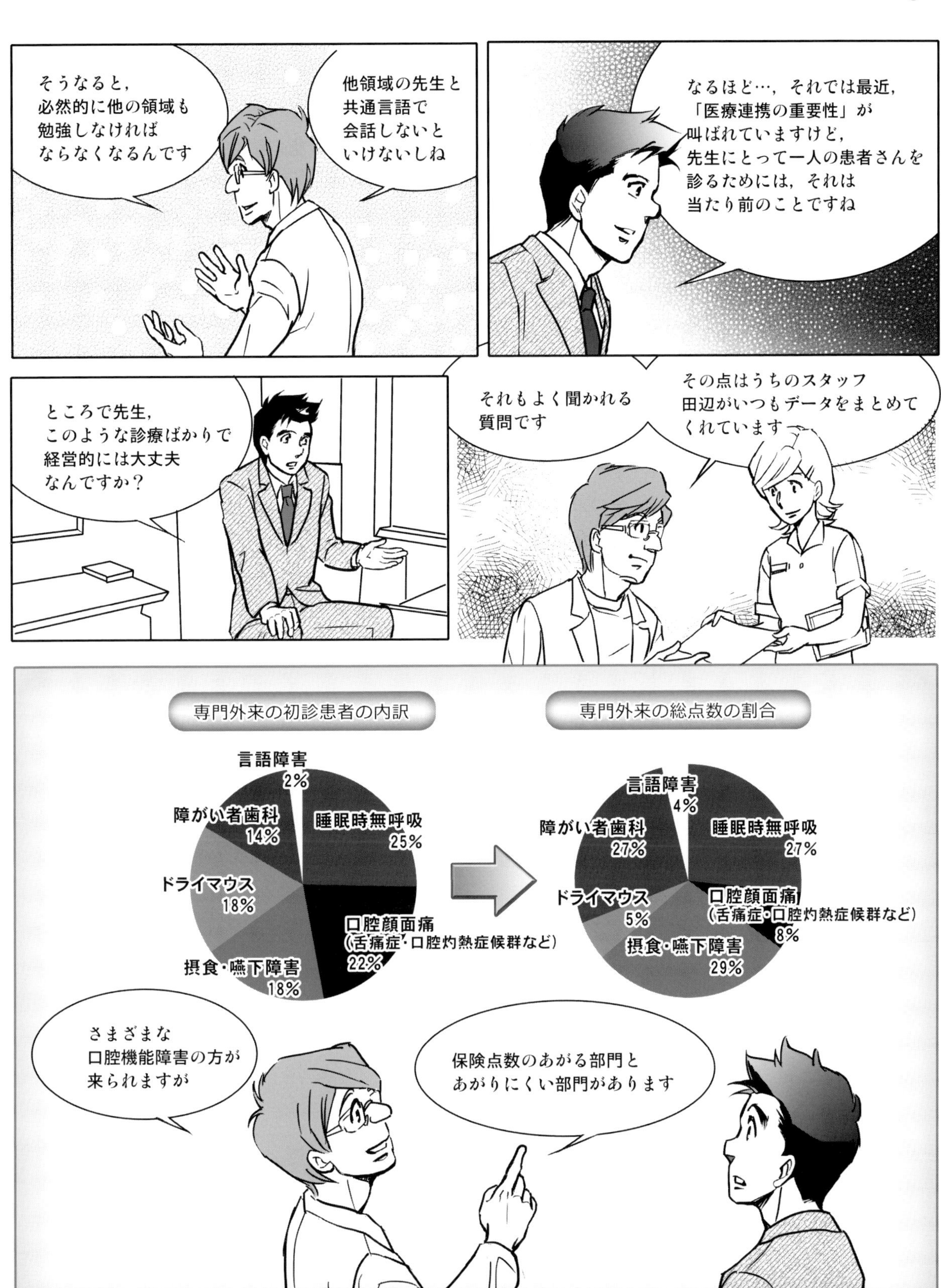
そうなると，
必然的に他の領域も
勉強しなければ
ならなくなるんです
他領域の先生と
共通言語で
会話しないと
いけないしね
なるほど…，それでは最近，
「医療連携の重要性」が
叫ばれていますけど，
先生にとって一人の患者さんを
診るためには，それは
当たり前のことですね
ところで先生，
このような診療ばかりで
経営的には大丈夫
なんですか？
それもよく聞かれる
質問です
その点はうちのスタッフ
田辺がいつもデータをまとめて
くれています
専門外来の初診患者の内訳
言語障害 2%
睡眠時無呼吸 25%
口腔顔面痛 (舌痛症・口腔灼熱症候群など) 22%
摂食・嚥下障害 18%
ドライマウス 18%
障がい者歯科 14%
専門外来の総点数の割合
言語障害 4%
睡眠時無呼吸 27%
口腔顔面痛 (舌痛症・口腔灼熱症候群など) 8%
摂食・嚥下障害 29%
ドライマウス 5%
障がい者歯科 27%
さまざまな
口腔機能障害の方が
来られますが
保険点数のあがる部門と
あがりにくい部門があります

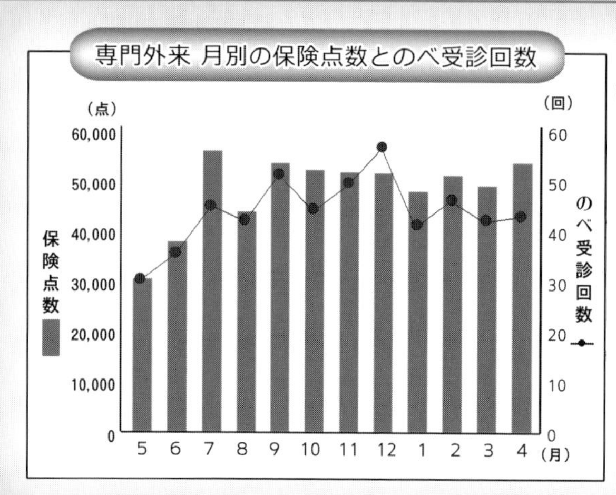
専門外来 月別の保険点数とのべ受診回数
（点）
（回）
60,000
50,000
40,000
30,000
20,000
10,000
0
保険点数
60
50
40
30
20
10
0
のべ受診回数
5 6 7 8 9 10 11 12 1 2 3 4（月）

去年１年間の保険点数とのべ受診回数です

へぇ～，意外と多いですね

受診１回あたりの平均は958点でした
一般歯科の加点と比べると多いかもしれませんが
倍の時間をかけて診察しているので，
1,200点は必要かもしれませんね

しかし，一般歯科のような材料費は
ほとんどかかりませんので，
これでよしと考えることもできます
あとは，経営者が患者さんのための
医療をどう考えるかですね

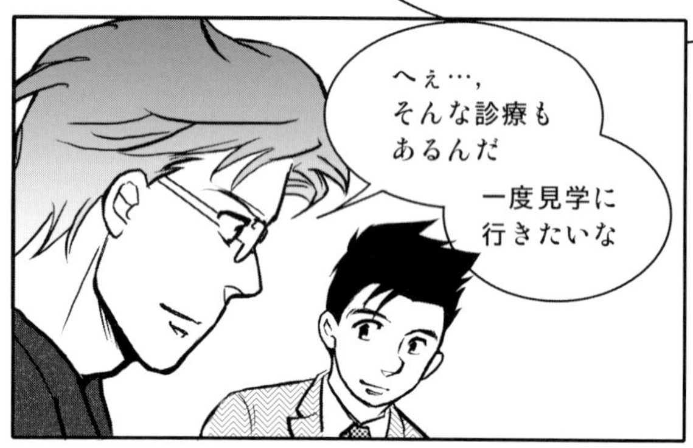
へぇ…，そんな診療もあるんだ
一度見学に行きたいな

そうか，でも単純なことだよな
他の歯科医院にない特色のある治療を
提供できれば，患者さんは増えるし，
歯科医院に対する信用も増すからな

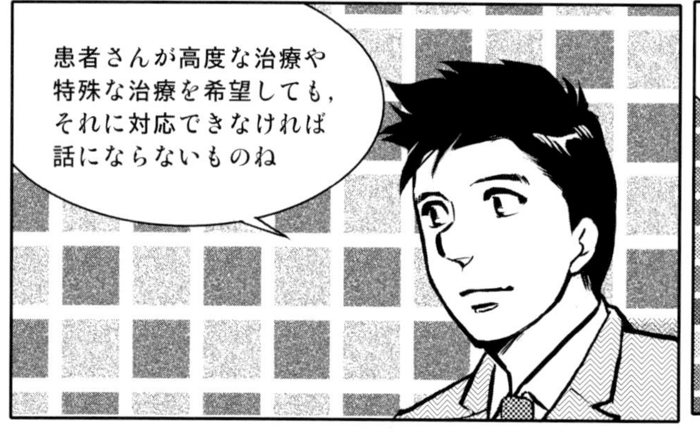
患者さんが高度な治療や
特殊な治療を希望しても，
それに対応できなければ
話にならないものね

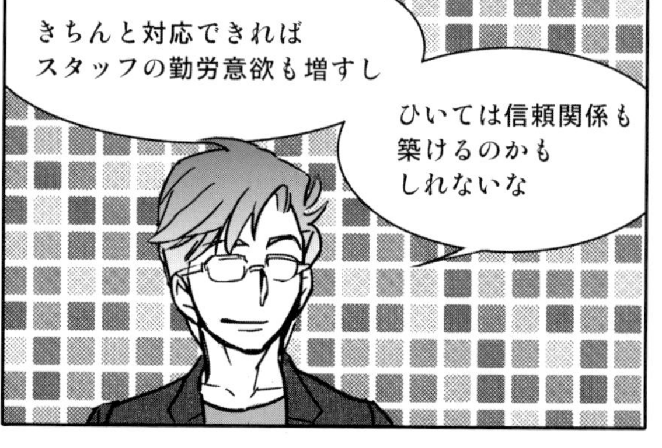
きちんと対応できれば
スタッフの勤労意欲も増すし
ひいては信頼関係も
築けるのかも
しれないな

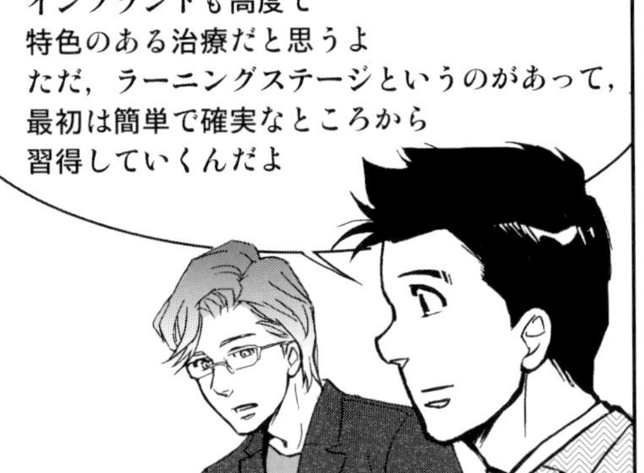
インプラントも高度で
特色のある治療だと思うよ
ただ，ラーニングステージというのがあって，
最初は簡単で確実なところから
習得していくんだよ

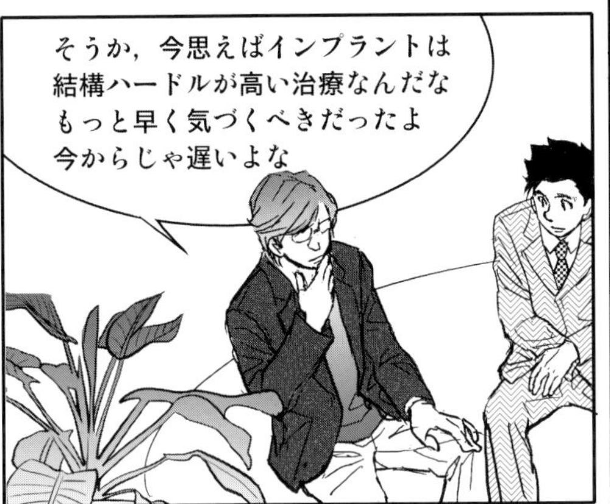
そうか，今思えばインプラントは
結構ハードルが高い治療なんだな
もっと早く気づくべきだったよ
今からじゃ遅いよな

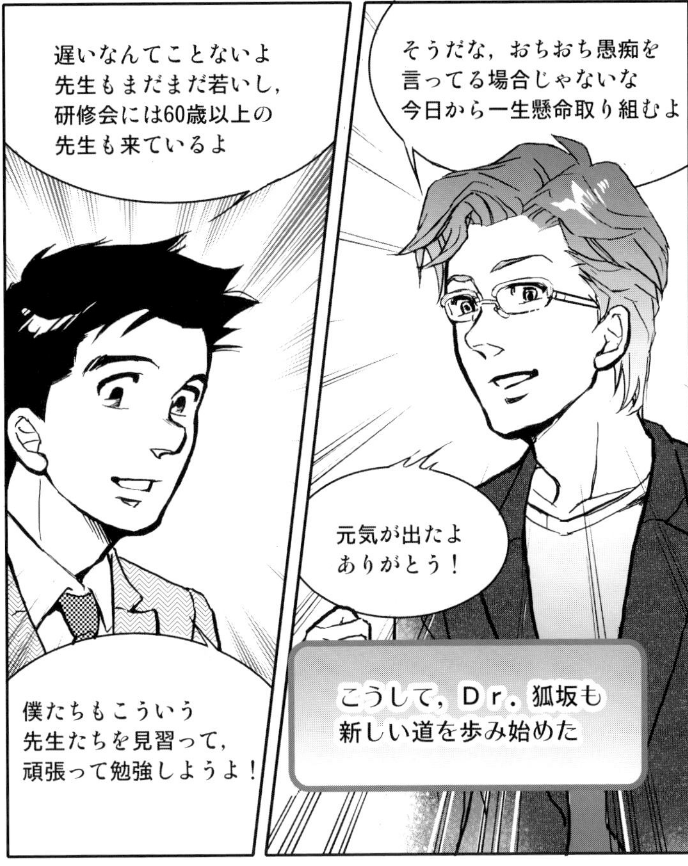
そうだな，おちおち愚痴を
言ってる場合じゃないな
今日から一生懸命取り組むよ
遅いなんてことないよ
先生もまだまだ若いし，
研修会には60歳以上の
先生も来ているよ
元気が出たよ
ありがとう！
僕たちもこういう
先生たちを見習って，
頑張って勉強しようよ！
こうして，Dr．狐坂も
新しい道を歩み始めた

成功へのプロセス 21

医療の特色を

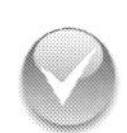

他の歯科医院にはない特色がなければ，患者さんがその歯科医院を選択する必然性はありません．医療の特色が多いほど他の歯科医院との差別化が起こるのです．また，その特色をいかにして地域に浸透させていくかも重要です．

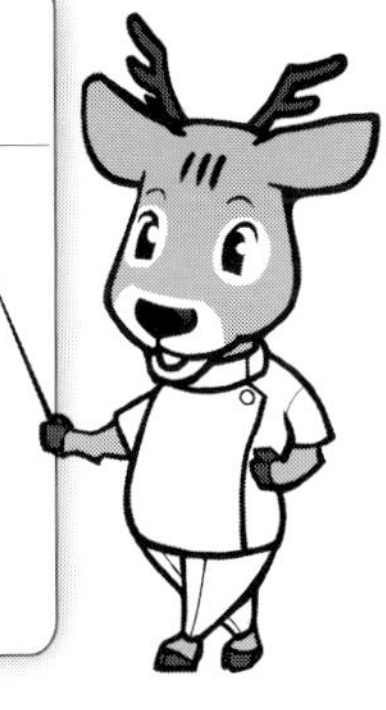

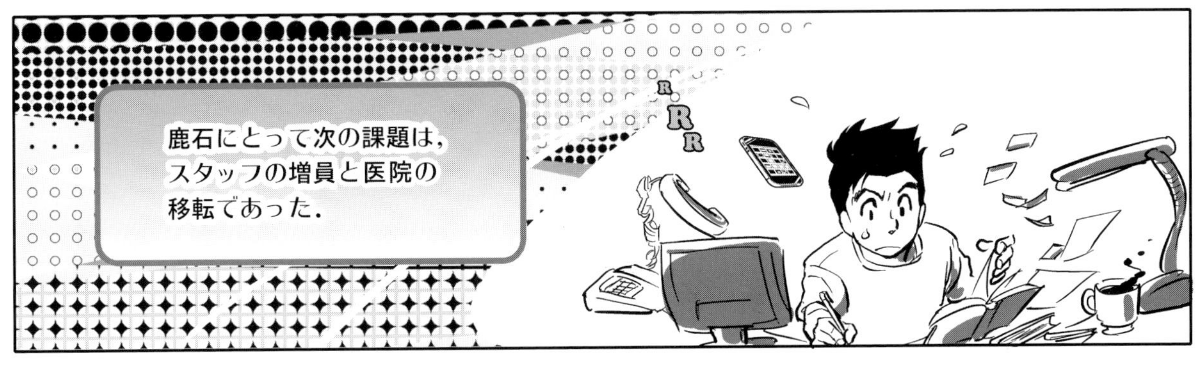
鹿石にとって次の課題は，
スタッフの増員と医院の
移転であった．
RRR

第10話 成 長

院長はスタッフの存在意義をどのように考えていますか？
歯科医院にとってスタッフが戦力になるか，宝のもちぐされになるかは，院長の考え方一つでは？

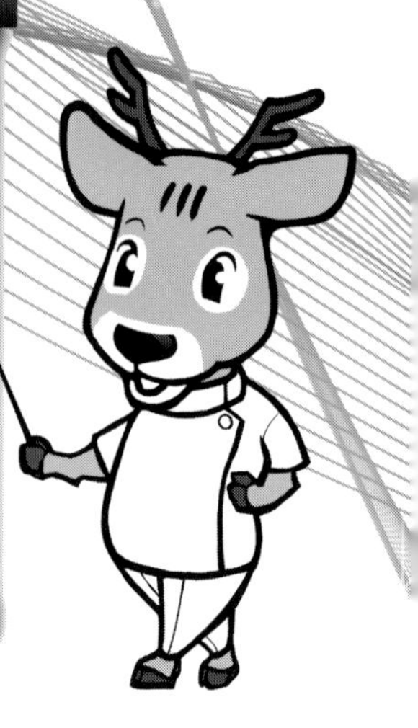

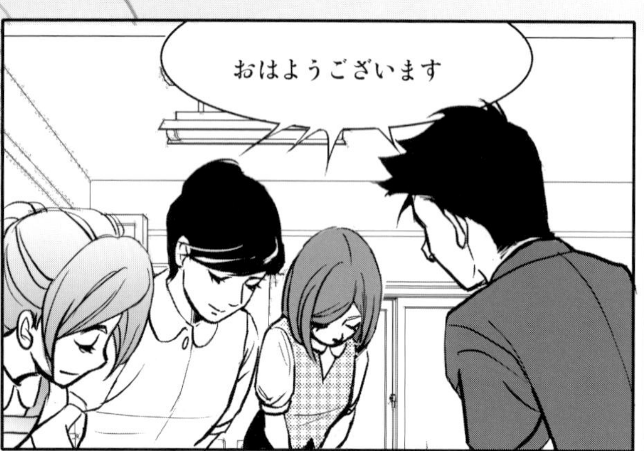
おはようございます

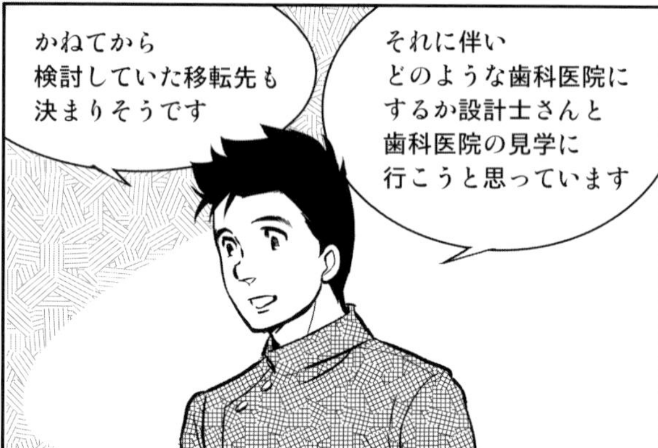
かねてから
検討していた移転先も
決まりそうです
それに伴い
どのような歯科医院に
するか設計士さんと
歯科医院の見学に
行こうと思っています

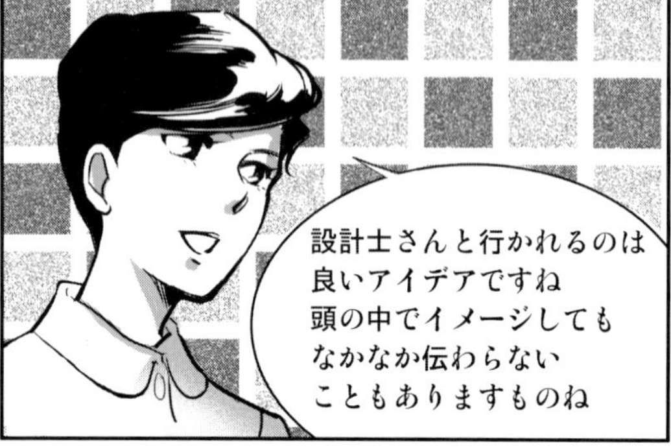
設計士さんと行かれるのは
良いアイデアですね
頭の中でイメージしても
なかなか伝わらない
こともありますものね

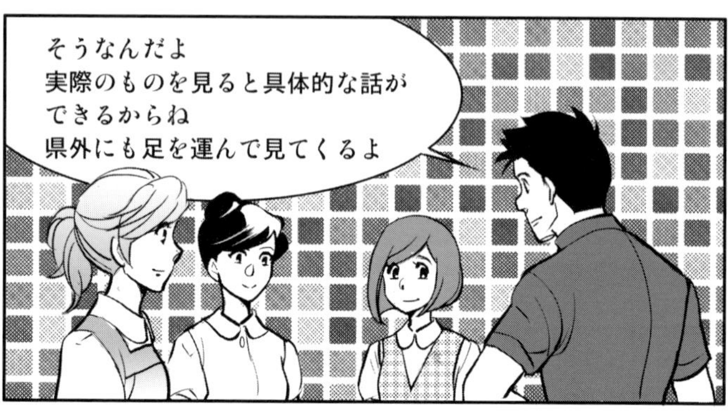
そうなんだよ
実際のものを見ると具体的な話が
できるからね
県外にも足を運んで見てくるよ

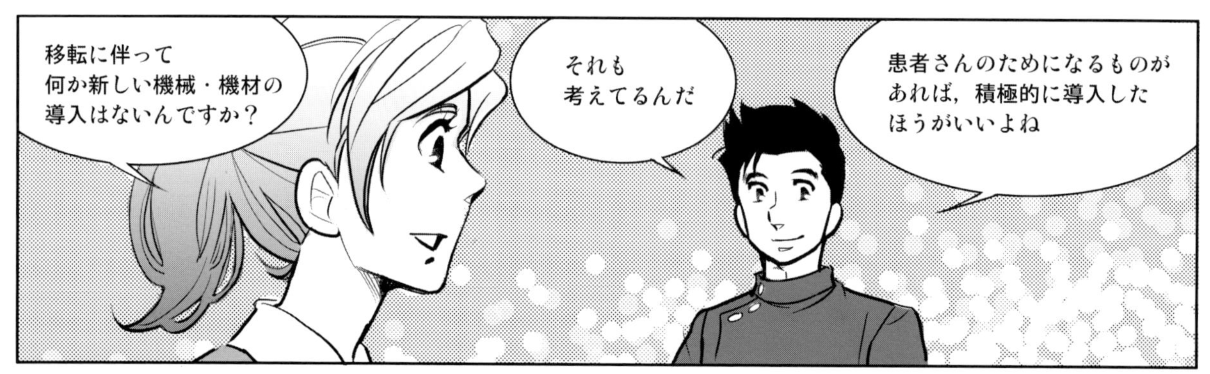
移転に伴って
何か新しい機械・機材の
導入はないんですか？
それも
考えてるんだ
患者さんのためになるものが
あれば，積極的に導入した
ほうがいいよね

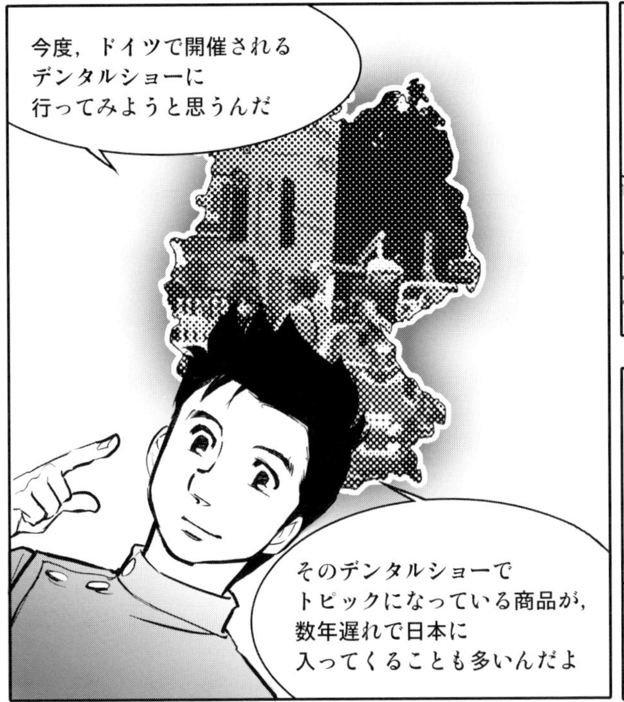
今度，ドイツで開催される
デンタルショーに
行ってみようと思うんだ
そのデンタルショーで
トピックになっている商品が，
数年遅れで日本に
入ってくることも多いんだよ

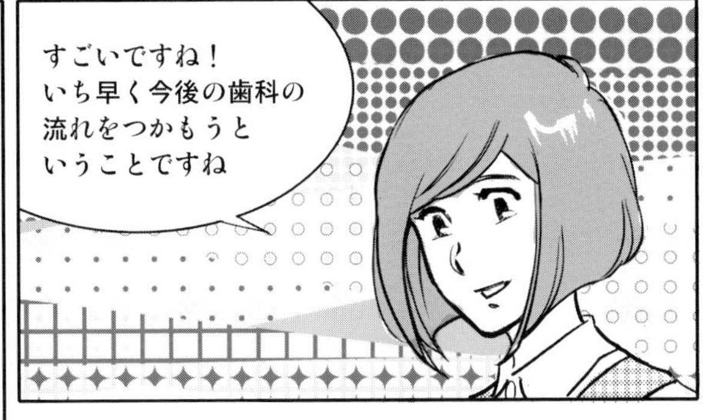
すごいですね！
いち早く今後の歯科の
流れをつかもうと
いうことですね

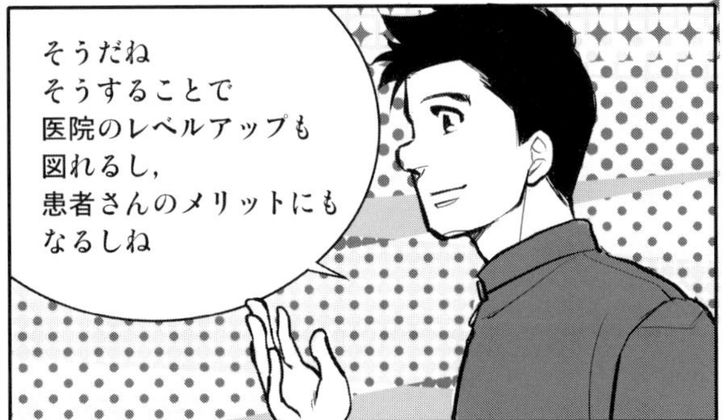
そうだね
そうすることで
医院のレベルアップも
図れるし，
患者さんのメリットにも
なるしね

成功へのプロセス 22

常にアンテナを

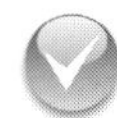
歯科医療の進歩も日進月歩です．
常にアンテナを張り巡らせて新しいものを導入することで，
医院の差別化にもなりますし，患者さんのニーズにも応えられます．

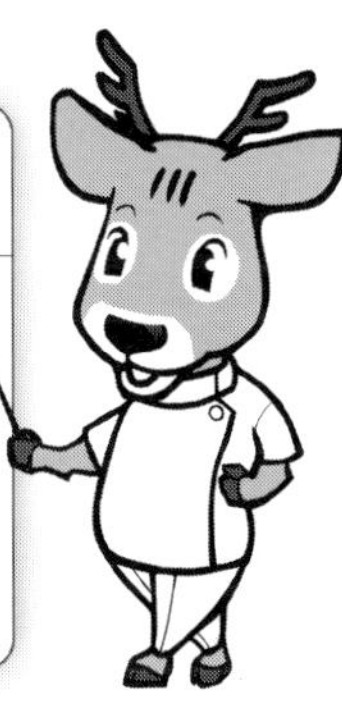

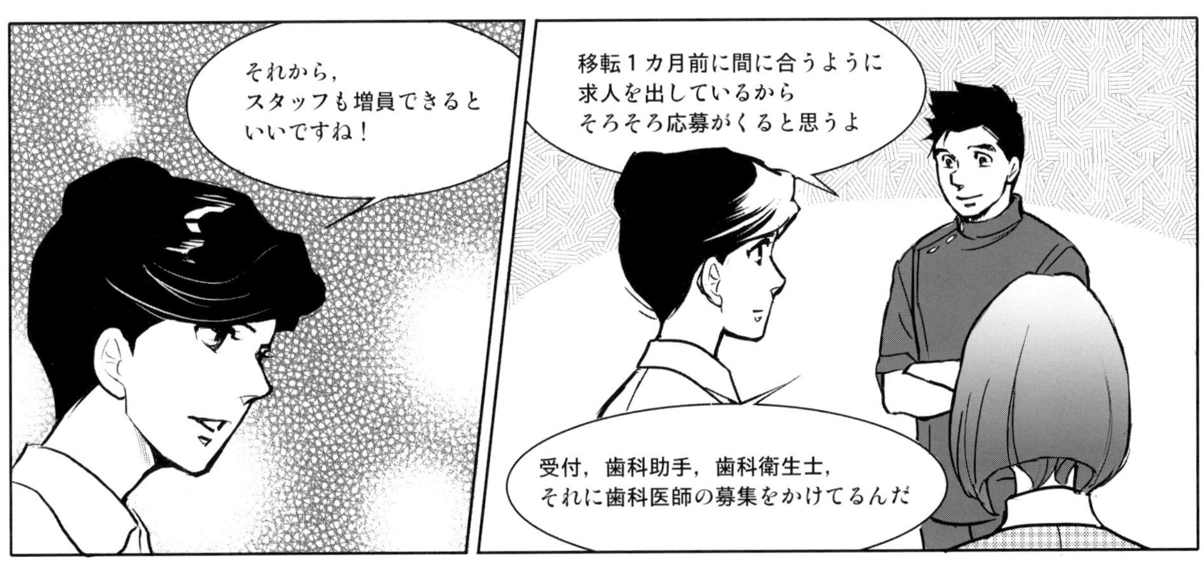
それから，
スタッフも増員できると
いいですね！
移転１カ月前に間に合うように
求人を出しているから
そろそろ応募がくると思うよ
受付，歯科助手，歯科衛生士，
それに歯科医師の募集をかけてるんだ

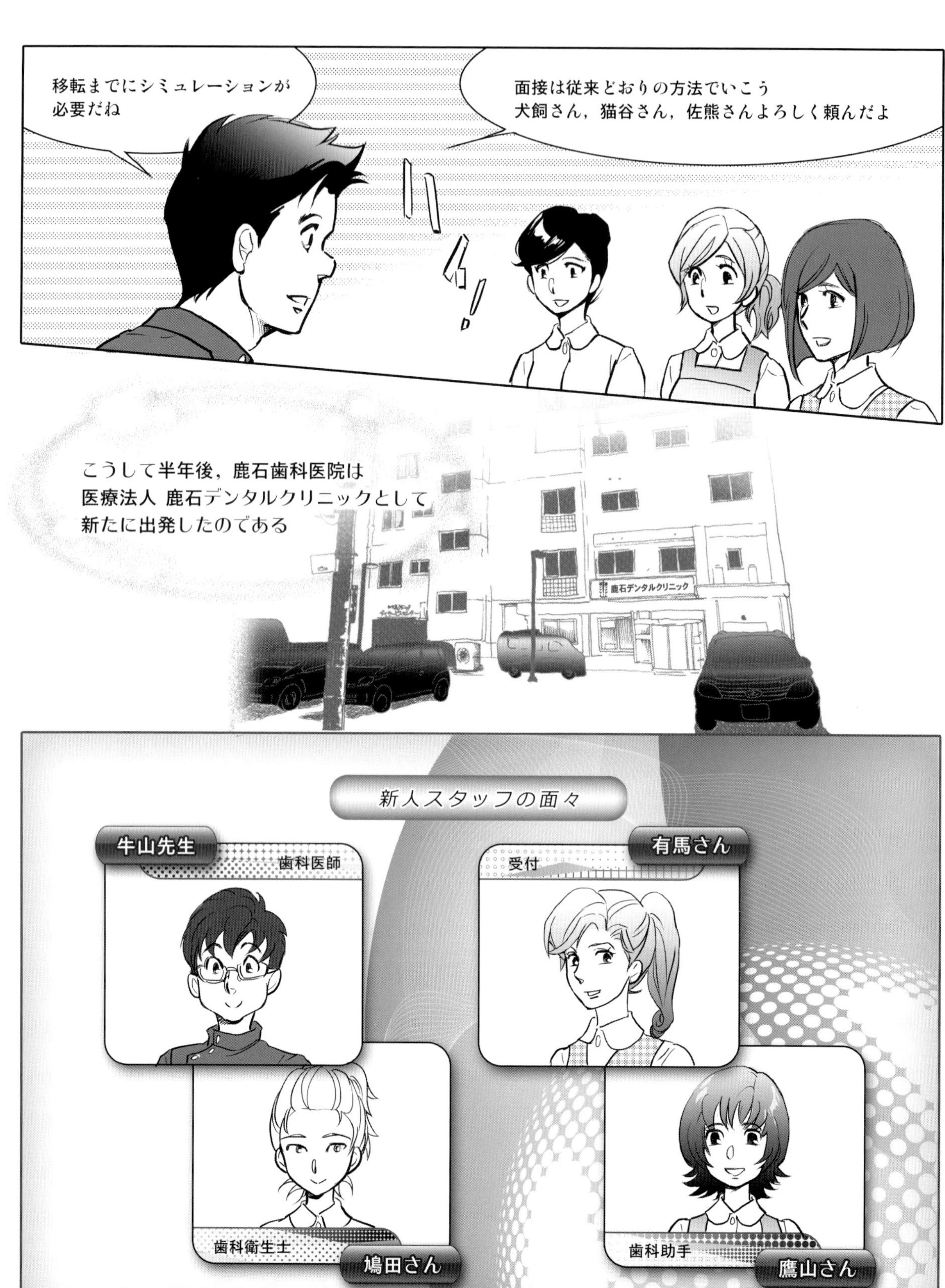

移転までにシミュレーションが
必要だね
面接は従来どおりの方法でいこう
犬飼さん，猫谷さん，佐熊さんよろしく頼んだよ
こうして半年後，鹿石歯科医院は
医療法人 鹿石デンタルクリニックとして
新たに出発したのである
鹿石デンタルクリニック
新人スタッフの面々
牛山先生
歯科医師
有馬さん
受付
歯科衛生士
鳩田さん
歯科助手
鷹山さん

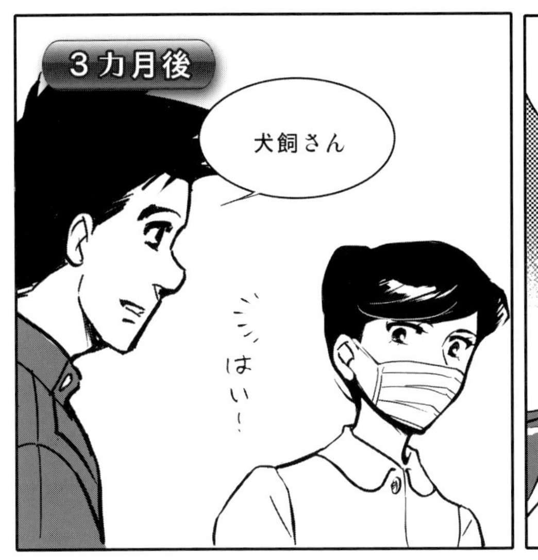
3カ月後
犬飼さん
はい！

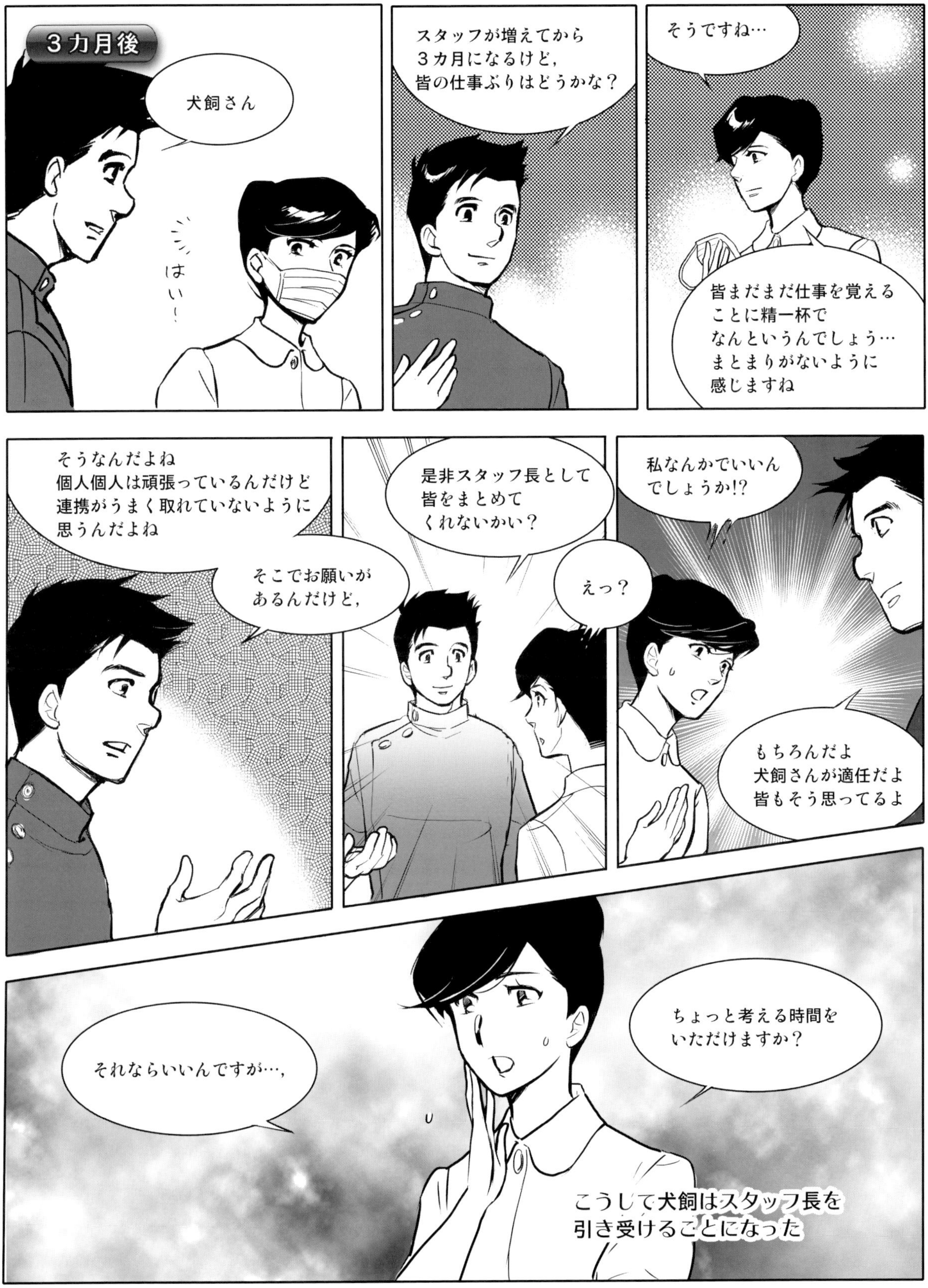

スタッフが増えてから
3カ月になるけど，
皆の仕事ぶりはどうかな？

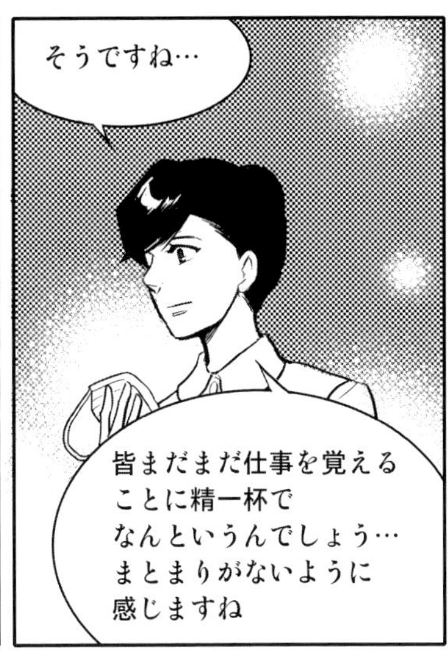
そうですね…
皆まだまだ仕事を覚える
ことに精一杯で
なんというんでしょう…
まとまりがないように
感じますね

そうなんだよね
個人個人は頑張っているんだけど
連携がうまく取れていないように
思うんだよね

そこでお願いが
あるんだけど，

是非スタッフ長として
皆をまとめて
くれないかい？

えっ？

私なんかでいいんでしょうか!?

もちろんだよ
犬飼さんが適任だよ
皆もそう思ってるよ

それならいいんですが…，

ちょっと考える時間を
いただけますか？

こうして犬飼はスタッフ長を
引き受けることになった

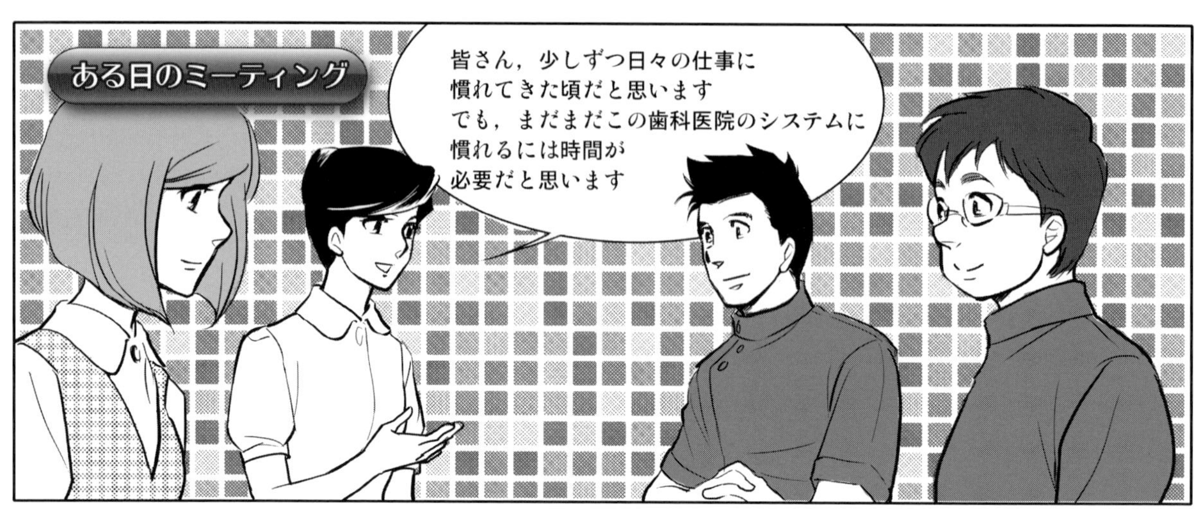
ある日のミーティング
皆さん，少しずつ日々の仕事に
慣れてきた頃だと思います
でも，まだまだこの歯科医院のシステムに
慣れるには時間が
必要だと思います

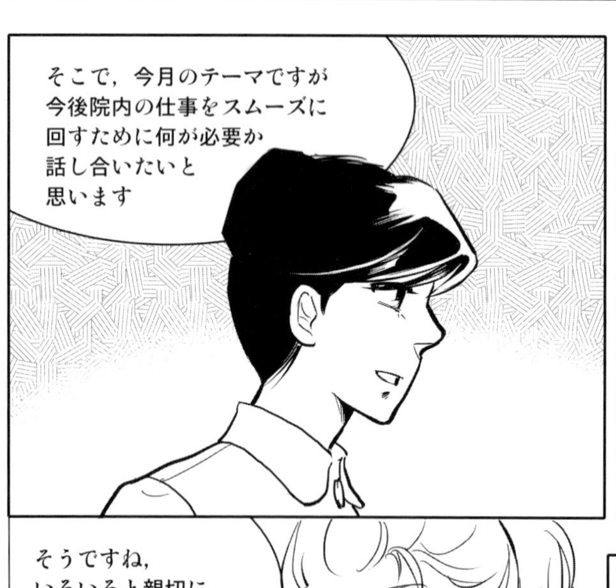
そこで，今月のテーマですが
今後院内の仕事をスムーズに
回すために何が必要か
話し合いたいと
思います

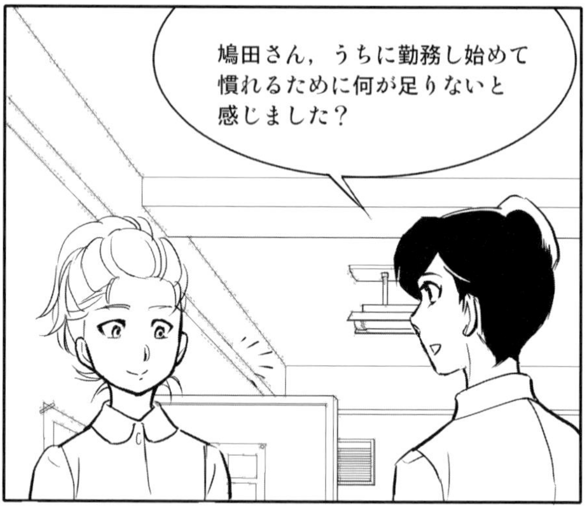
鳩田さん，うちに勤務し始めて
慣れるために何が足りないと
感じました？

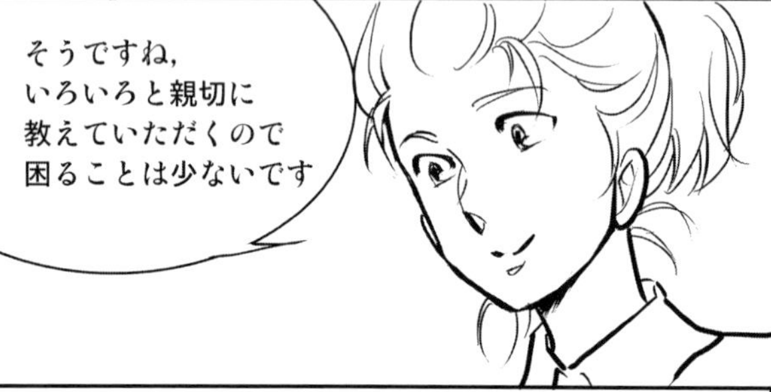
そうですね，
いろいろと親切に
教えていただくので
困ることは少ないです

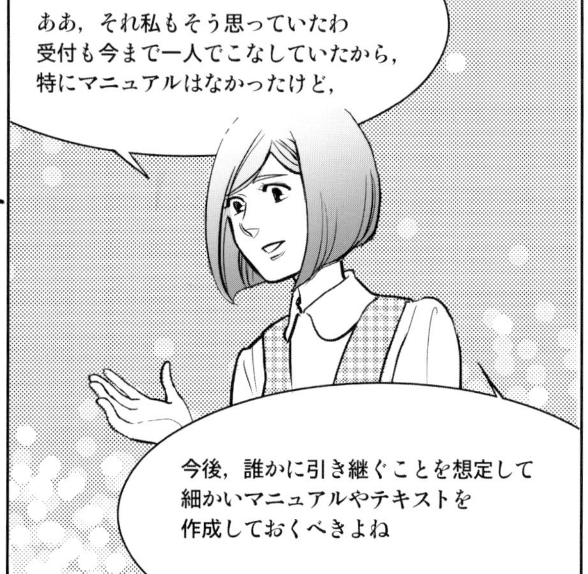
ああ，それ私もそう思っていたわ
受付も今まで一人でこなしていたから，
特にマニュアルはなかったけど，
今後，誰かに引き継ぐことを想定して
細かいマニュアルやテキストを
作成しておくべきよね

ただ，覚えることが
多すぎて私も鷹山さんも
苦労しています

できればマニュアルがあれば
教えるほうもスムーズに
いくんじゃない
でしょうか？

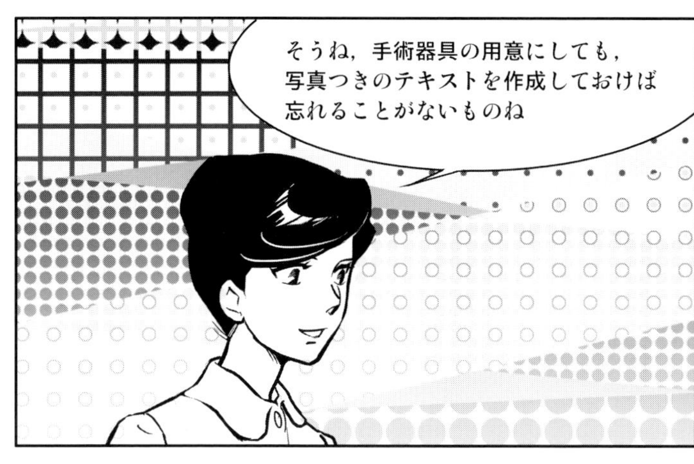
そうね，手術器具の用意にしても，
写真つきのテキストを作成しておけば
忘れることがないものね

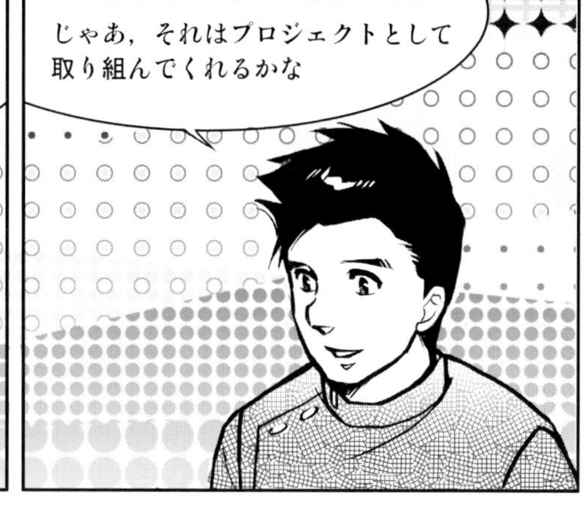
じゃあ，それはプロジェクトとして
取り組んでくれるかな

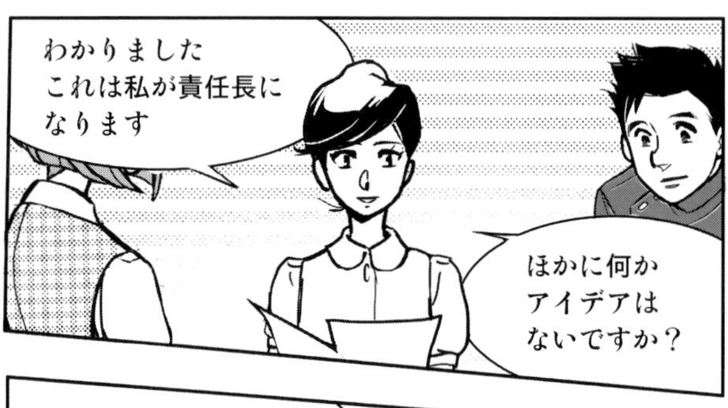
わかりました
これは私が責任長に
なります
ほかに何か
アイデアは
ないですか？

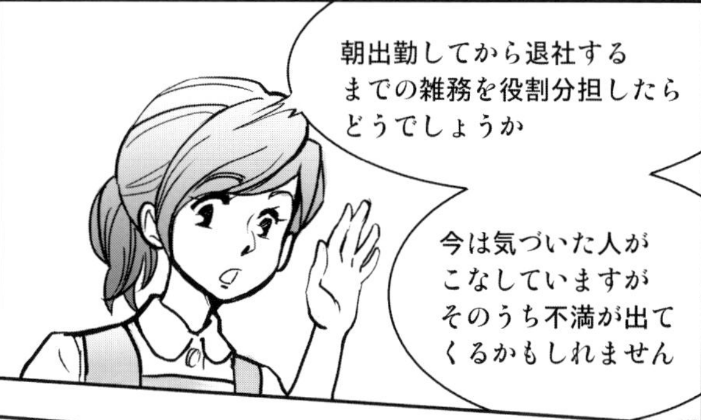
朝出勤してから退社する
までの雑務を役割分担したら
どうでしょうか
今は気づいた人が
こなしていますが
そのうち不満が出て
くるかもしれません

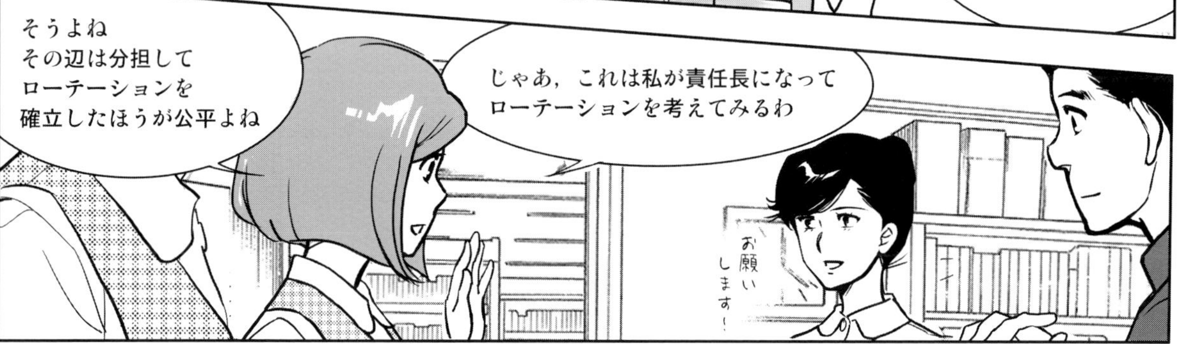
そうよね
その辺は分担して
ローテーションを
確立したほうが公平よね
じゃあ，これは私が責任長になって
ローテーションを考えてみるわ
お願いします！

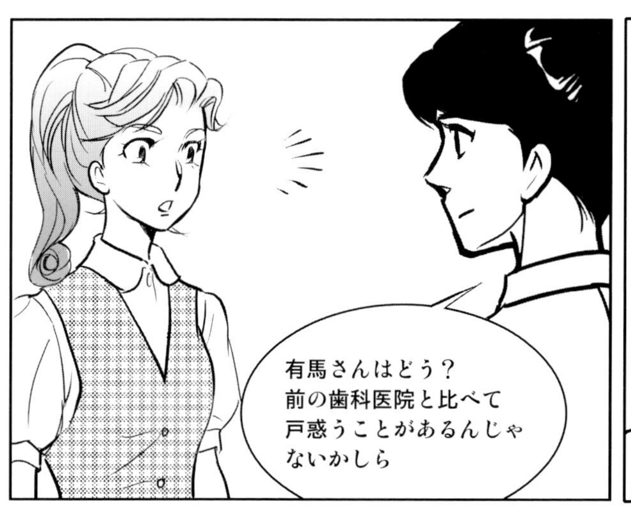
有馬さんはどう？
前の歯科医院と比べて
戸惑うことがあるんじゃ
ないかしら

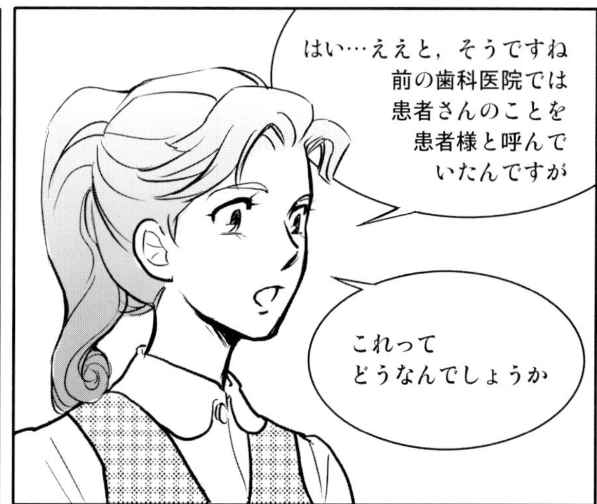
はい…ええと，そうですね
前の歯科医院では
患者さんのことを
患者様と呼んで
いたんですが
これって
どうなんでしょうか

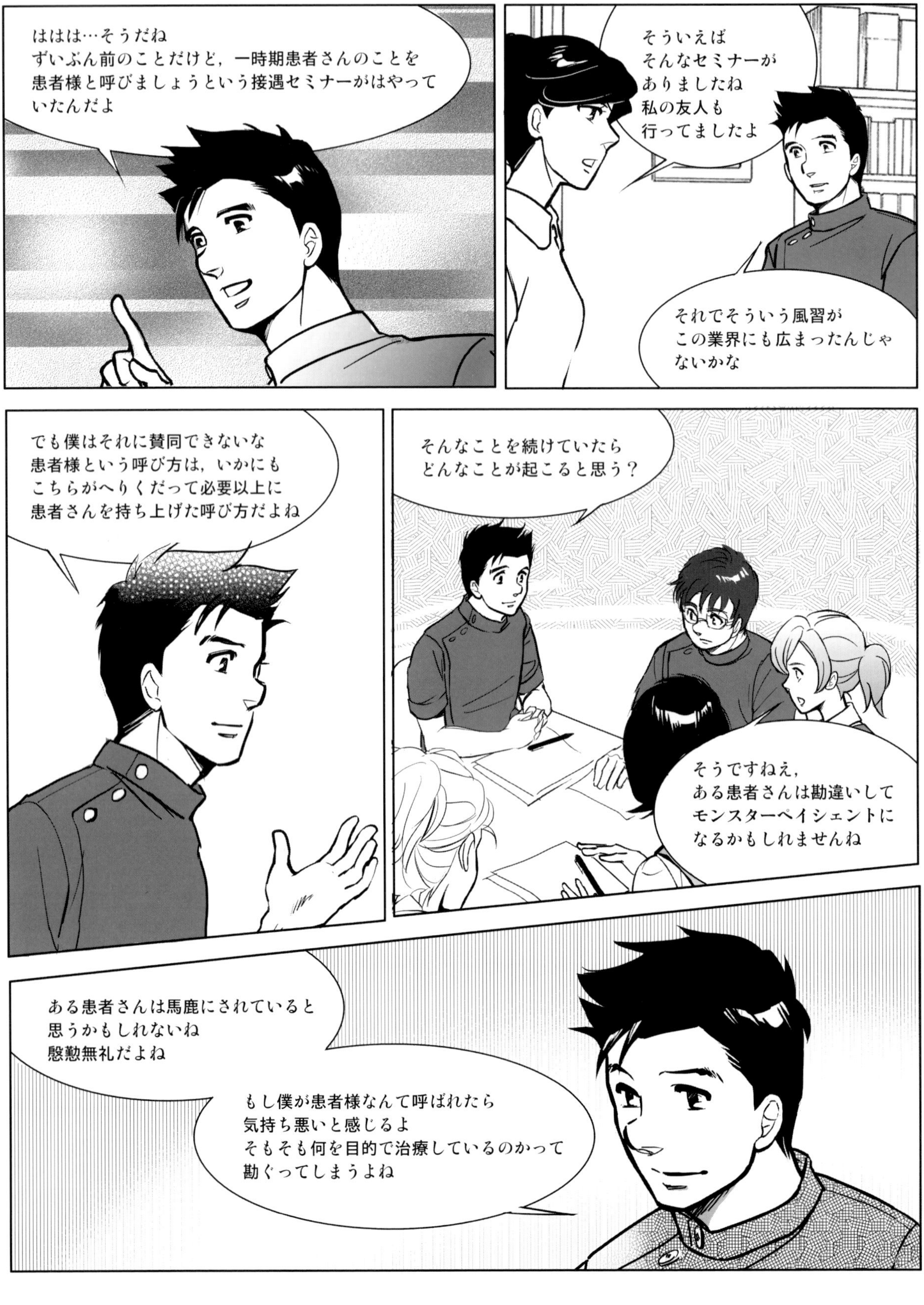

ははは…そうだね
ずいぶん前のことだけど，一時期患者さんのことを
患者様と呼びましょうという接遇セミナーがはやって
いたんだよ

そういえば
そんなセミナーが
ありましたね
私の友人も
行ってましたよ

それでそういう風習が
この業界にも広まったんじゃ
ないかな

でも僕はそれに賛同できないな
患者様という呼び方は，いかにも
こちらがへりくだって必要以上に
患者さんを持ち上げた呼び方だよね

そんなことを続けていたら
どんなことが起こると思う？

そうですねえ，
ある患者さんは勘違いして
モンスターペイシェントに
なるかもしれませんね

ある患者さんは馬鹿にされていると
思うかもしれないね
慇懃無礼だよね

もし僕が患者様なんて呼ばれたら
気持ち悪いと感じるよ
そもそも何を目的で治療しているのかって
勘ぐってしまうよね

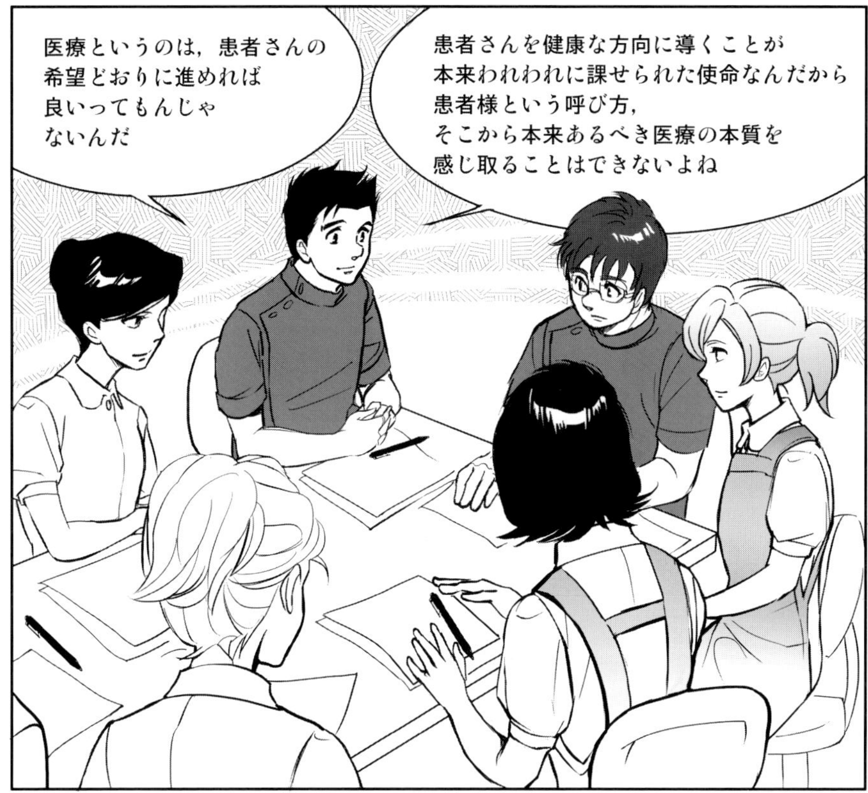
医療というのは，患者さんの
希望どおりに進めれば
良いってもんじゃ
ないんだ
患者さんを健康な方向に導くことが
本来われわれに課せられた使命なんだから
患者様という呼び方，
そこから本来あるべき医療の本質を
感じ取ることはできないよね

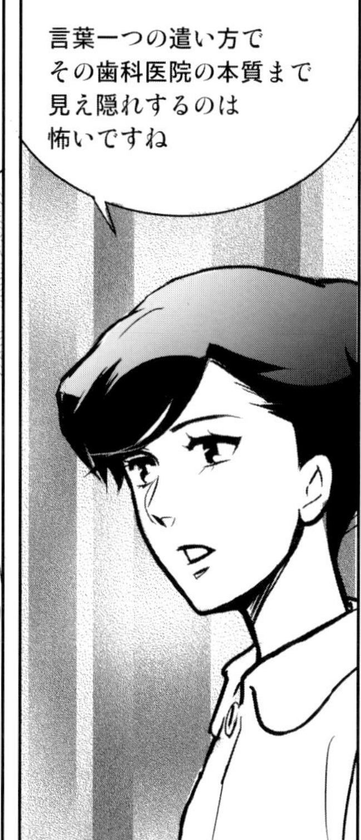
言葉一つの遣い方で
その歯科医院の本質まで
見え隠れするのは
怖いですね

成功へのプロセス 23

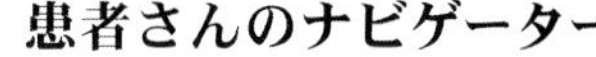

患者さんのナビゲーター

歯科医院と患者さんの関係をどのように考えているかは重要です．その理念が言葉一つにも反映されます．われわれは患者さんを健康な方向に導く指南役も務めていることを忘れてはなりません．

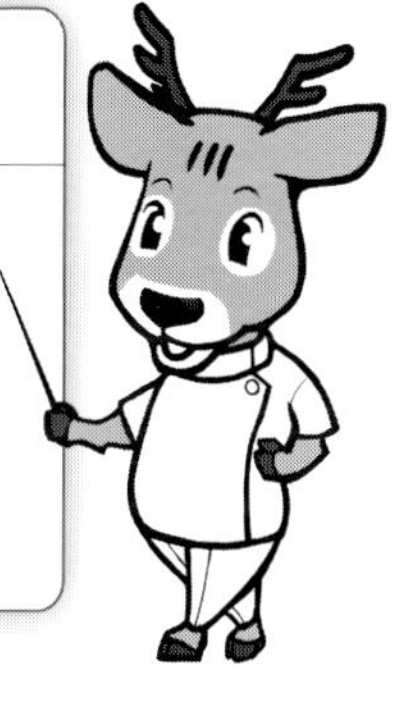

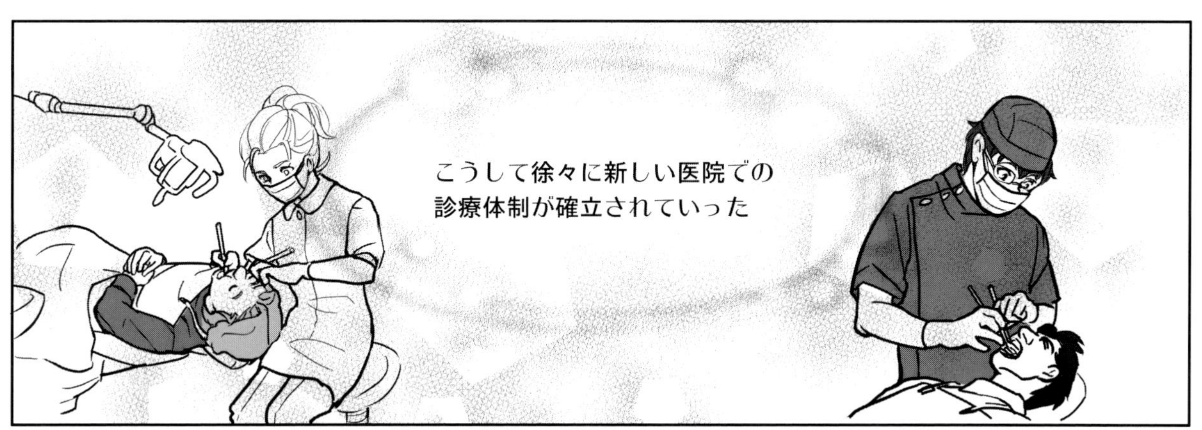
こうして徐々に新しい医院での
診療体制が確立されていった

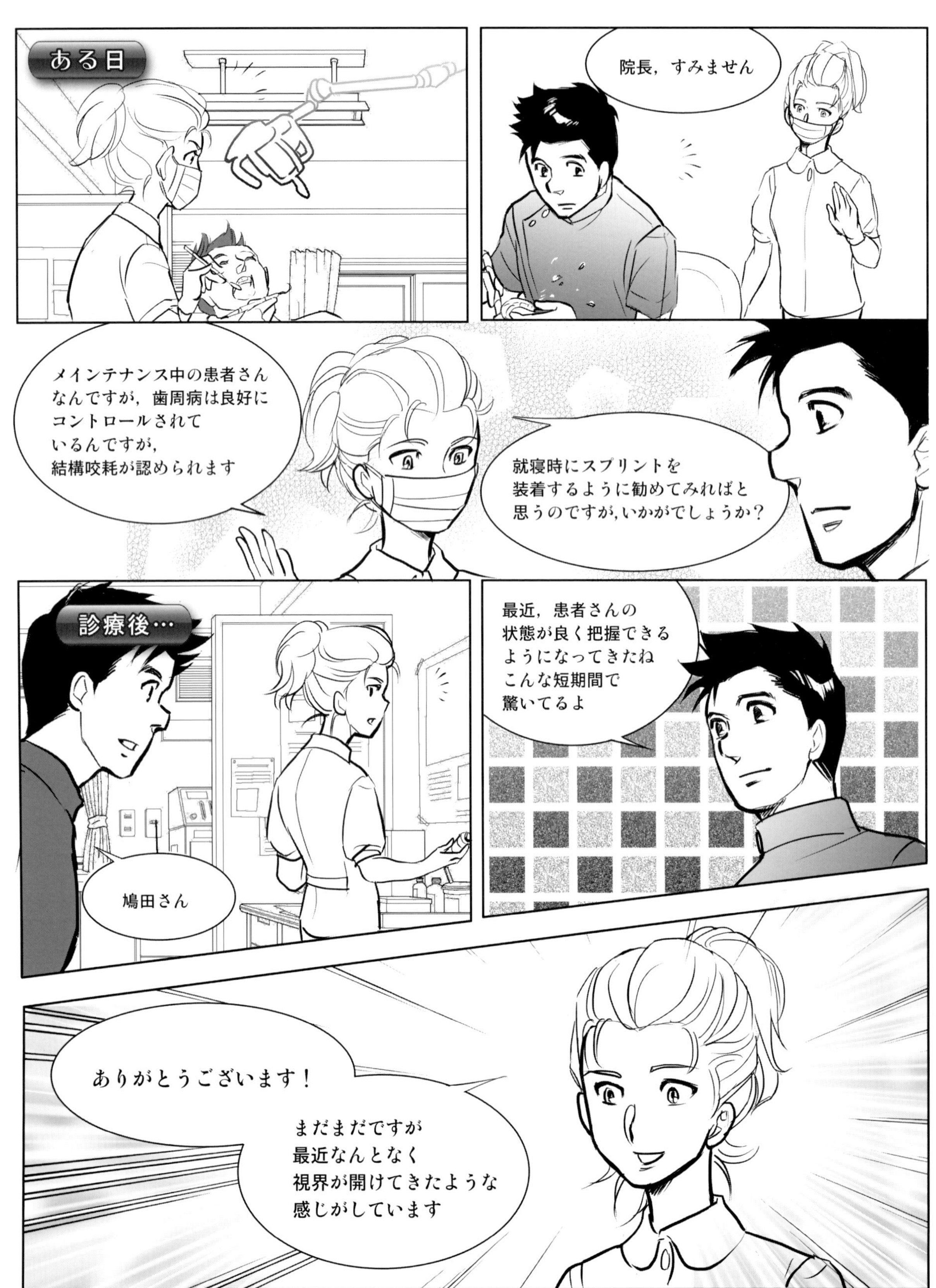
ある日
院長，すみません
メインテナンス中の患者さんなんですが，歯周病は良好にコントロールされているんですが，結構咬耗が認められます
就寝時にスプリントを装着するように勧めてみればと思うのですが,いかがでしょうか？
診療後…
最近，患者さんの状態が良く把握できるようになってきたね こんな短期間で驚いてるよ
鳩田さん
ありがとうございます！
まだまだですが 最近なんとなく視界が開けてきたような感じがしています

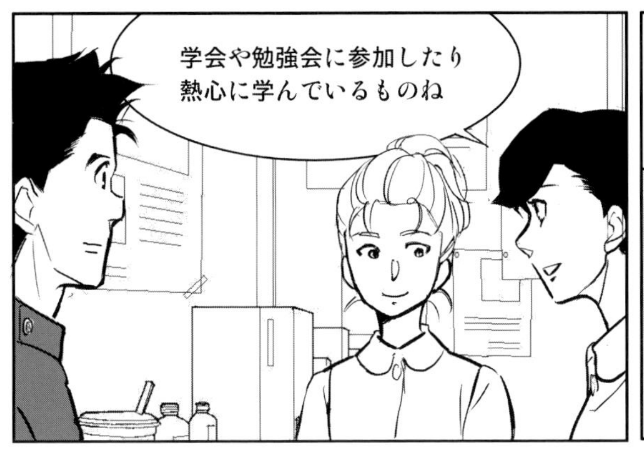
学会や勉強会に参加したり
熱心に学んでいるものね

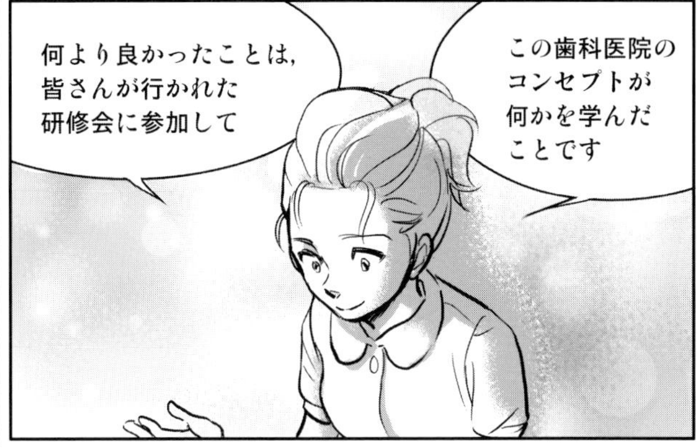
この歯科医院の
コンセプトが
何かを学んだ
ことです
何より良かったことは，
皆さんが行かれた
研修会に参加して

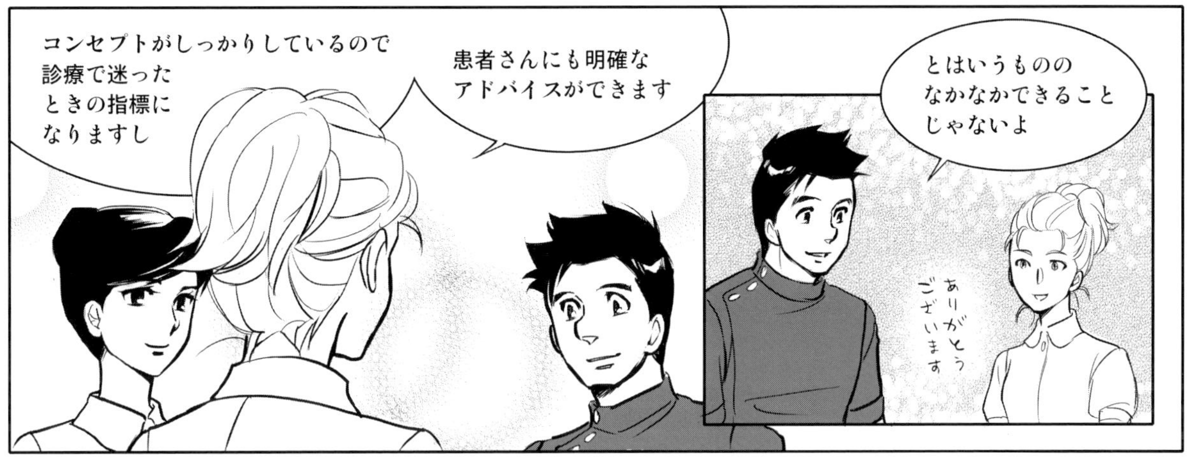
患者さんにも明確な
アドバイスができます
コンセプトがしっかりしているので
診療で迷った
ときの指標に
なりますし
とはいうものの
なかなかできること
じゃないよ
ありがとうございます

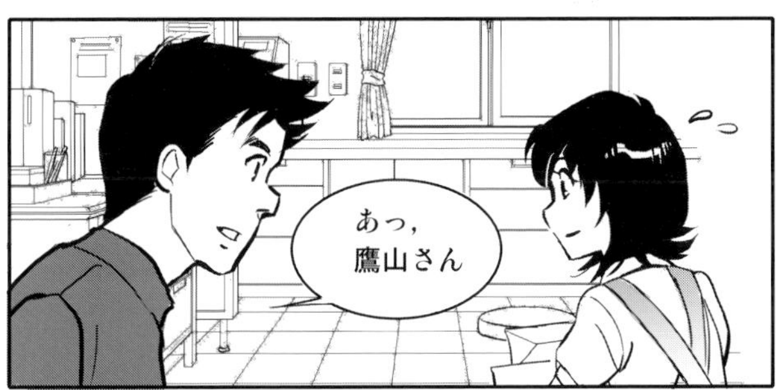
あっ，
鷹山さん

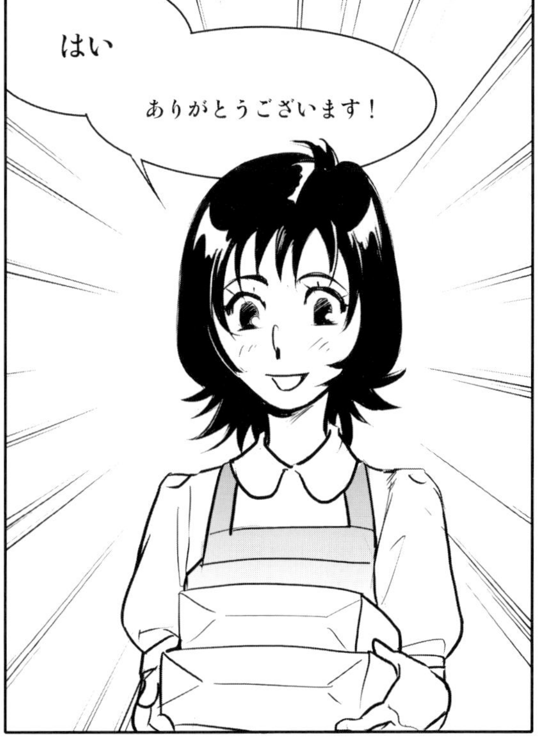
はい
ありがとうございます！

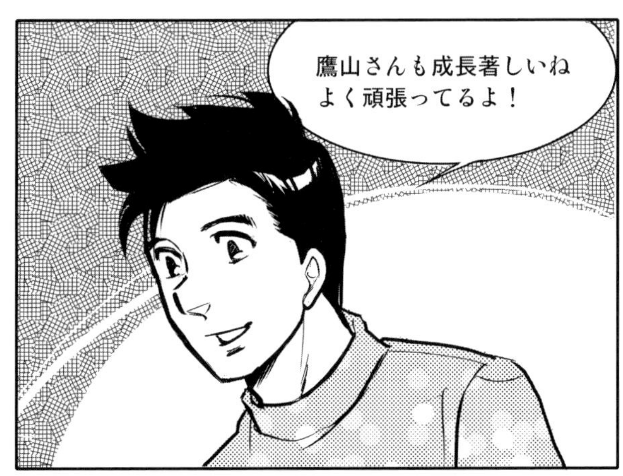
鷹山さんも成長著しいね
よく頑張ってるよ！

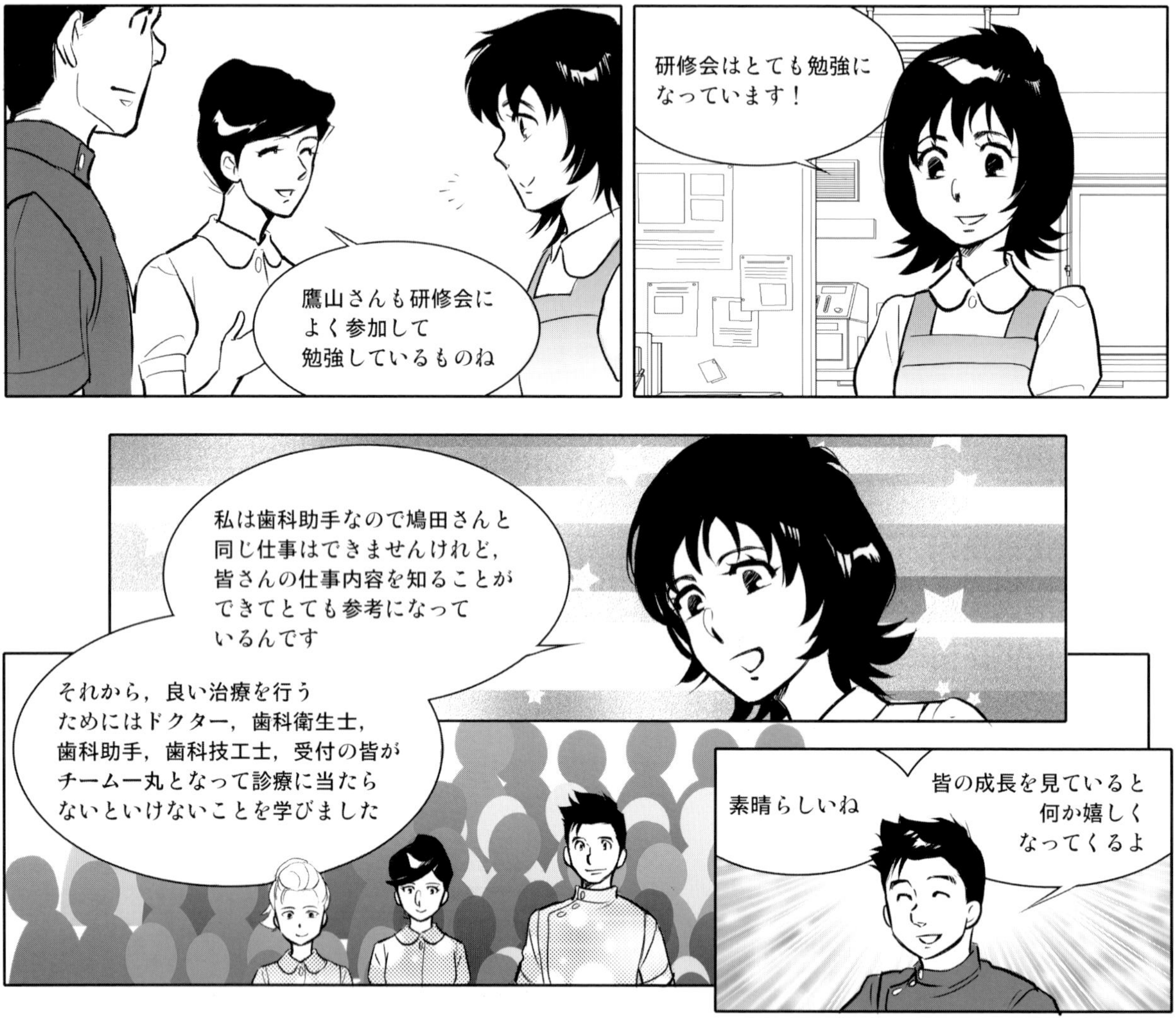

鷹山さんも研修会によく参加して勉強しているものね

研修会はとても勉強になっています！

私は歯科助手なので鳩田さんと同じ仕事はできませんけれど，皆さんの仕事内容を知ることができてとても参考になっているんです

それから，良い治療を行うためにはドクター，歯科衛生士，歯科助手，歯科技工士，受付の皆がチーム一丸となって診療に当たらないといけないことを学びました

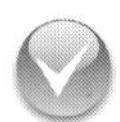

素晴らしいね

皆の成長を見ていると何か嬉しくなってくるよ

成功へのプロセス 24

スタッフ長や責任者を設ける

スタッフ長を置くことで，現場の問題点を吸い上げてもらい改善につなげることが容易となります．
また，院長にはなかなか把握できないスタッフ間の関係性を調整してもらうことで，職場を良い環境に保つことができます．
さらに各スタッフへの仕事の配分などを任せることでそれぞれの仕事に対する責任感が生まれます．
そして，スタッフの成長を感じることは院長にとって非常に嬉しいことです．

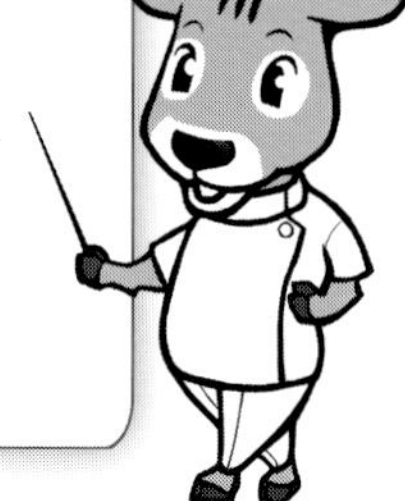

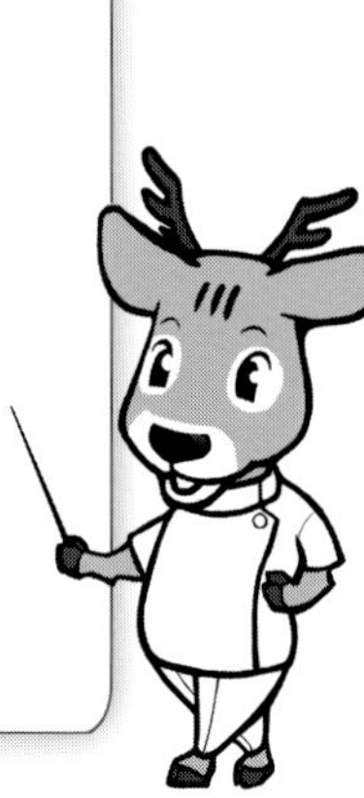

第１１話 責 任

歯科医院を経営していれば，いろいろなミスやトラブルが発生します．院長はそれらに対する責任の所在をどのように考えていますか？

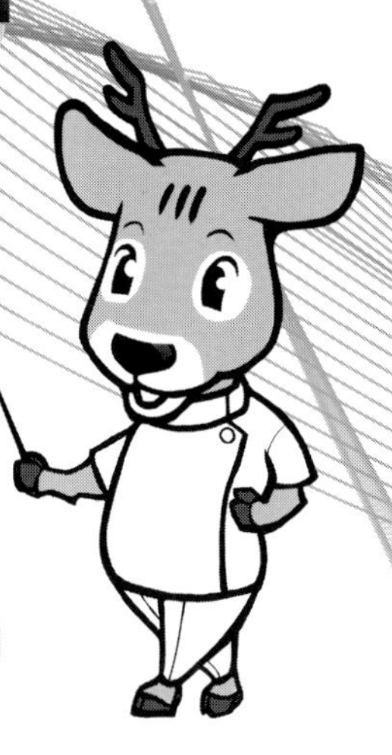

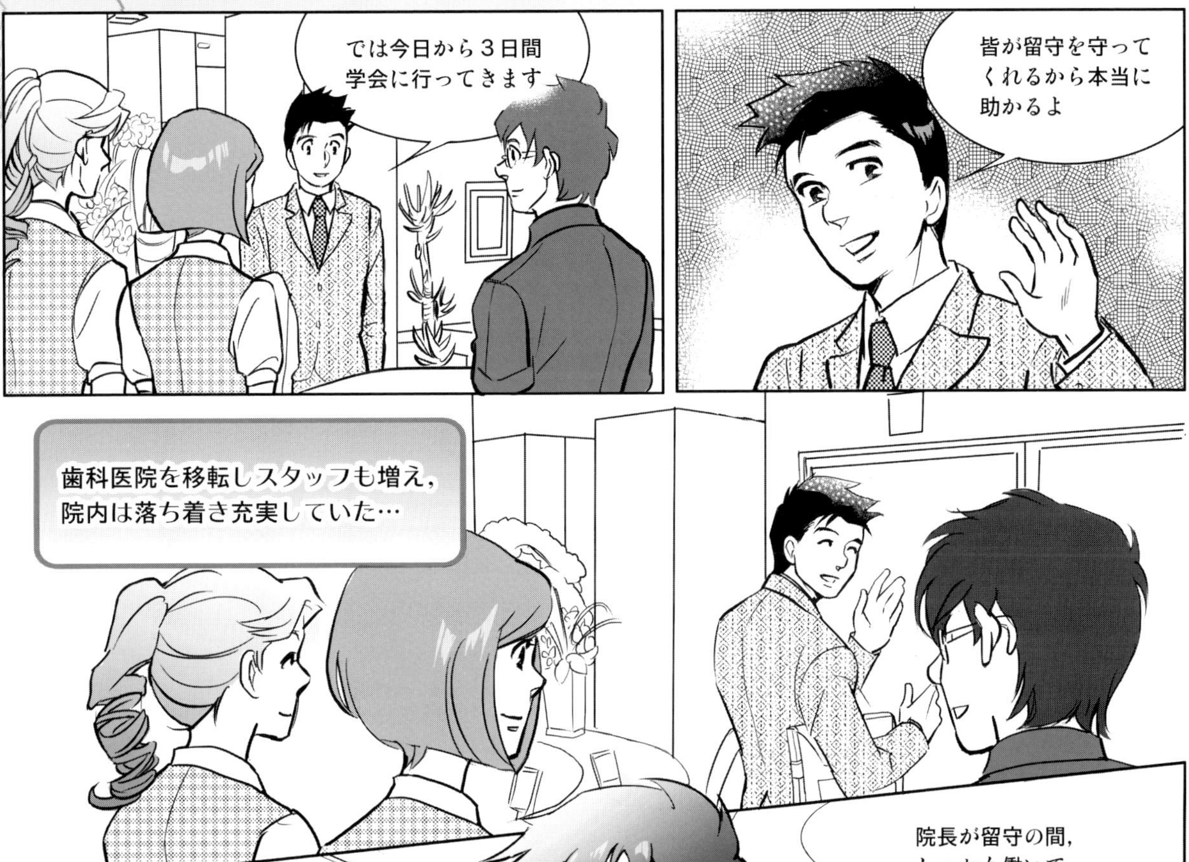

では今日から３日間
学会に行ってきます

皆が留守を守って
くれるから本当に
助かるよ

歯科医院を移転しスタッフも増え，
院内は落ち着き充実していた…

院長が留守の間，
しっかり働いて
バリバリ頑張るぞ～！

よ～し！！

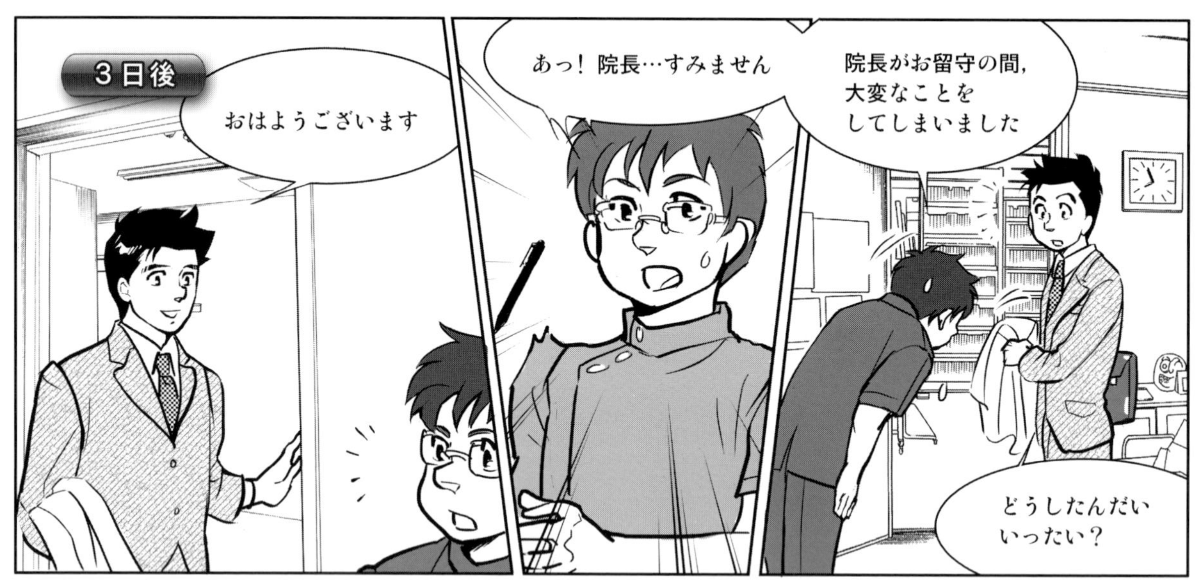
3日後
おはようございます
あっ！院長…すみません
院長がお留守の間，大変なことをしてしまいました
どうしたんだいいったい？

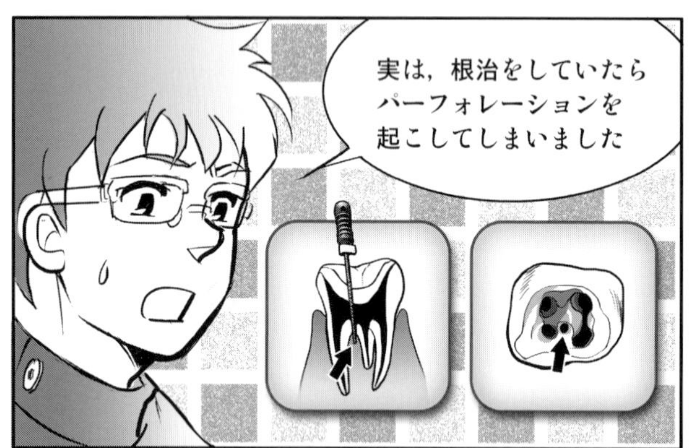
実は，根治をしていたらパーフォレーションを起こしてしまいました

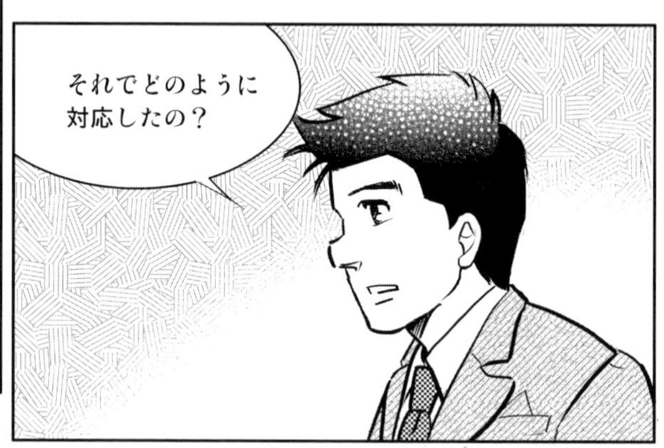
それでどのように対応したの？

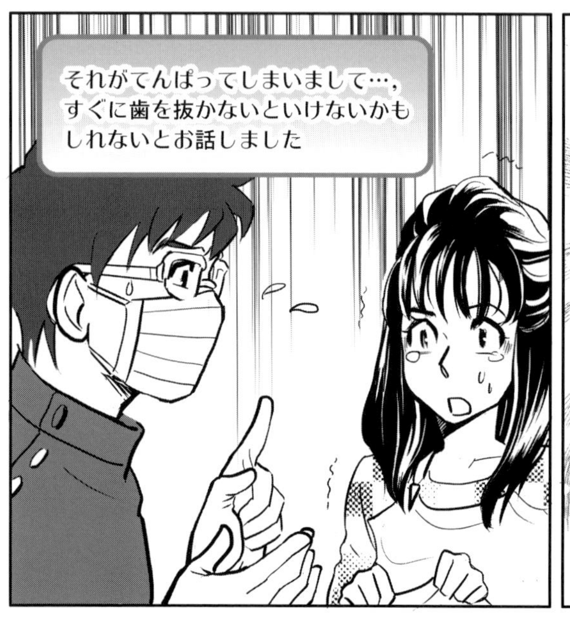
それがてんぱってしまいまして…，すぐに歯を抜かないといけないかもしれないとお話しました

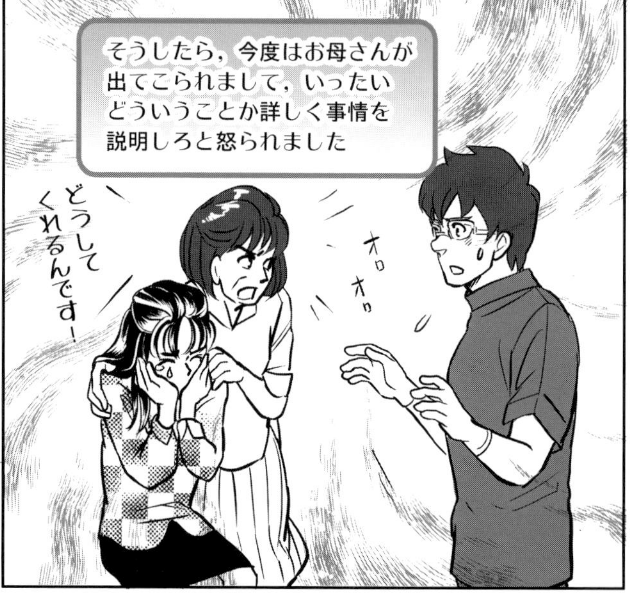
そうしたら，今度はお母さんが出てこられまして，いったいどういうことか詳しく事情を説明しろと怒られました
どうしてくれるんです！
オロオロ

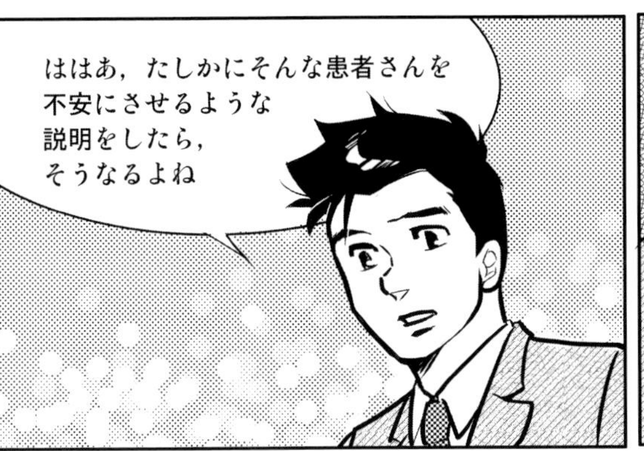
ははあ，たしかにそんな患者さんを
不安にさせるような
説明をしたら，
そうなるよね

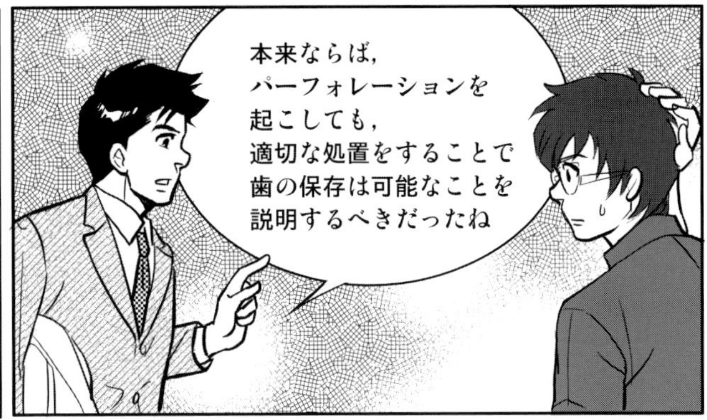
本来ならば，
パーフォレーションを
起こしても，
適切な処置をすることで
歯の保存は可能なことを
説明するべきだったね

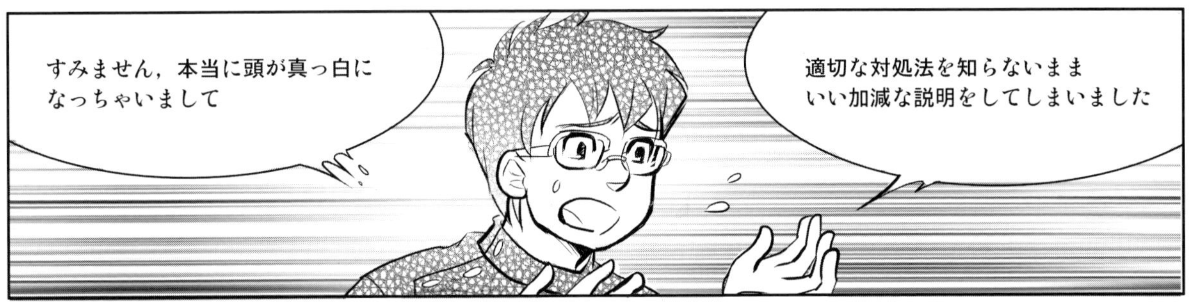
適切な対処法を知らないまま
いい加減な説明をしてしまいました
すみません，本当に頭が真っ白に
なっちゃいまして

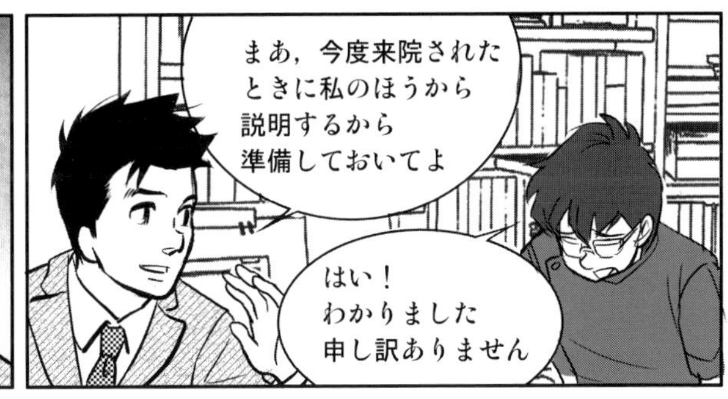
まあ，今度来院された
ときに私のほうから
説明するから
準備しておいてよ
はい！
わかりました
申し訳ありません

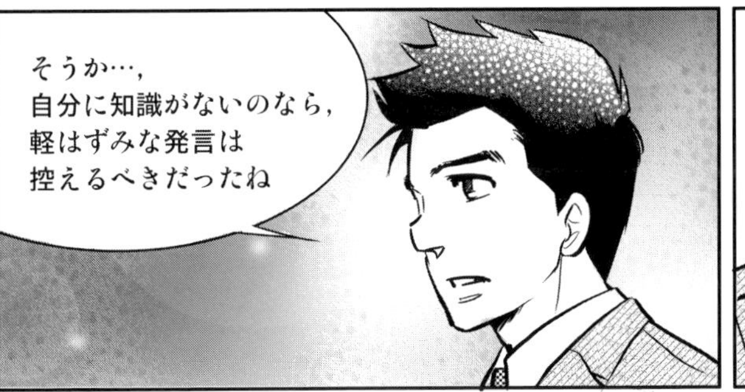
そうか…，
自分に知識がないのなら，
軽はずみな発言は
控えるべきだったね

成功へのプロセス 25

責任の所在

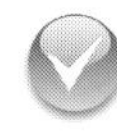

ドクター・スタッフに仕事を任せることで，各自に責任感が芽生え，仕事に対するモチベーションが高まります．
しかし反面，仕事を任せれば失敗も隣り合わせであることを十分に認識しておく必要があります．当然ながら当事者はしっかりと反省し，同じミスの再発を防ぐべく学習が必要です．
また，その際に院長は最終的な責任の所在は自分にあることを自覚しておかなければなりません．その自覚がまた，スタッフとの信頼関係を維持するために必要なことなのです．

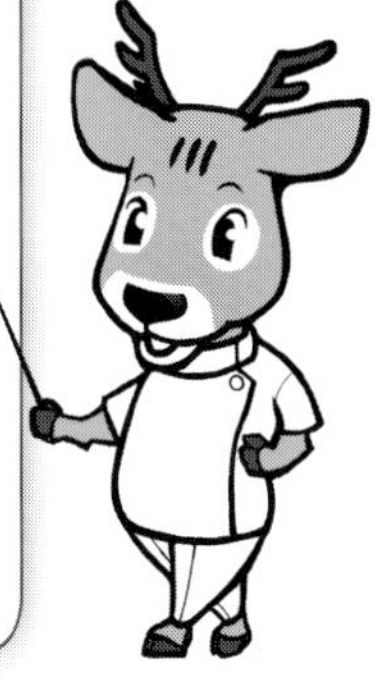

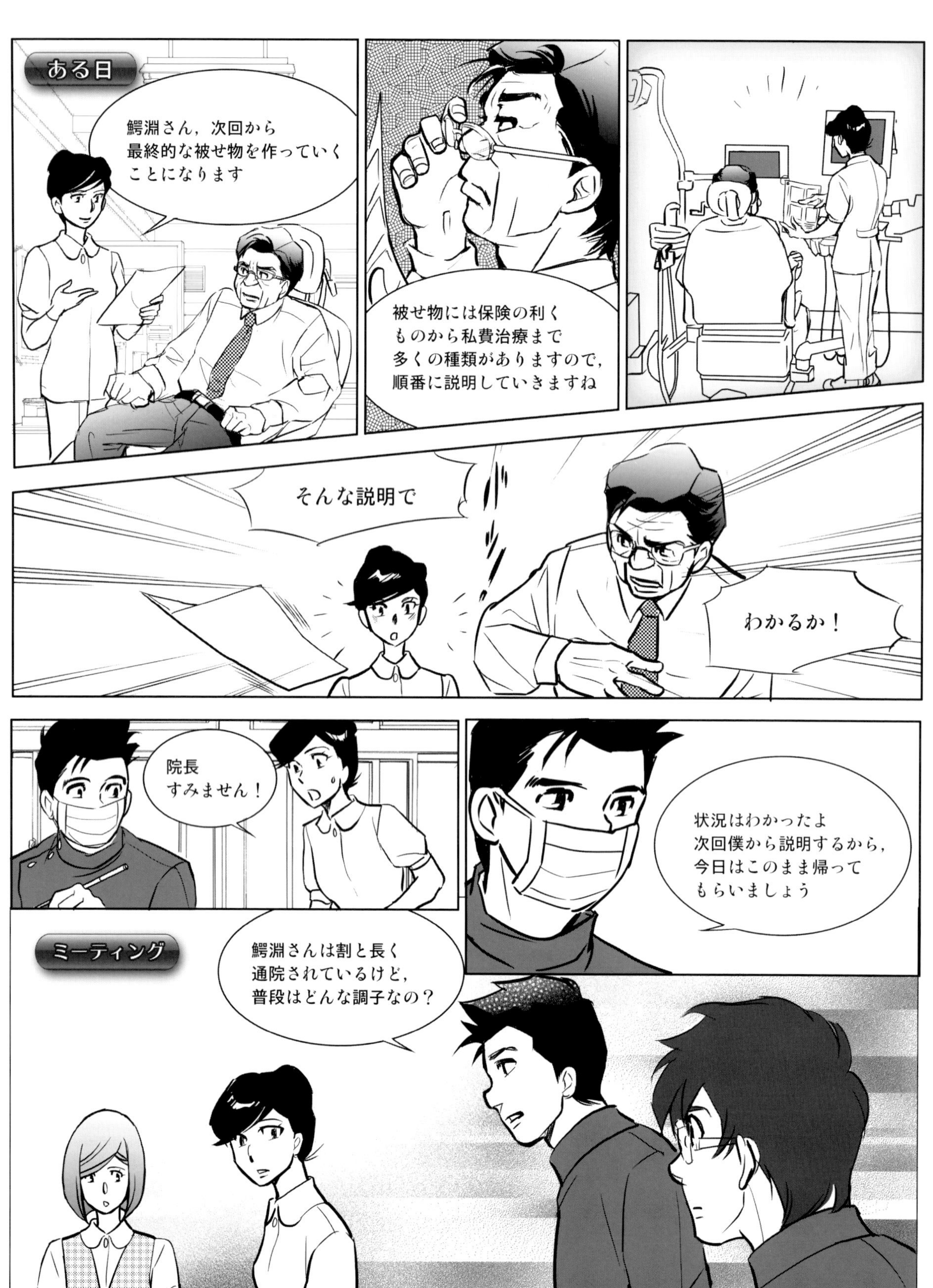
ある日
鰐淵さん，次回から
最終的な被せ物を作っていく
ことになります
被せ物には保険の利く
ものから私費治療まで
多くの種類がありますので，
順番に説明していきますね
そんな説明で
わかるか！
院長
すみません！
状況はわかったよ
次回僕から説明するから，
今日はこのまま帰って
もらいましょう
ミーティング
鰐淵さんは割と長く
通院されているけど，
普段はどんな調子なの？

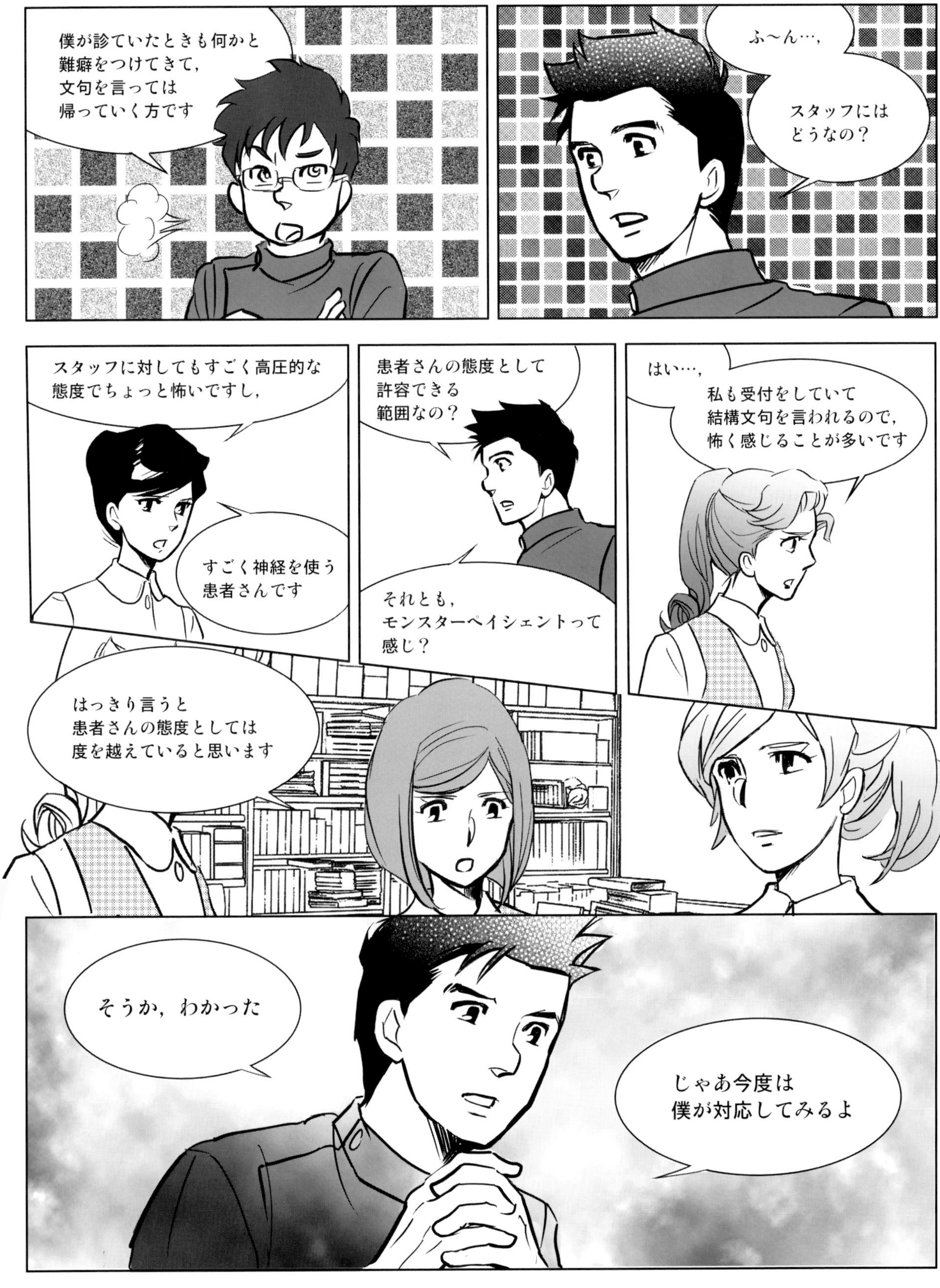

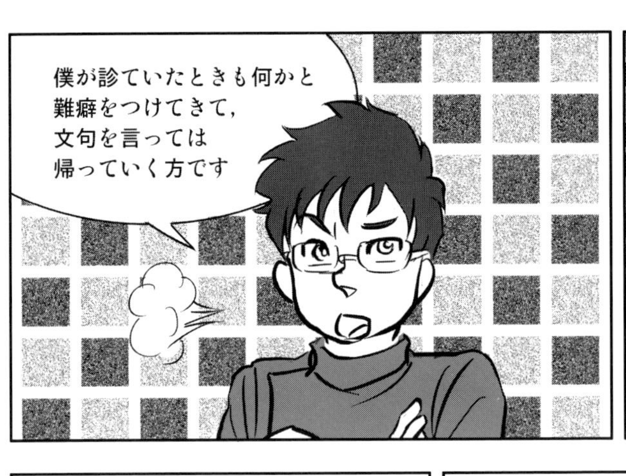
僕が診ていたときも何かと
難癖をつけてきて，
文句を言っては
帰っていく方です

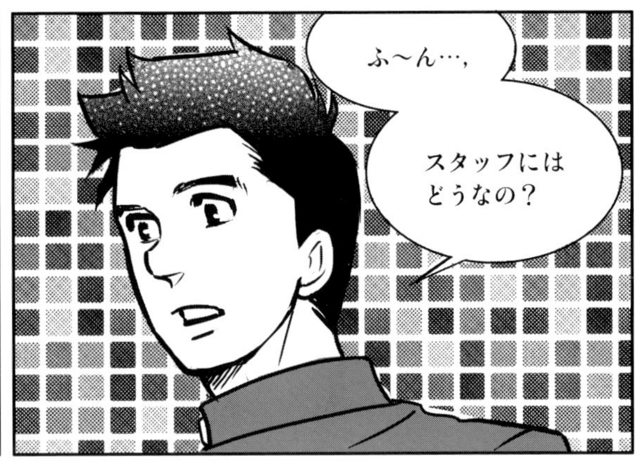
ふ～ん…，
スタッフには
どうなの？

スタッフに対してもすごく高圧的な
態度でちょっと怖いですし，

すごく神経を使う
患者さんです

患者さんの態度として
許容できる
範囲なの？

それとも，
モンスターペイシェントって
感じ？

はい…，

私も受付をしていて
結構文句を言われるので，
怖く感じることが多いです

はっきり言うと
患者さんの態度としては
度を越えていると思います

そうか，わかった

じゃあ今度は
僕が対応してみるよ

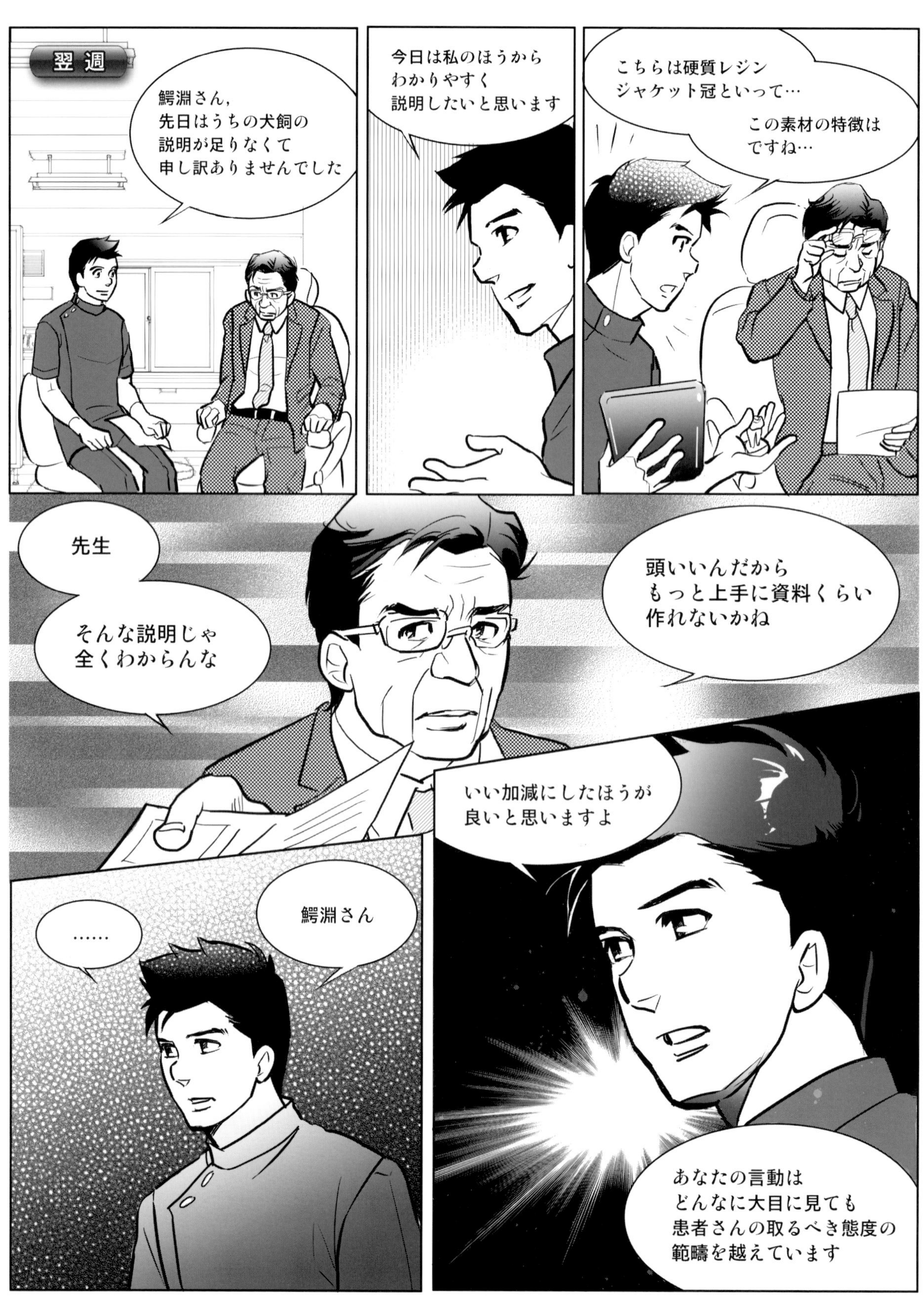
翌週
鰐淵さん，
先日はうちの犬飼の
説明が足りなくて
申し訳ありませんでした
今日は私のほうから
わかりやすく
説明したいと思います
こちらは硬質レジン
ジャケット冠といって…
この素材の特徴は
ですね…
先生
そんな説明じゃ
全くわからんな
頭いいんだから
もっと上手に資料くらい
作れないかね
……
鰐淵さん
いい加減にしたほうが
良いと思いますよ
あなたの言動は
どんなに大目に見ても
患者さんの取るべき態度の
範疇を越えています

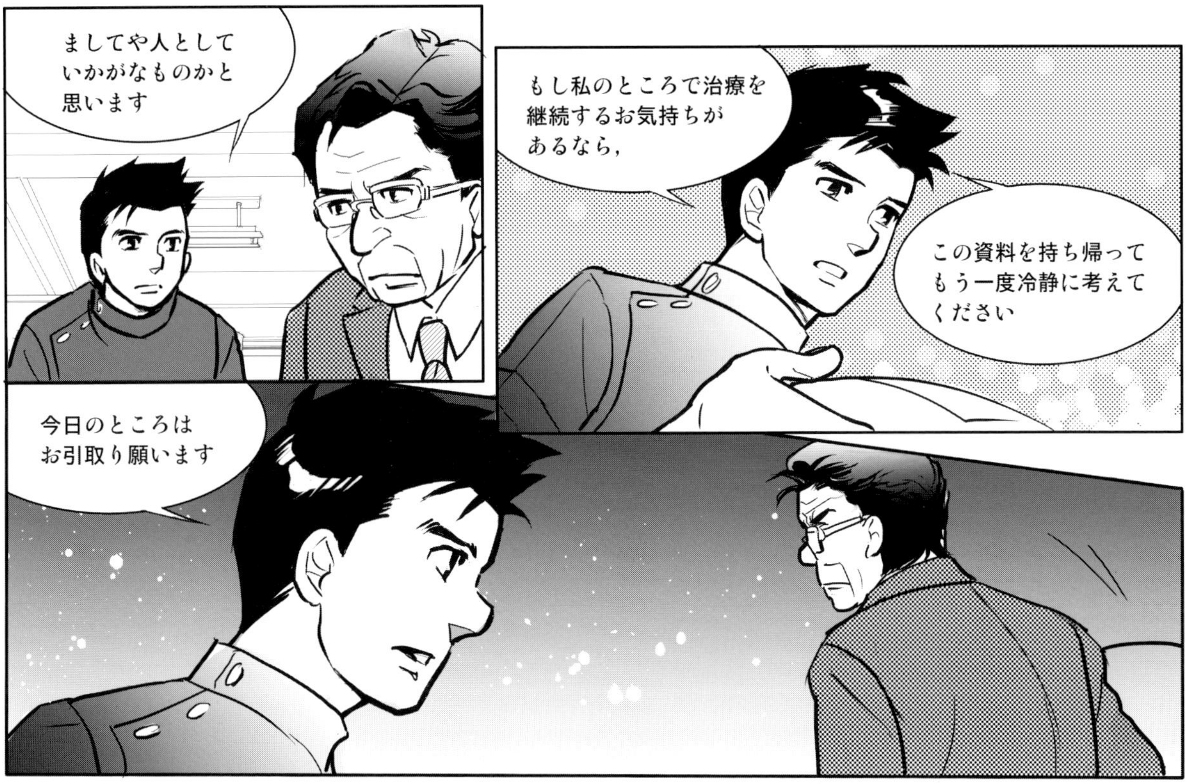

ましてや人として
いかがなものかと
思います

もし私のところで治療を
継続するお気持ちが
あるなら，

この資料を持ち帰って
もう一度冷静に考えて
ください

今日のところは
お引取り願います

成功へのプロセス 26

モンスターペイシェントには毅然と

皆さんの歯科医院にもこのような患者さんがいませんか？
近年，このような横柄な態度を取る患者さんが増加しています．
医療機関として許容できる範囲を逸脱している患者さんに対しては，はっきりとけじめをつけるべきです．そうしなければスタッフは不安をかかえたまま勤務することになってしまいます．このように，トップが毅然とした態度を示すことは，組織にとって必要なことでもあります．

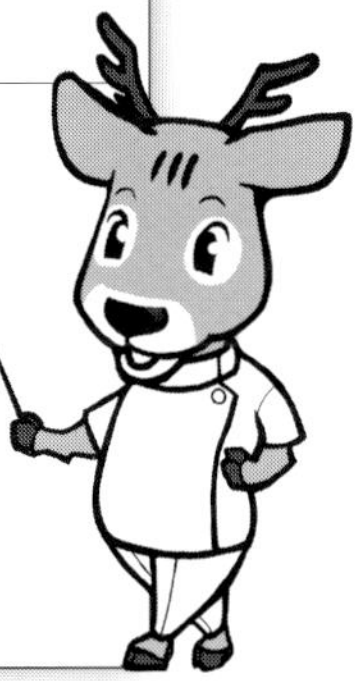

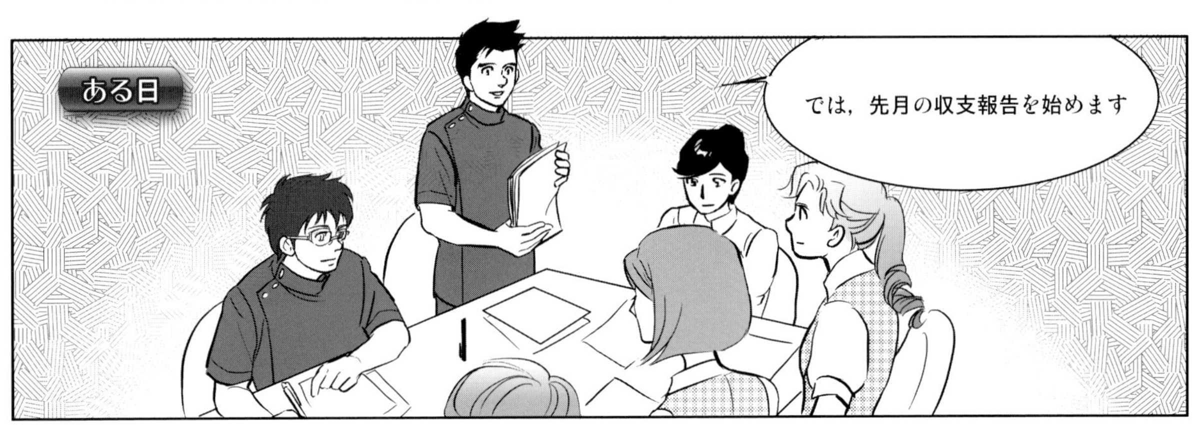
ある日
では，先月の収支報告を始めます

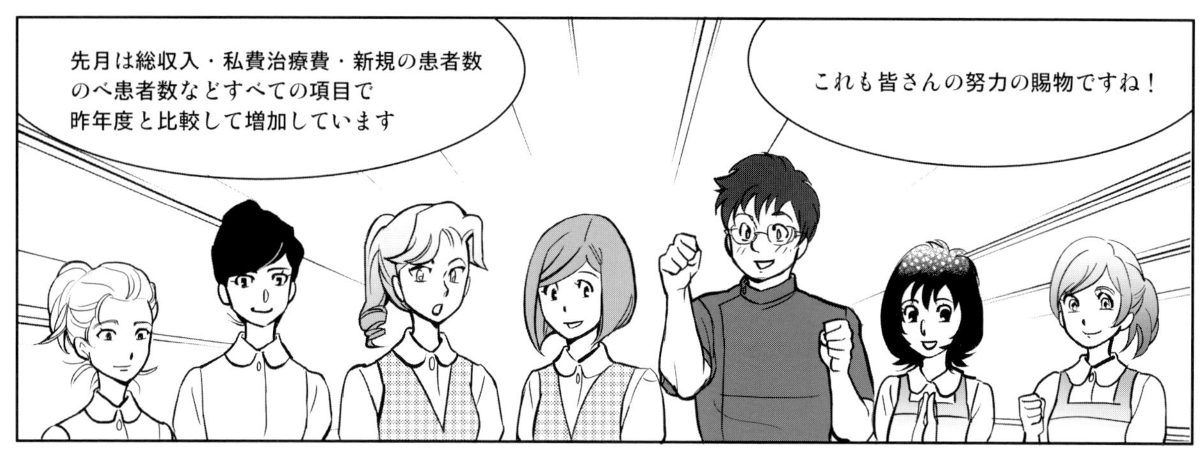
先月は総収入・私費治療費・新規の患者数
のべ患者数などすべての項目で
昨年度と比較して増加しています
これも皆さんの努力の賜物ですね！

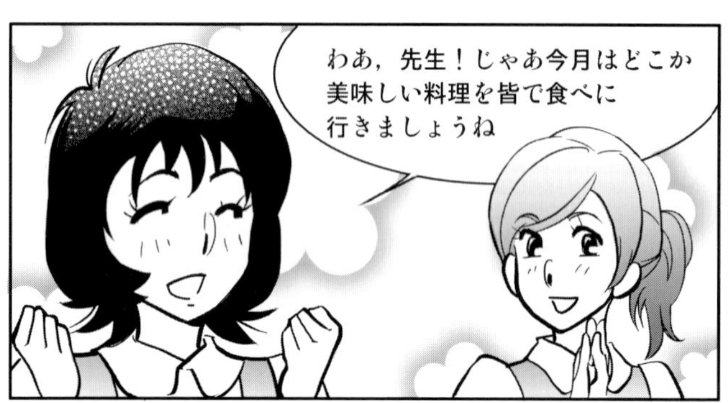
わあ，先生！じゃあ今月はどこか
美味しい料理を皆で食べに
行きましょうね

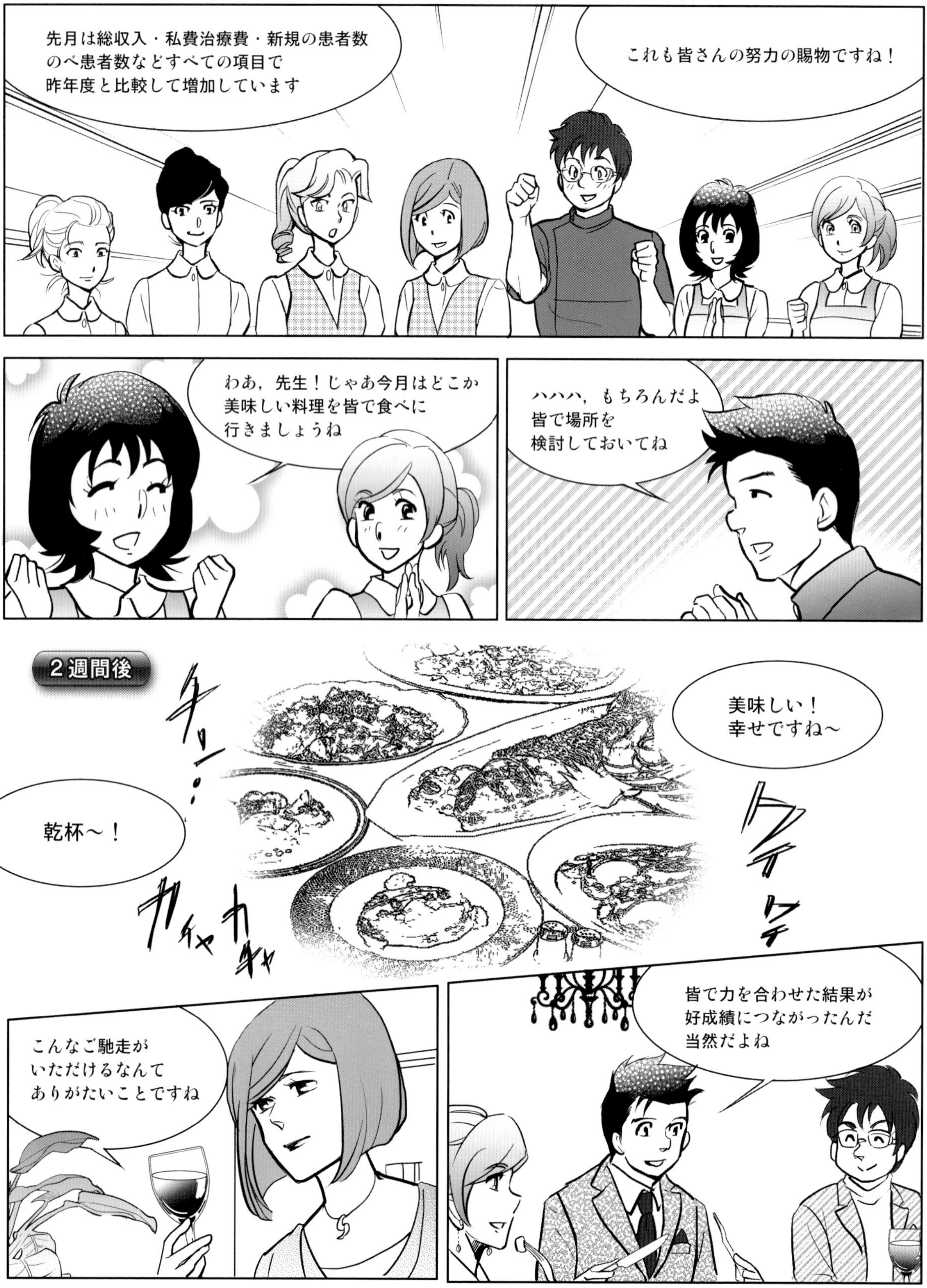

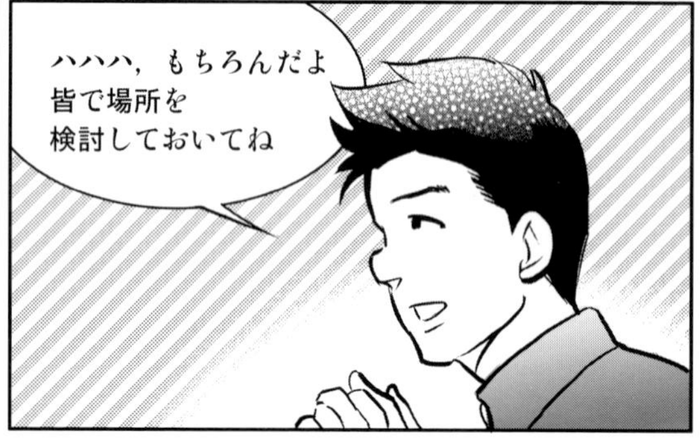
ハハハ，もちろんだよ
皆で場所を
検討しておいてね

2週間後

乾杯〜！

美味しい！
幸せですね〜

こんなご馳走が
いただけるなんて
ありがたいことですね

皆で力を合わせた結果が
好成績につながったんだ
当然だよね

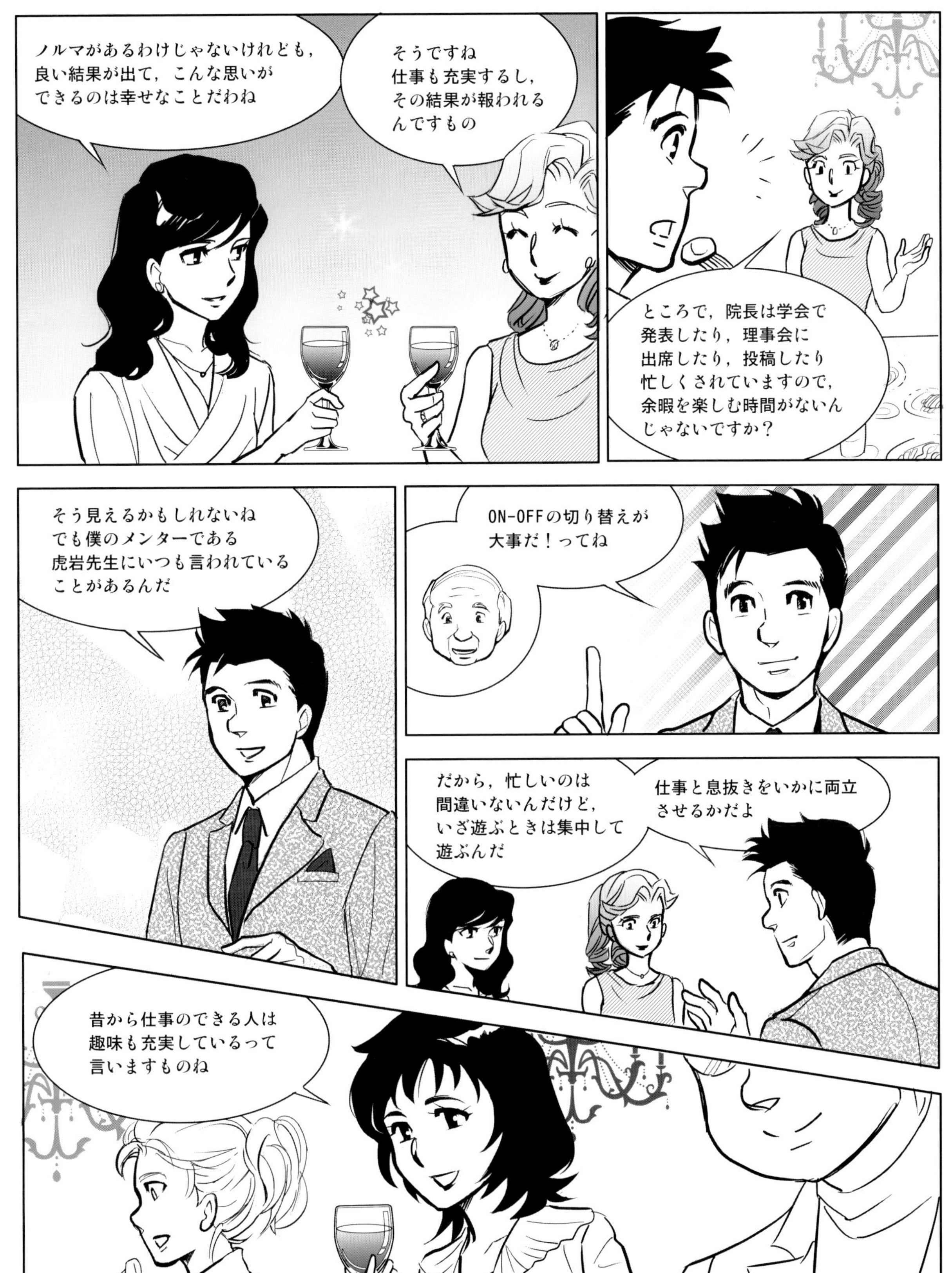
ノルマがあるわけじゃないけれども，良い結果が出て，こんな思いができるのは幸せなことだわね
そうですね 仕事も充実するし，その結果が報われるんですもの
ところで，院長は学会で発表したり，理事会に出席したり，投稿したり忙しくされていますので，余暇を楽しむ時間がないんじゃないですか？
そう見えるかもしれないね でも僕のメンターである虎岩先生にいつも言われていることがあるんだ
ON-OFFの切り替えが大事だ！ってね
だから，忙しいのは間違いないんだけど，いざ遊ぶときは集中して遊ぶんだ
仕事と息抜きをいかに両立させるかだよ
昔から仕事のできる人は趣味も充実しているって言いますものね

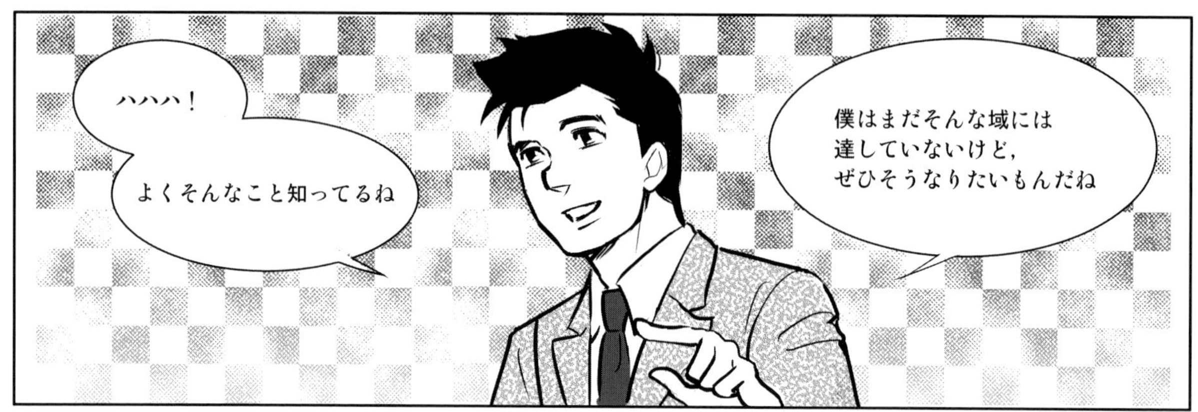
僕はまだそんな域には
達していないけど，
ぜひそうなりたいもんだね
ハハハ！
よくそんなこと知ってるね

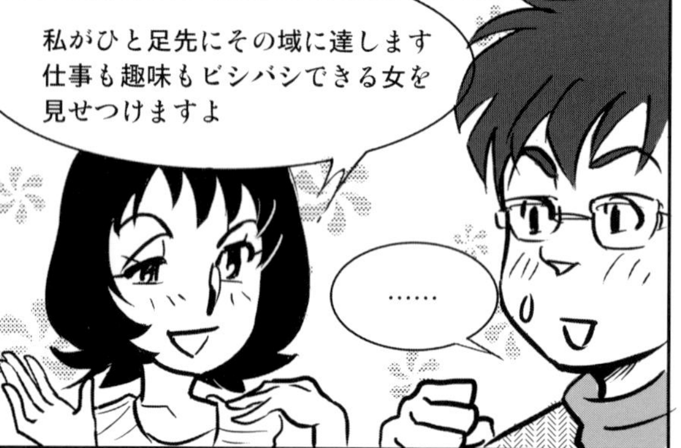
私がひと足先にその域に達します
仕事も趣味もビシバシできる女を
見せつけますよ
……

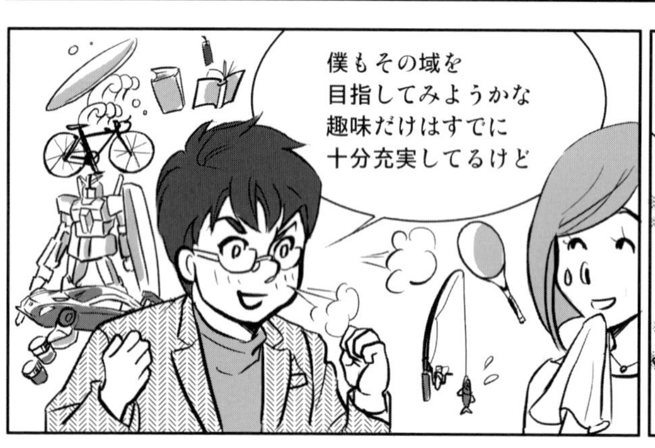
僕もその域を
目指してみようかな
趣味だけはすでに
十分充実してるけど

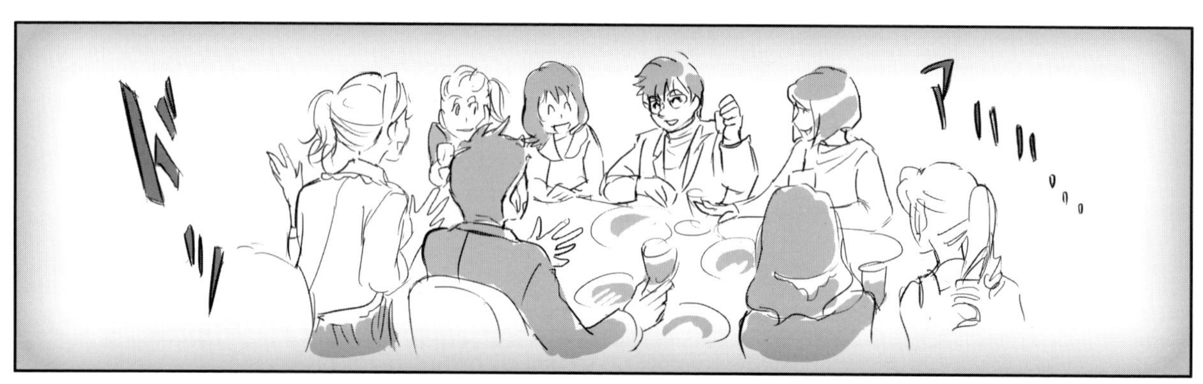

成功へのプロセス 27

仕事のON-OFFが大事

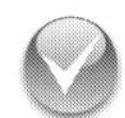

人生を満喫し，スタッフや家族を守るためには，
まず仕事が充実し，歯科医院運営が順調でなければなりません．
しかし仕事ばかりでは長続きしません．
余暇をいかに楽しむかも一つのポイントとなります．

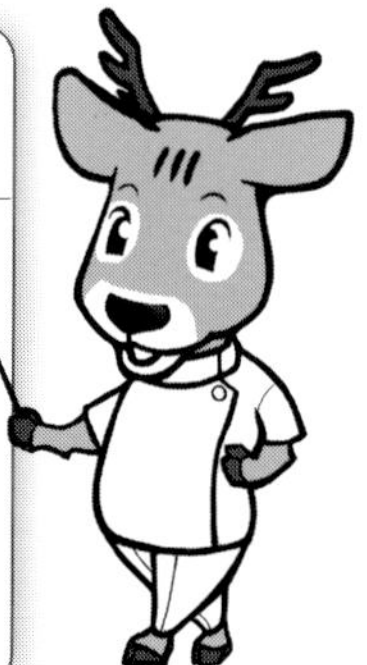

第12話 矜 持

歯科医院の成功とは何をもって成功なのでしょうか？
患者さん個人個人との関係，スタッフとの関係，地域との関係，
さらに時間軸も考慮する必要があるのでは？

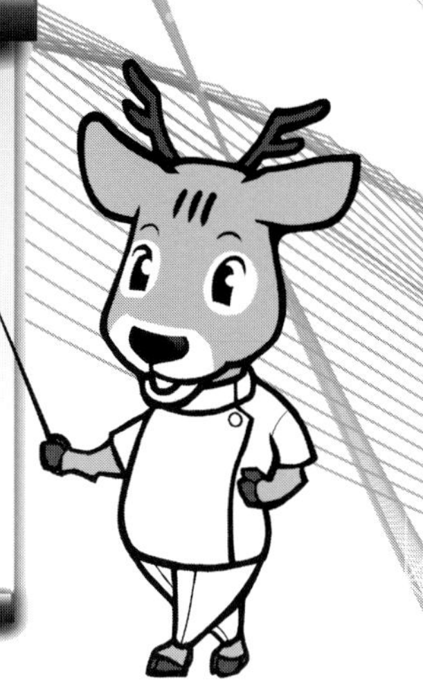

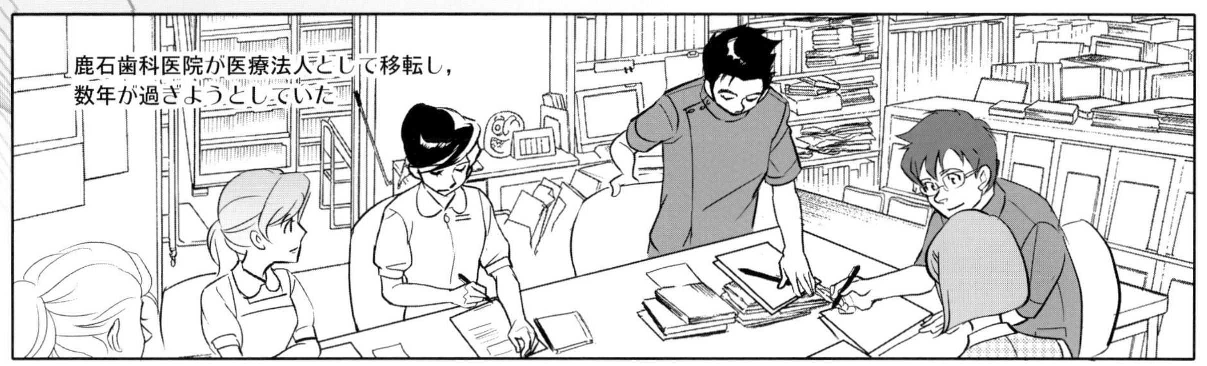
鹿石歯科医院が医療法人として移転し，
数年が過ぎようとしていた

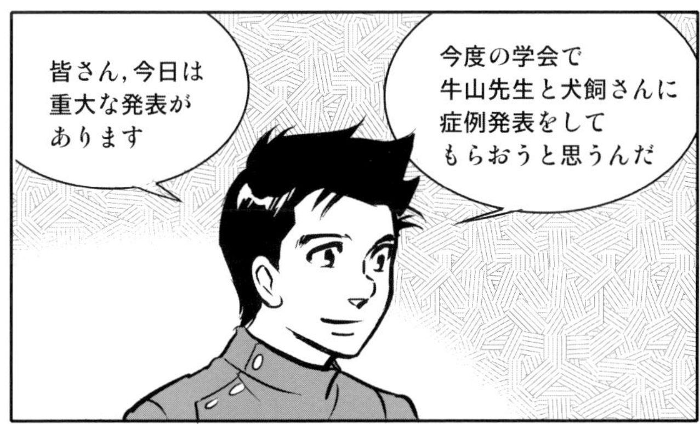
皆さん，今日は
重大な発表が
あります
今度の学会で
牛山先生と犬飼さんに
症例発表をして
もらおうと思うんだ

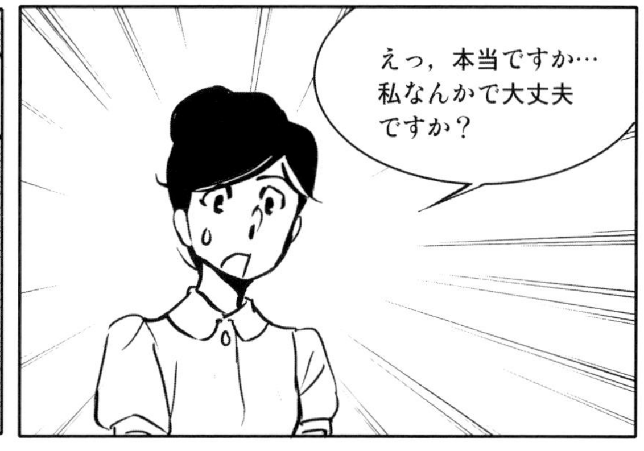
えっ，本当ですか…
私なんかで大丈夫
ですか？

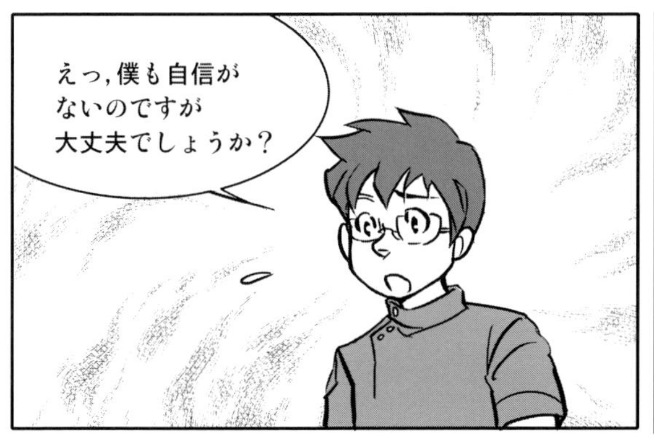
えっ，僕も自信が
ないのですが
大丈夫でしょうか？

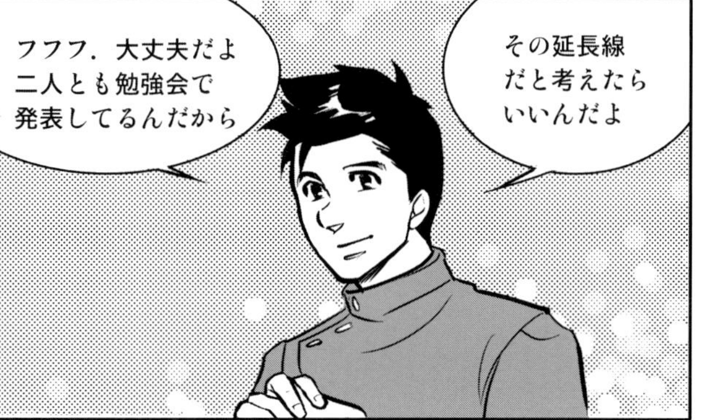
フフフ．大丈夫だよ
二人とも勉強会で
発表してるんだから
その延長線
だと考えたら
いいんだよ

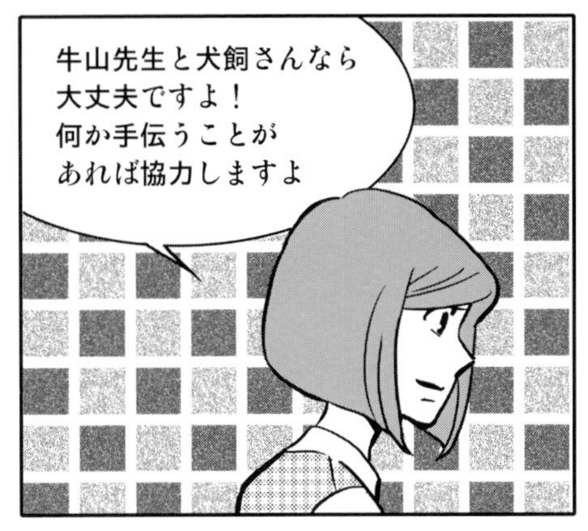
牛山先生と犬飼さんなら
大丈夫ですよ！
何か手伝うことが
あれば協力しますよ

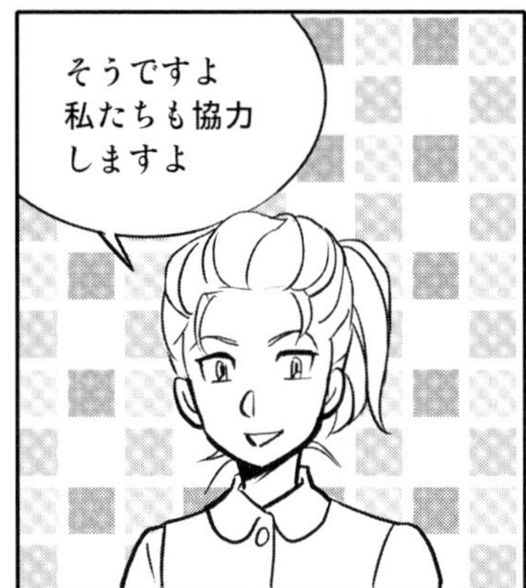
そうですよ
私たちも協力
しますよ

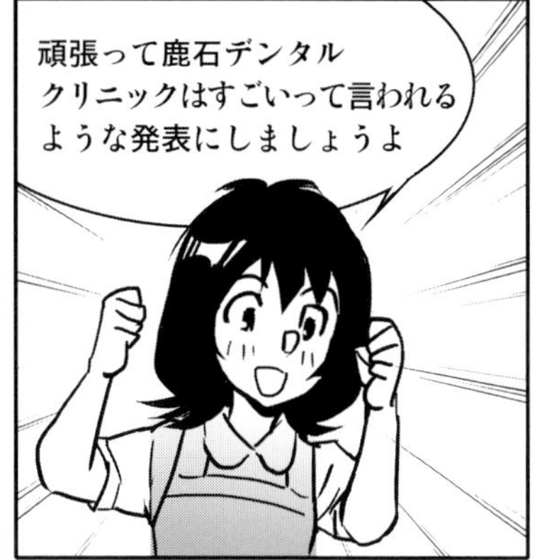
頑張って鹿石デンタル
クリニックはすごいって言われる
ような発表にしましょうよ

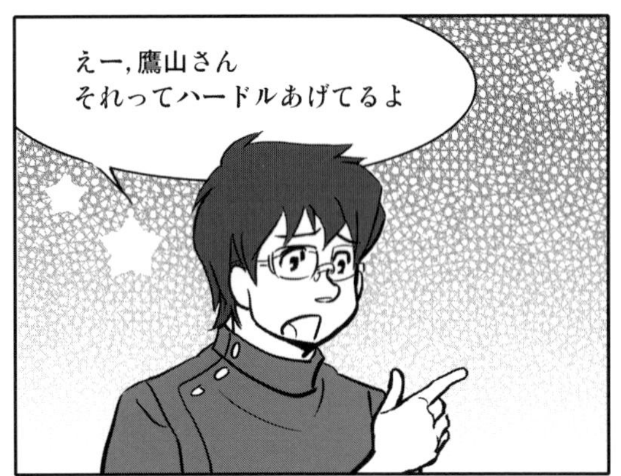
えー，鷹山さん
それってハードルあげてるよ

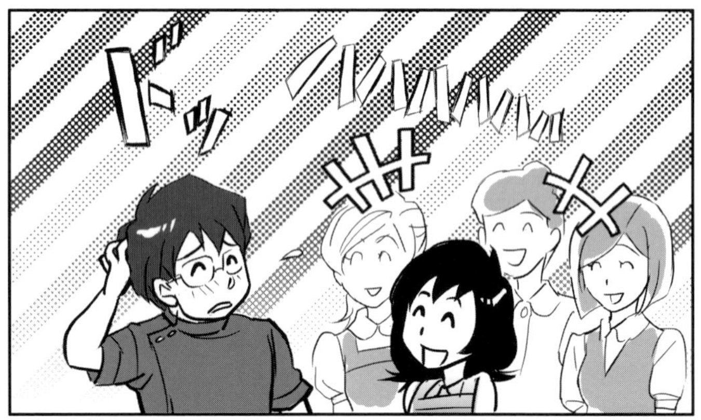
ドッ
ハハハハハハハ

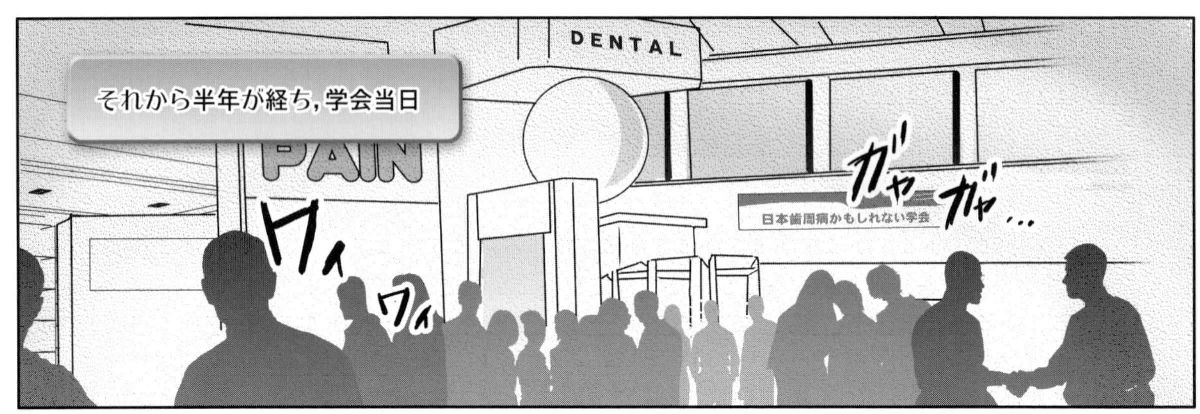
それから半年が経ち，学会当日
DENTAL
PAIN
日本歯周病かもしれない学会
ガヤ ガヤ…
ワイ ワイ

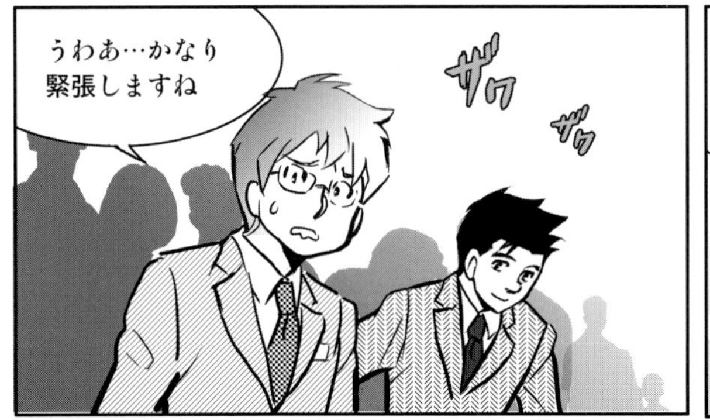
うわあ…かなり
緊張しますね
ザワ ザワ

フフフ，まあ最初はそんな
もんだよ．僕も最初はかなり
緊張したのを覚えているよ

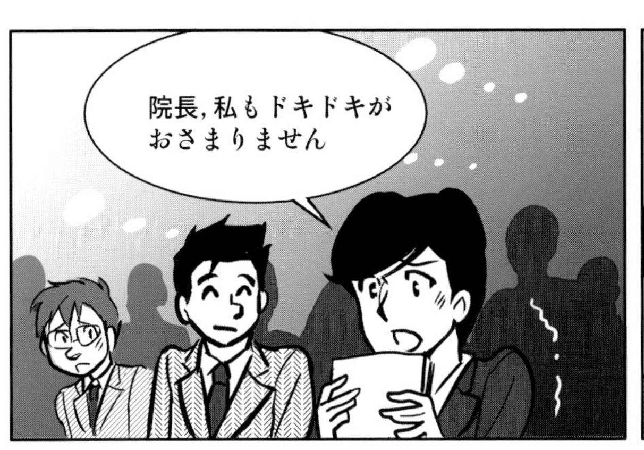
院長，私もドキドキがおさまりません

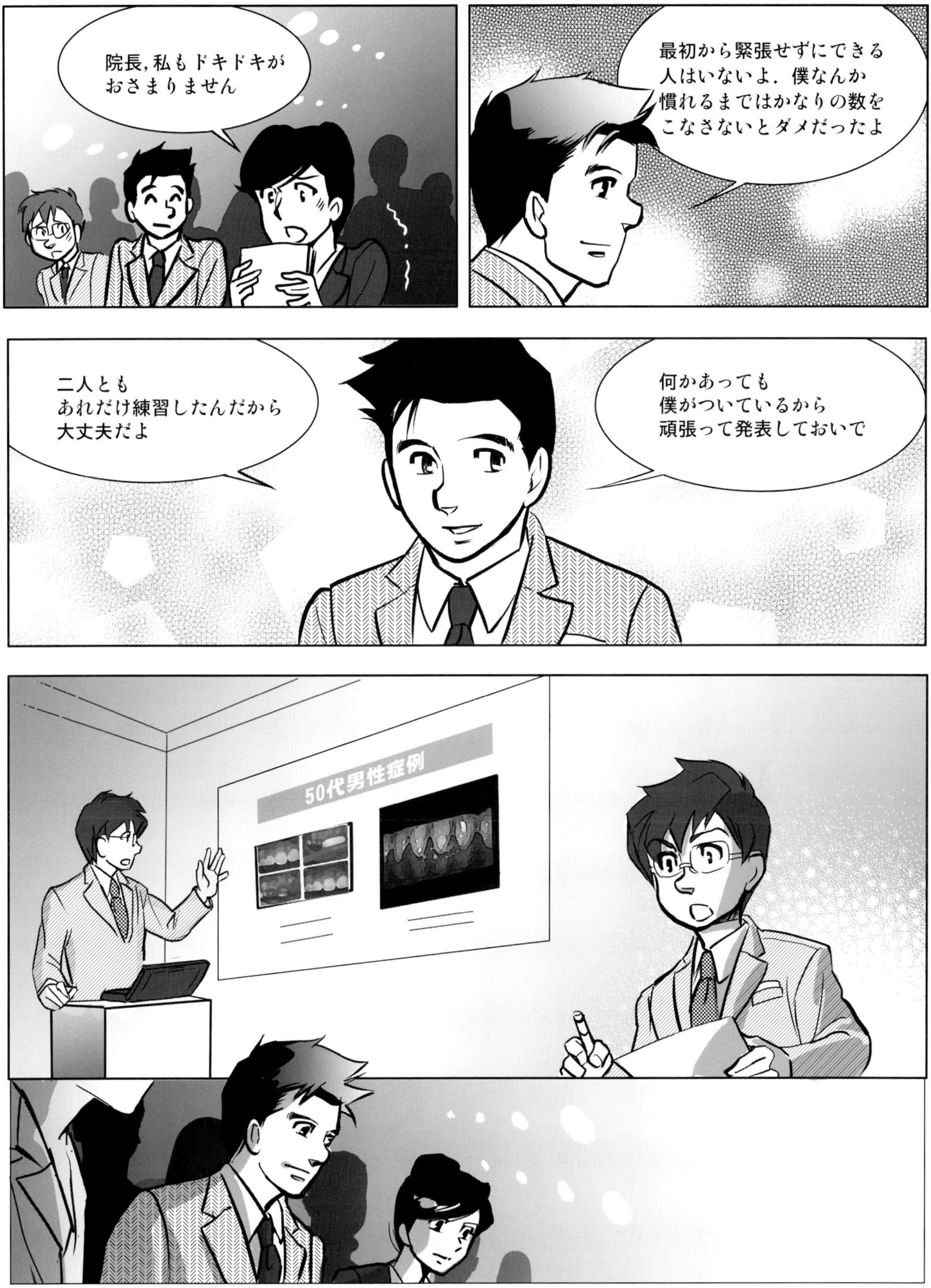

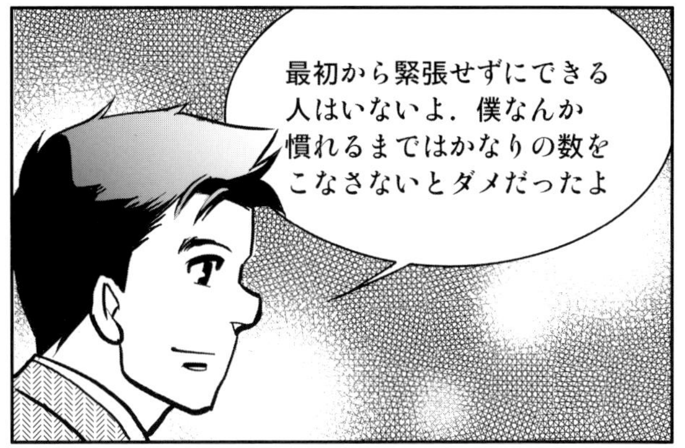
最初から緊張せずにできる人はいないよ．僕なんか慣れるまではかなりの数をこなさないとダメだったよ

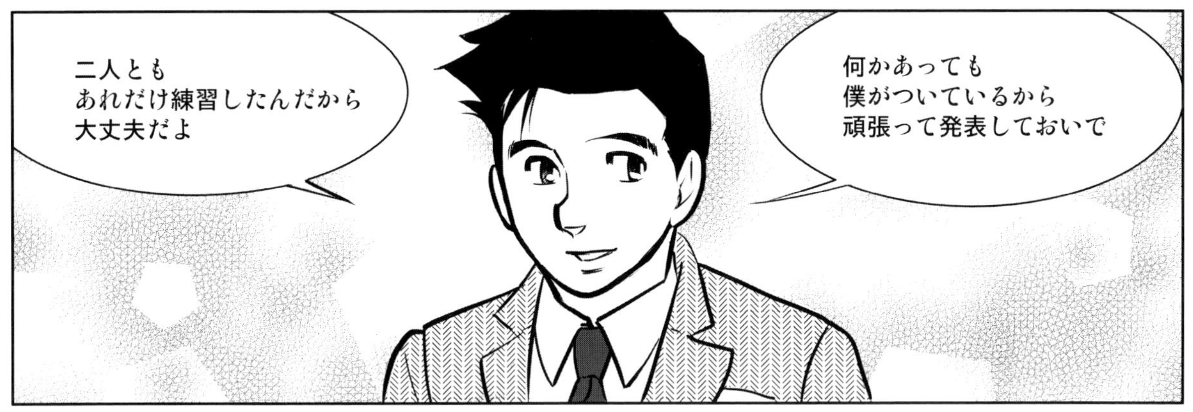
何かあっても僕がついているから頑張って発表しておいで
二人ともあれだけ練習したんだから大丈夫だよ

50代男性症例

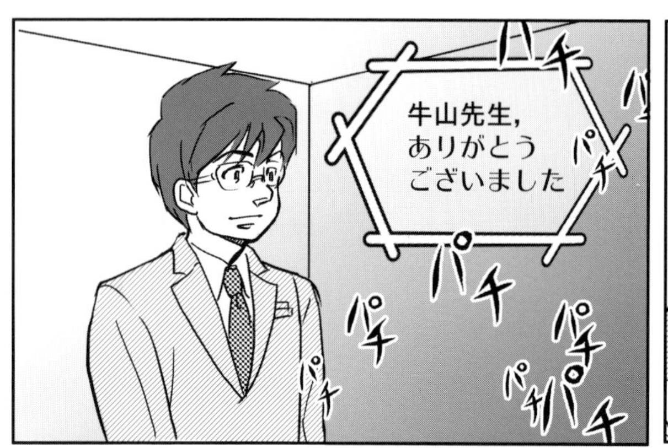
牛山先生,
ありがとう
ございました
パチ
パチ
パチ
パチ
パチ
パチ
パチパチ
パチ
パチ

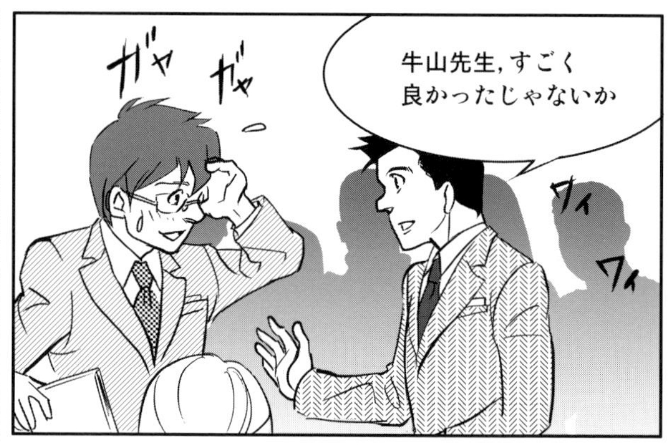
牛山先生,すごく
良かったじゃないか
ガヤ
ガヤ
ワイ
ワイ

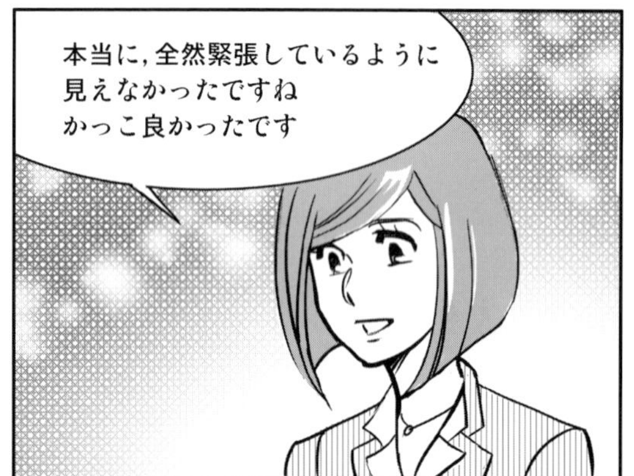
本当に,全然緊張しているように
見えなかったですね
かっこ良かったです

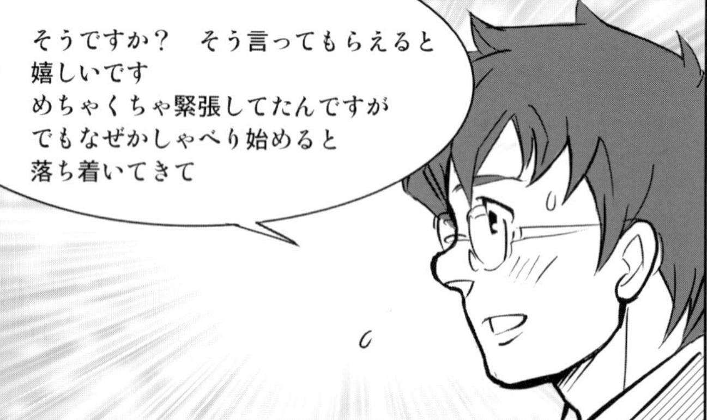
そうですか？　そう言ってもらえると
嬉しいです
めちゃくちゃ緊張してたんですが
でもなぜかしゃべり始めると
落ち着いてきて

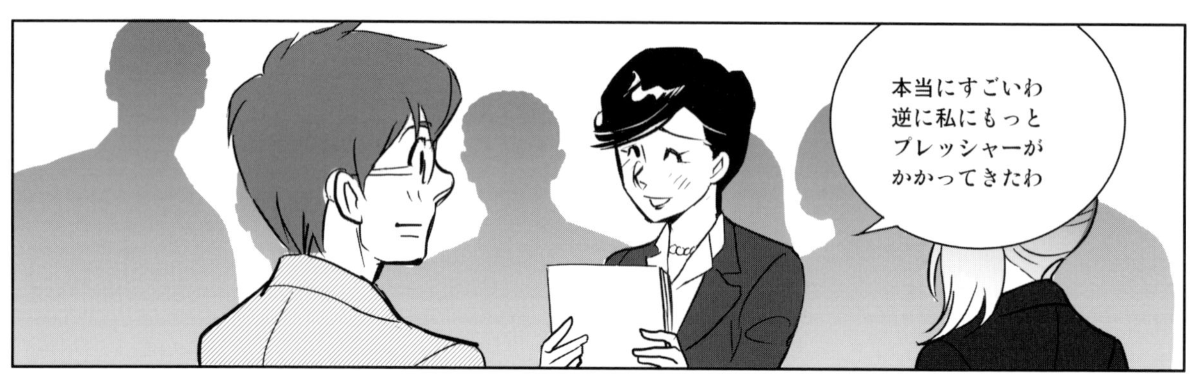
本当にすごいわ
逆に私にもっと
プレッシャーが
かかってきたわ

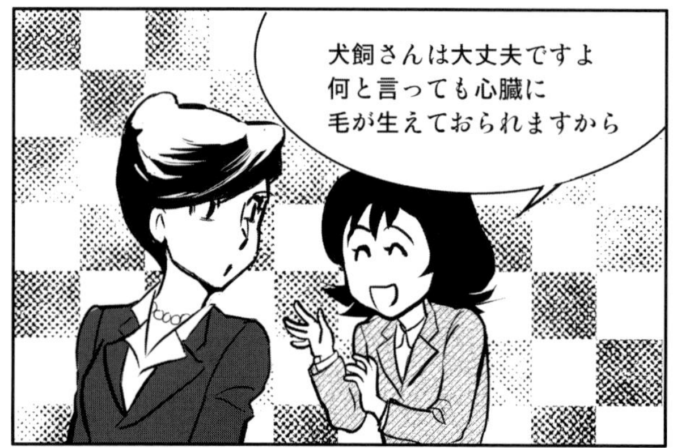
犬飼さんは大丈夫ですよ
何と言っても心臓に
毛が生えておられますから

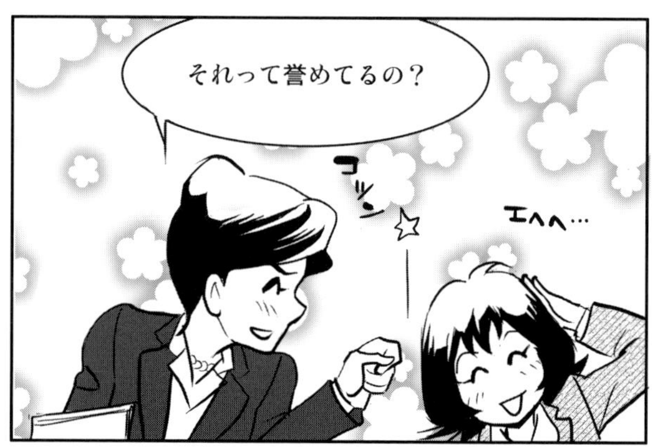
それって誉めてるの？
コツン
エヘヘ…

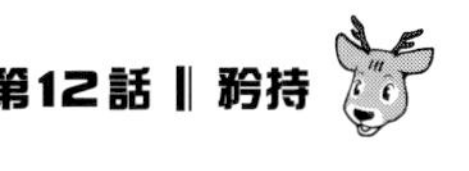

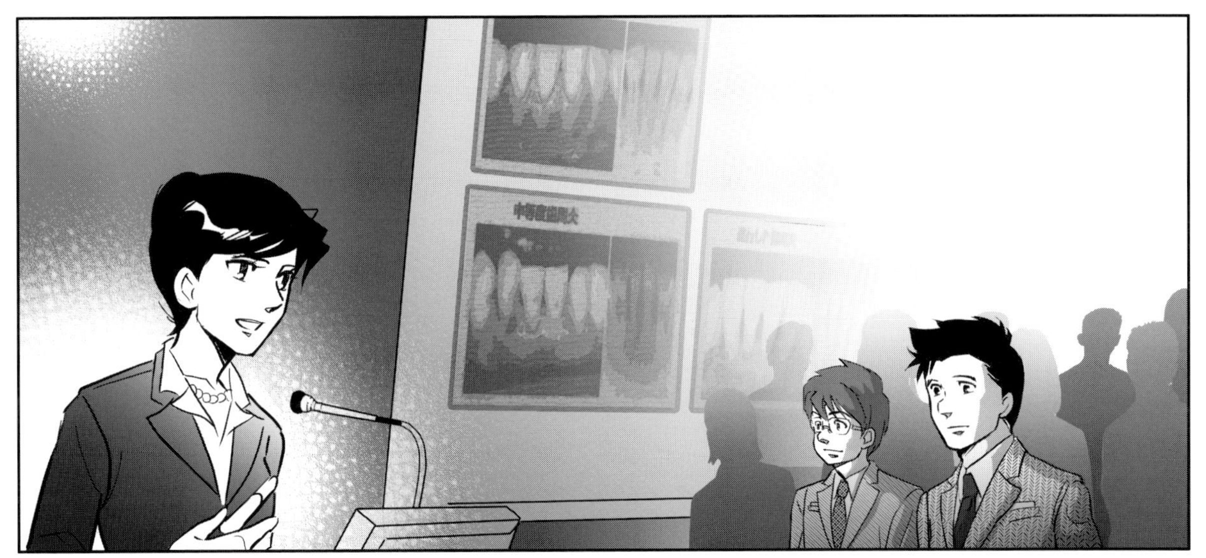

本当に僕がコツを
教えてもらいたい
くらいだ

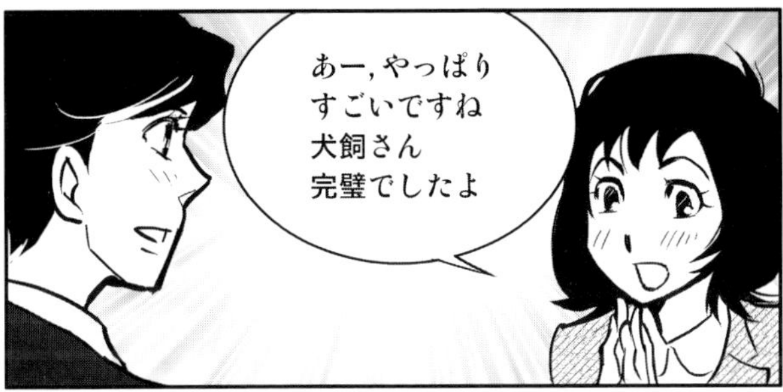
あー，やっぱり
すごいですね
犬飼さん
完璧でしたよ

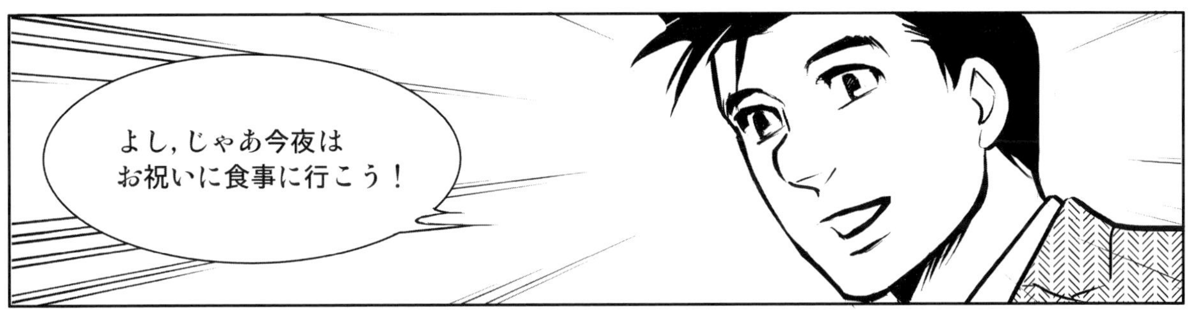
よし，じゃあ今夜は
お祝いに食事に行こう！

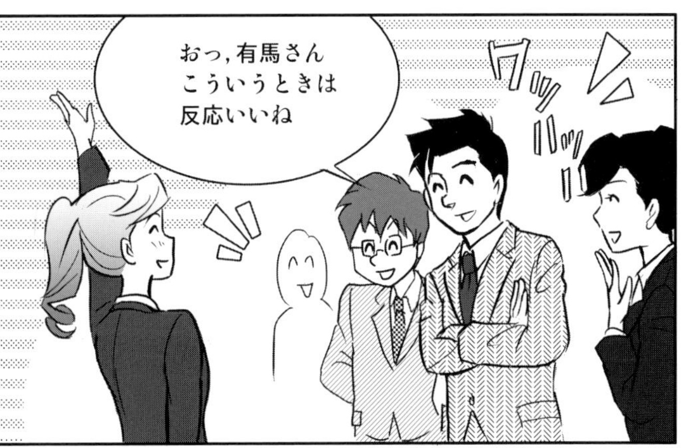
おっ，有馬さん
こういうときは
反応いいね
ワッ
ハッ

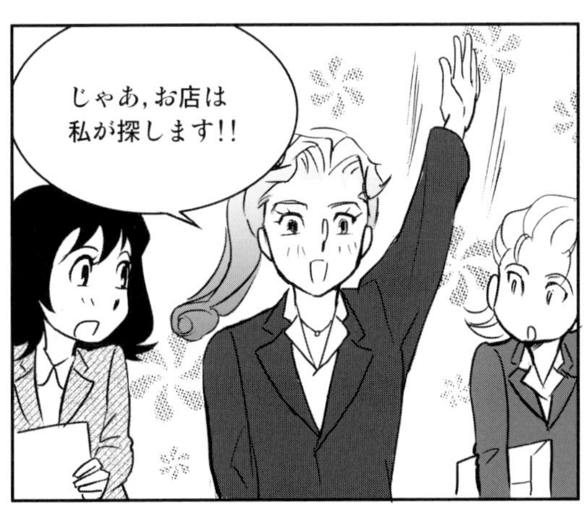
じゃあ，お店は
私が探します!!

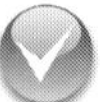

成功へのプロセス 28

ハードルを越える

人前で発表することは，とてもハードルの高いことです．
しかし，そのハードルを越えると大きく成長することができます．
患者さんの経過をまとめることで，反省するべき点が
浮き彫りにされ，次回からの治療に活かされます．
それは個人だけでなく医院力の向上にもつながります．
さらに公で発表することで，多くの歯科医療従事者にも情報を
提供することになります．これは業界そのものの発展に寄与する
こととなり，ひいては患者さんの利益にもつながります．

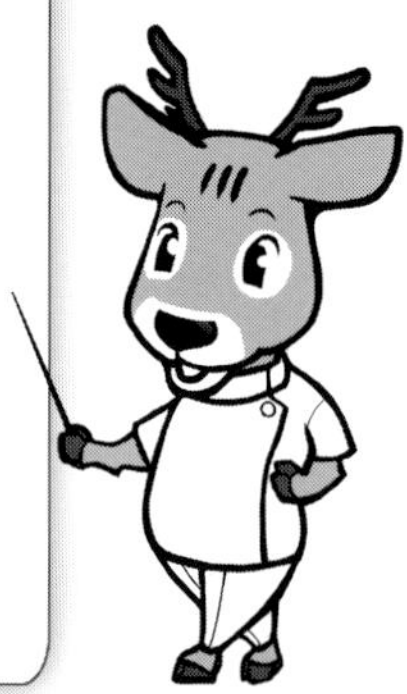

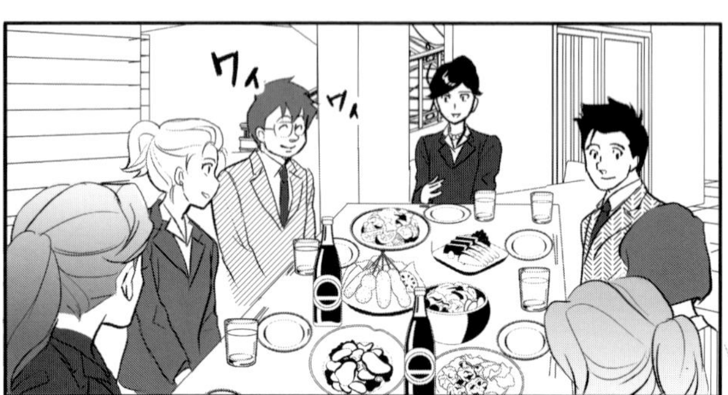
ワイ
ワイ

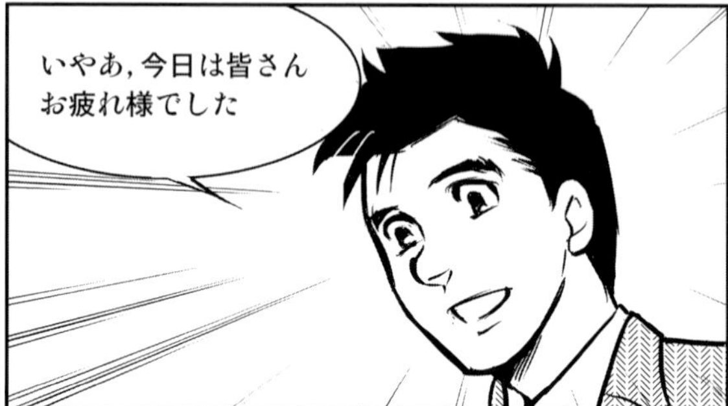
いやあ，今日は皆さん
お疲れ様でした

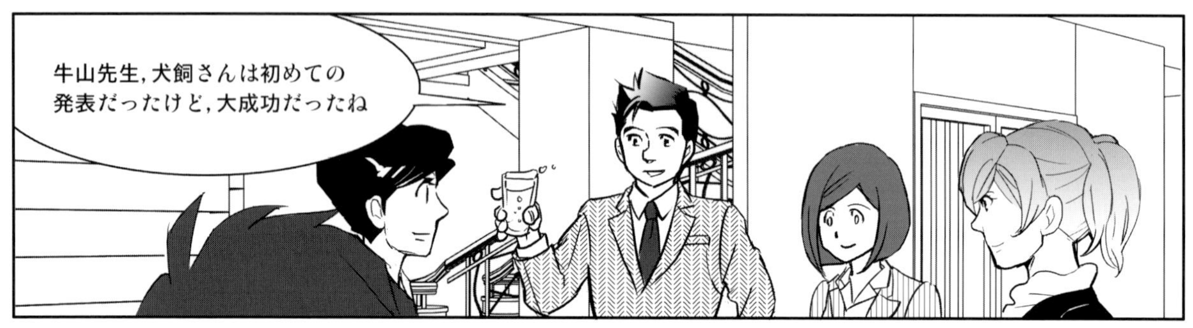
牛山先生，犬飼さんは初めての
発表だったけど，大成功だったね

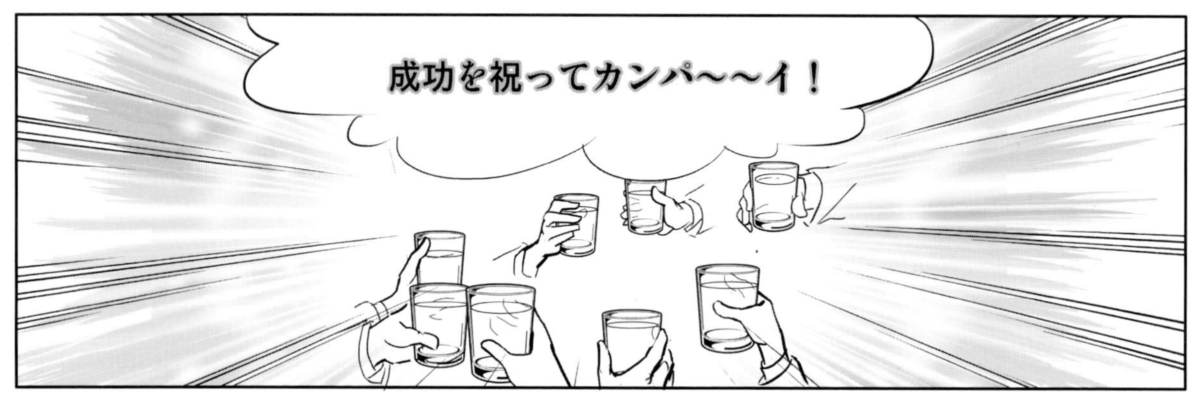
成功を祝ってカンパ～～イ！

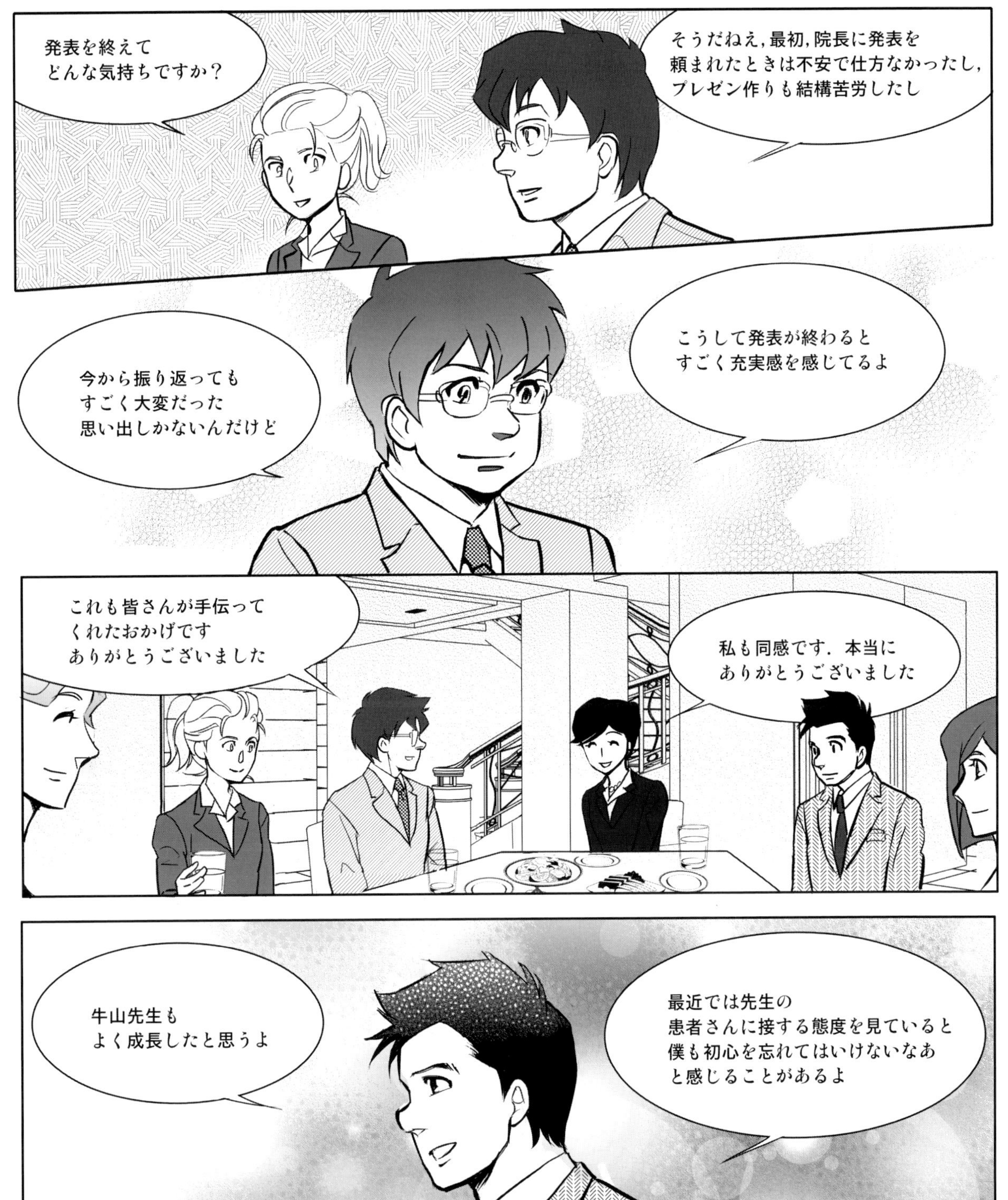
発表を終えて
どんな気持ちですか？
そうだねえ，最初，院長に発表を
頼まれたときは不安で仕方なかったし，
プレゼン作りも結構苦労したし
今から振り返っても
すごく大変だった
思い出しかないんだけど
こうして発表が終わると
すごく充実感を感じてるよ
これも皆さんが手伝って
くれたおかげです
ありがとうございました
私も同感です．本当に
ありがとうございました
牛山先生も
よく成長したと思うよ
最近では先生の
患者さんに接する態度を見ていると
僕も初心を忘れてはいけないなあ
と感じることがあるよ

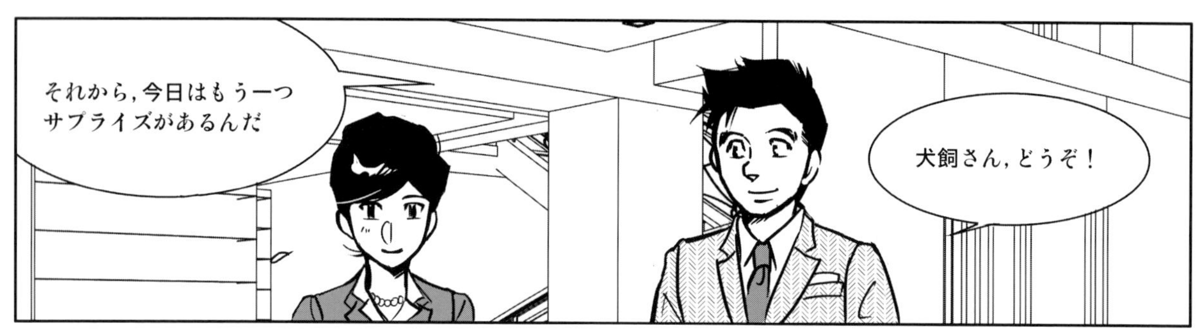
それから，今日はもう一つ
サプライズがあるんだ
犬飼さん，どうぞ！

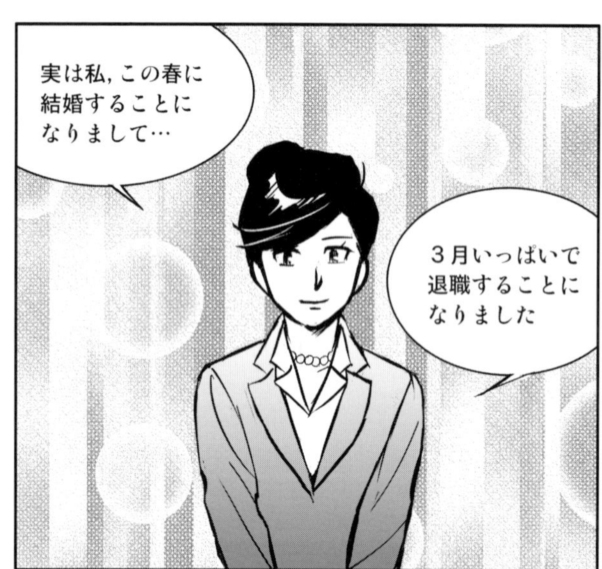
実は私，この春に
結婚することに
なりまして…
3月いっぱいで
退職することに
なりました

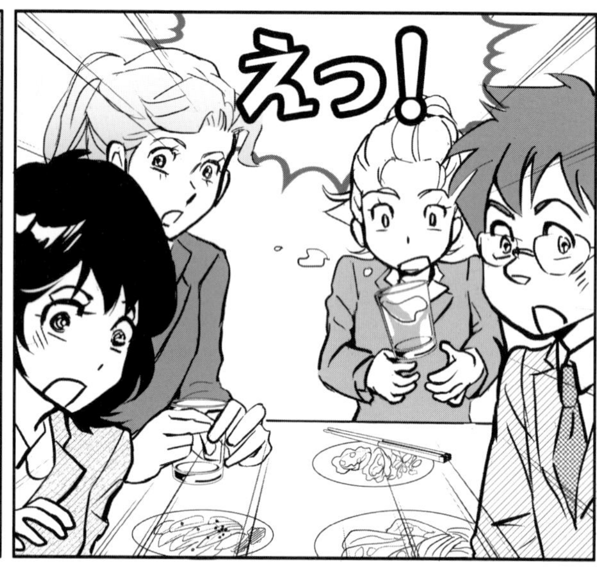
えっ！

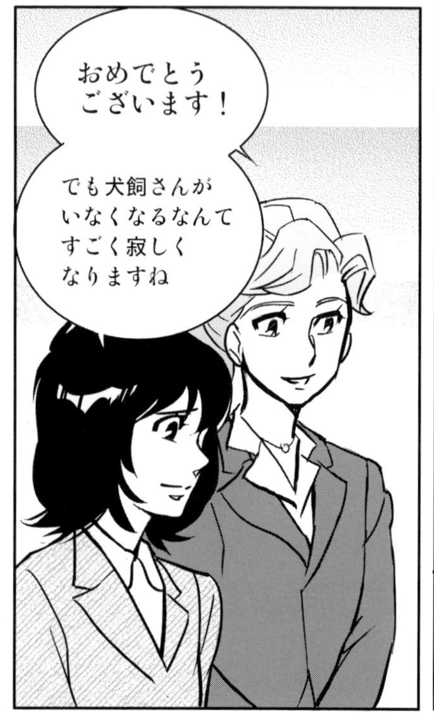
おめでとう
ございます！
でも犬飼さんが
いなくなるなんて
すごく寂しく
なりますね

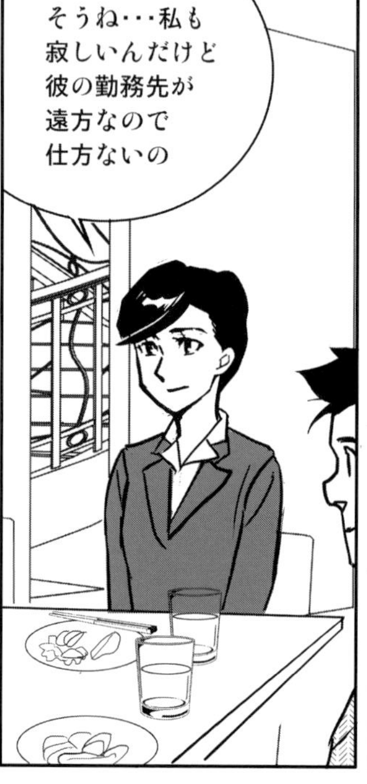
そうね･･･私も
寂しいんだけど
彼の勤務先が
遠方なので
仕方ないの

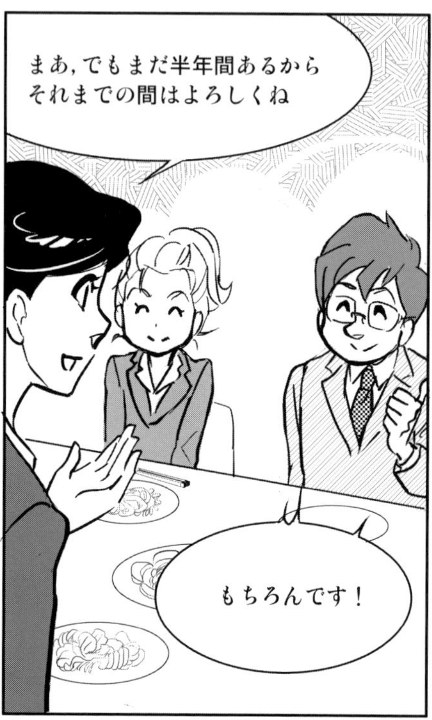
まあ，でもまだ半年間あるから
それまでの間はよろしくね
もちろんです！

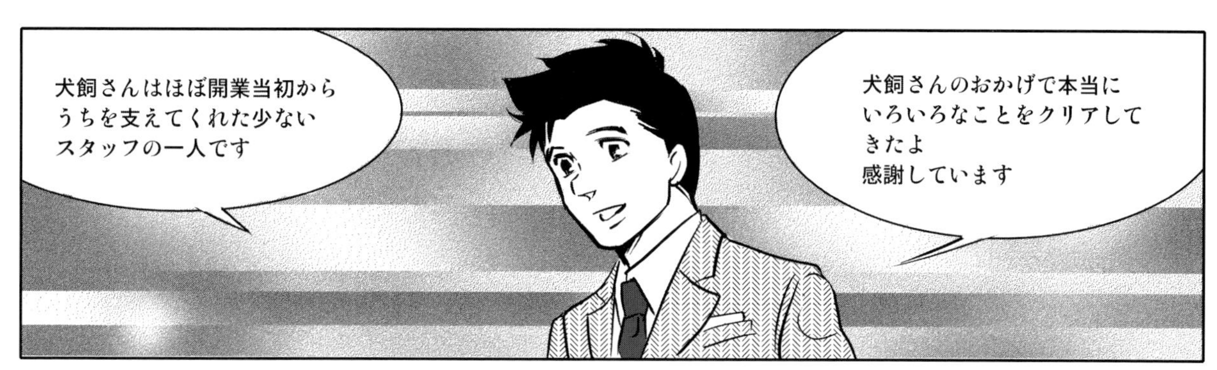
犬飼さんはほぼ開業当初から
うちを支えてくれた少ない
スタッフの一人です
犬飼さんのおかげで本当に
いろいろなことをクリアしてきたよ
感謝しています

成功へのプロセス 29

退職報告は早めに

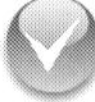

スタッフの退職は常につきものです．
その際は最低でも 3 カ月前，できれば 6 カ月前にはその旨を報告してもらうようにしましょう．
良い人材を確保するためにはある程度の期間が必要です．

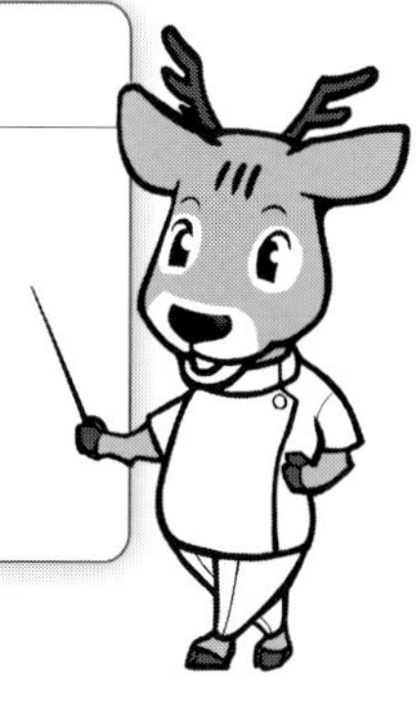

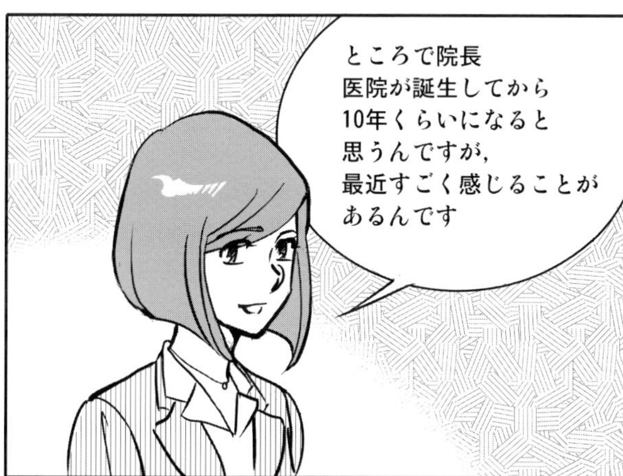
ところで院長
医院が誕生してから
10年くらいになると
思うんですが，
最近すごく感じることが
あるんです

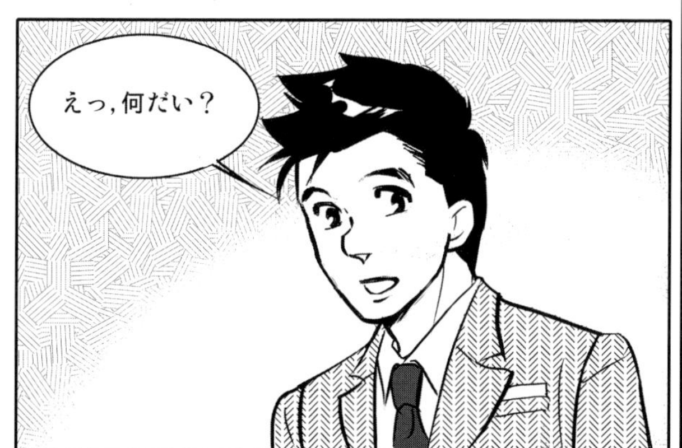
えっ，何だい？

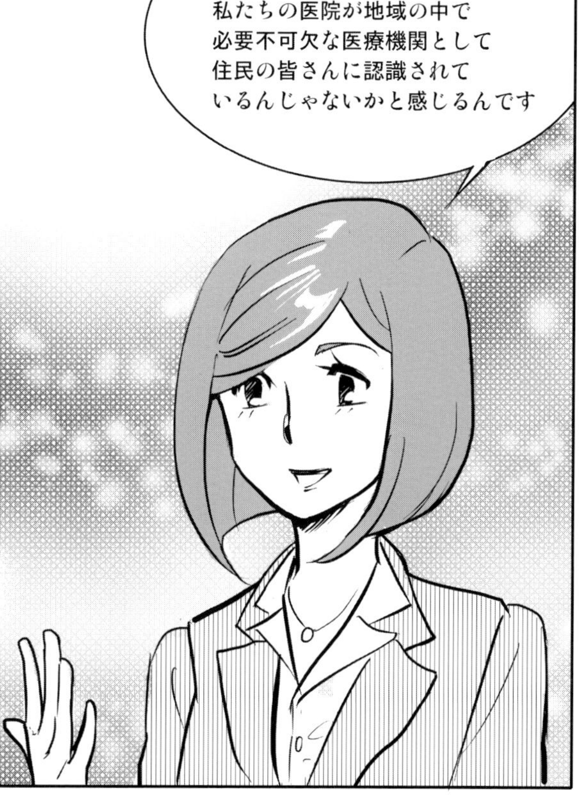
それはですね，
私たちの医院が地域の中で
必要不可欠な医療機関として
住民の皆さんに認識されて
いるんじゃないかと感じるんです

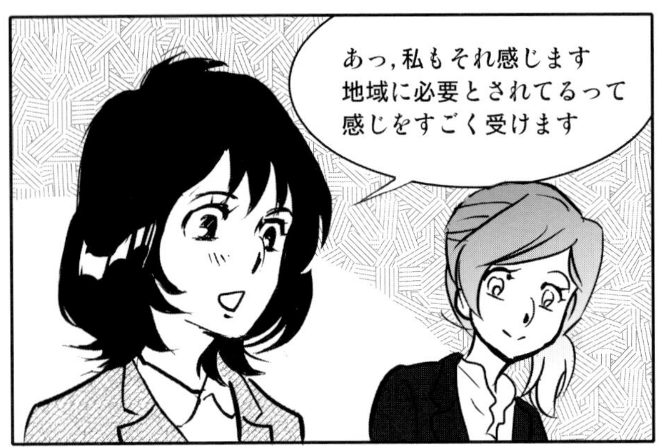
あっ，私もそれ感じます
地域に必要とされてるって
感じをすごく受けます

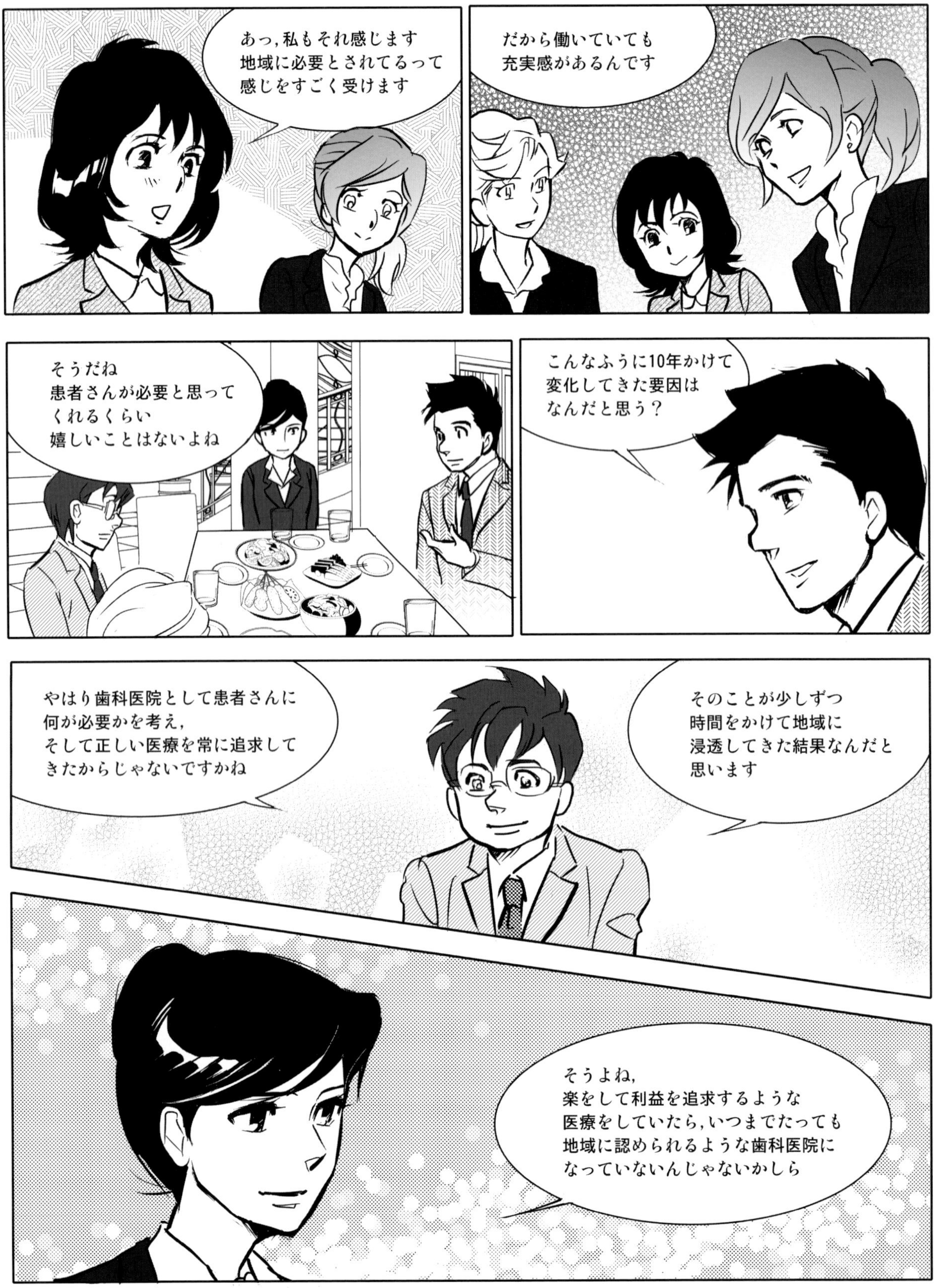

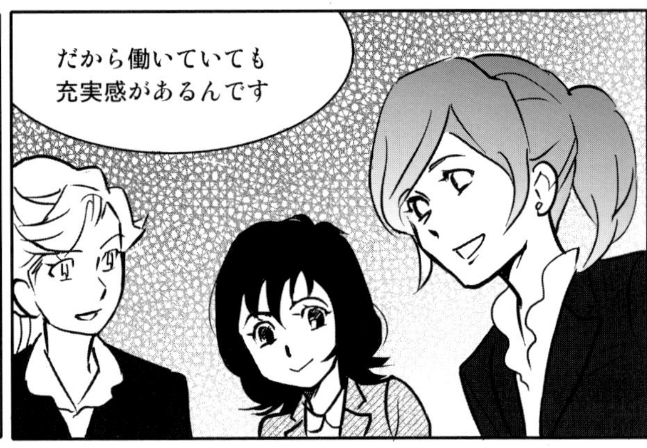
だから働いていても
充実感があるんです

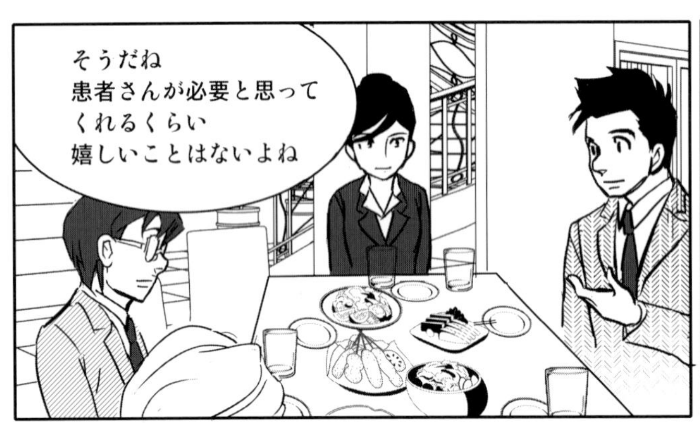
そうだね
患者さんが必要と思って
くれるくらい
嬉しいことはないよね

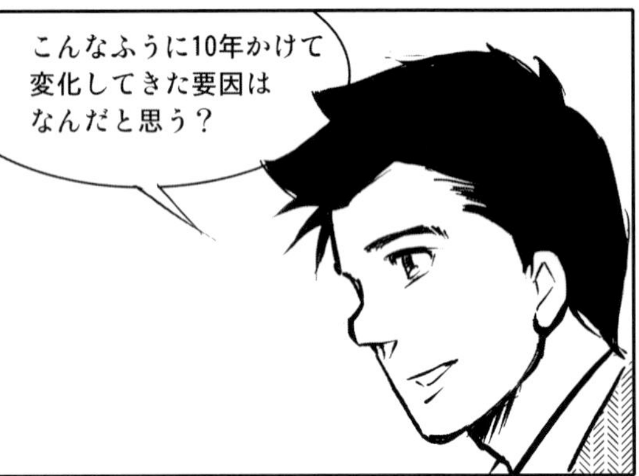
こんなふうに10年かけて
変化してきた要因は
なんだと思う？

やはり歯科医院として患者さんに
何が必要かを考え，
そして正しい医療を常に追求して
きたからじゃないですかね

そのことが少しずつ
時間をかけて地域に
浸透してきた結果なんだと
思います

そうよね，
楽をして利益を追求するような
医療をしていたら，いつまでたっても
地域に認められるような歯科医院に
なっていないんじゃないかしら

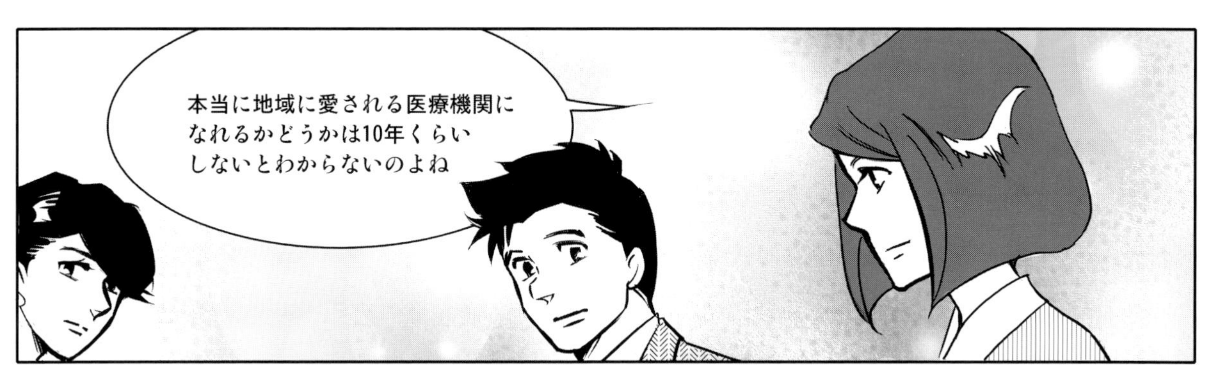
本当に地域に愛される医療機関に
なれるかどうかは10年くらい
しないとわからないのよね

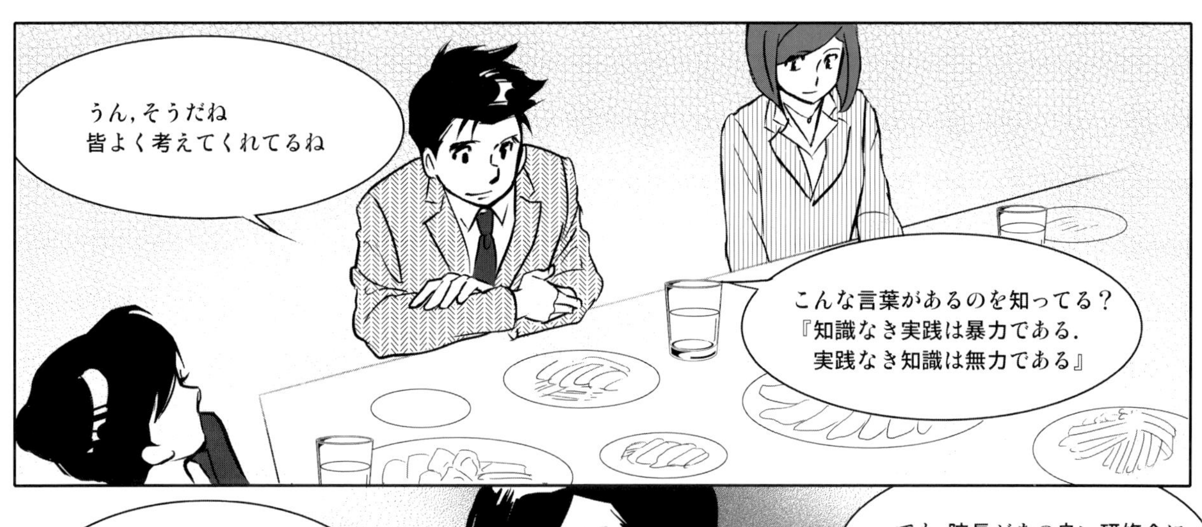
うん,そうだね
皆よく考えてくれてるね
こんな言葉があるのを知ってる？
『知識なき実践は暴力である.
実践なき知識は無力である』

聞いたことありますよ
まさに,鹿石歯科医院も
最初は知識なき実践だった
かもしれませんね

でも,院長があの良い研修会に
行かれたのが,
転機になりましたよね

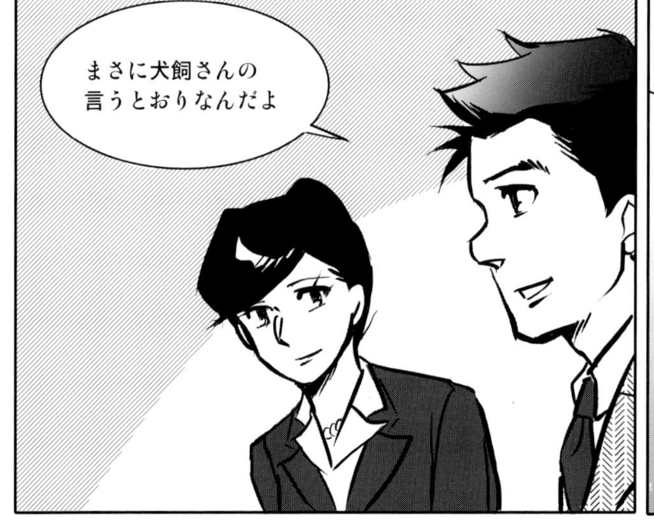
まさに犬飼さんの
言うとおりなんだよ

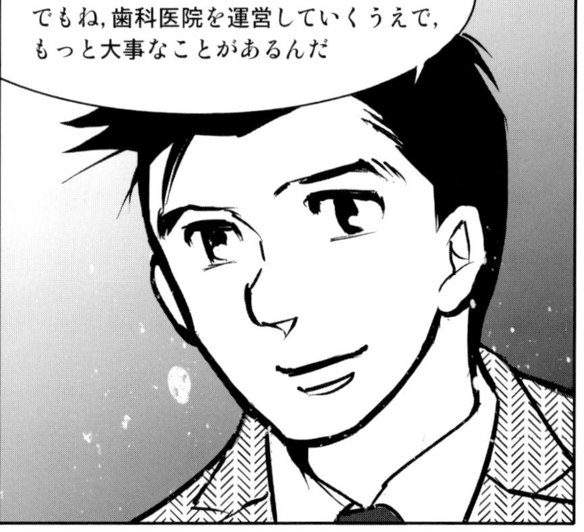
でもね,歯科医院を運営していくうえで,
もっと大事なことがあるんだ

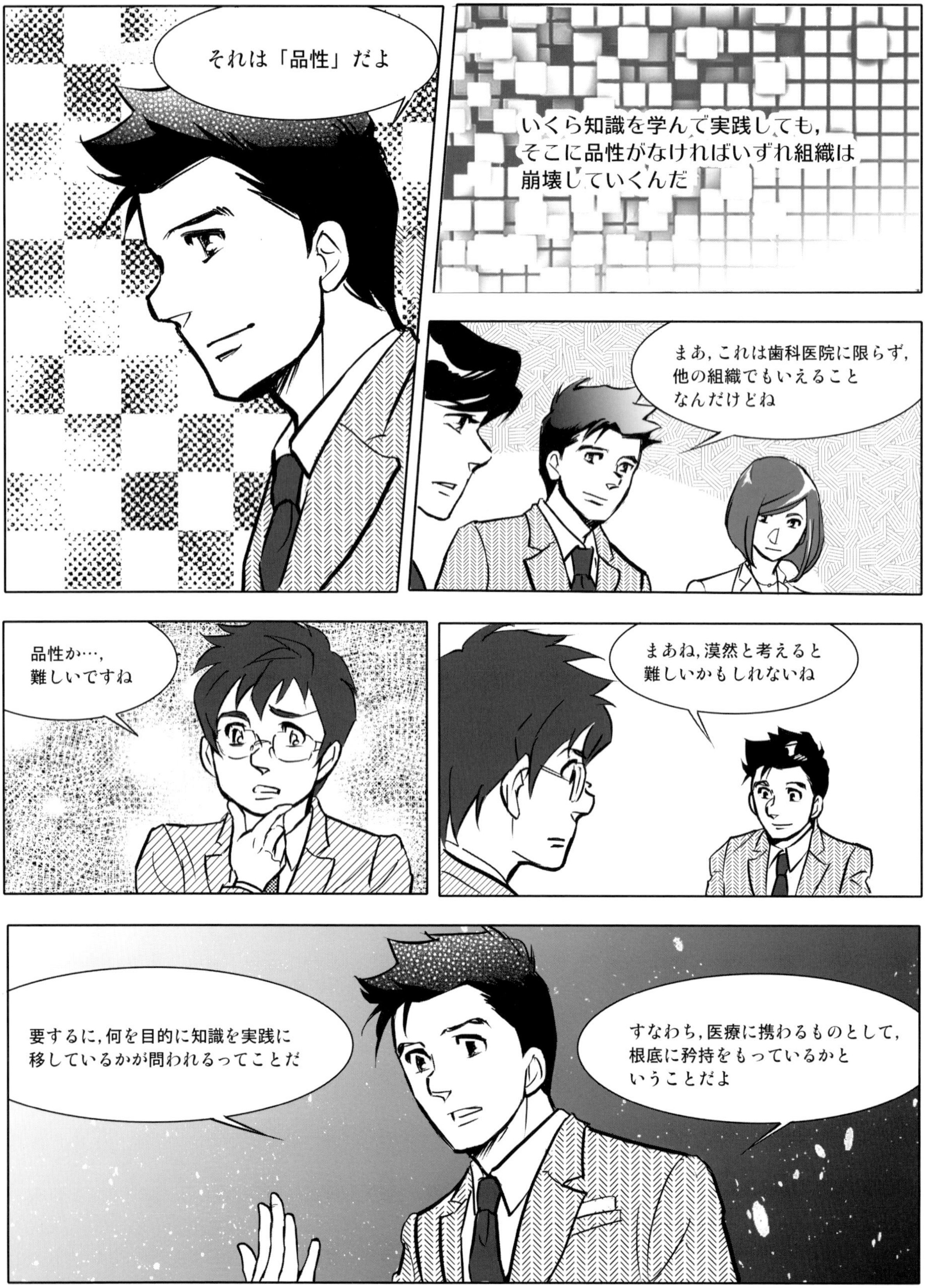

それは「品性」だよ

いくら知識を学んで実践しても，
そこに品性がなければいずれ組織は
崩壊していくんだ

まあ，これは歯科医院に限らず，
他の組織でもいえること
なんだけどね

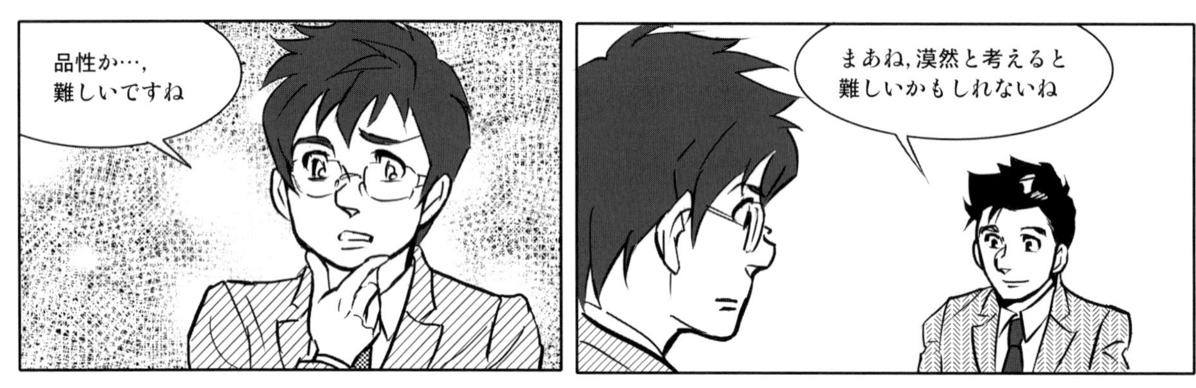
品性か…，
難しいですね
まあね，漠然と考えると
難しいかもしれないね

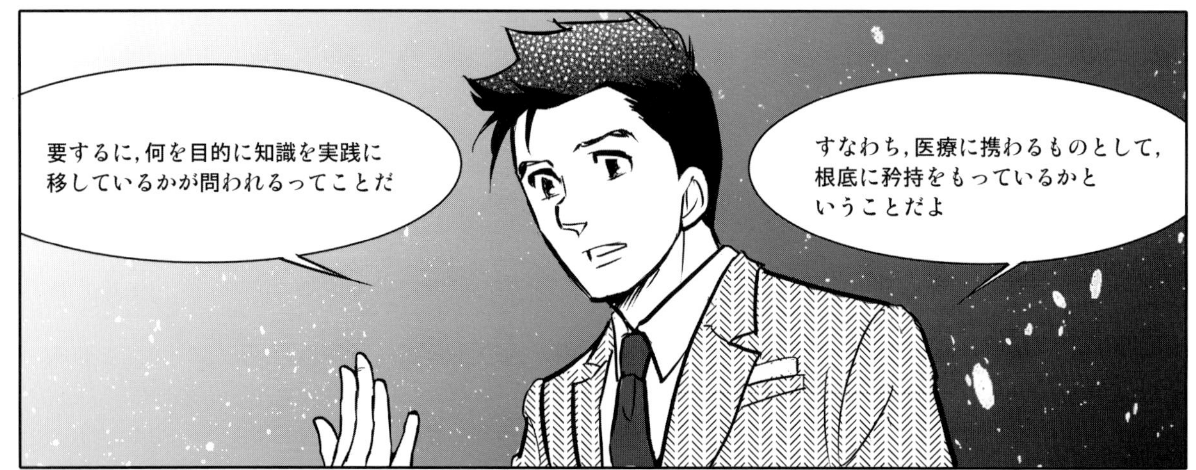
要するに，何を目的に知識を実践に
移しているかが問われるってことだ
すなわち，医療に携わるものとして，
根底に矜持をもっているかと
いうことだよ

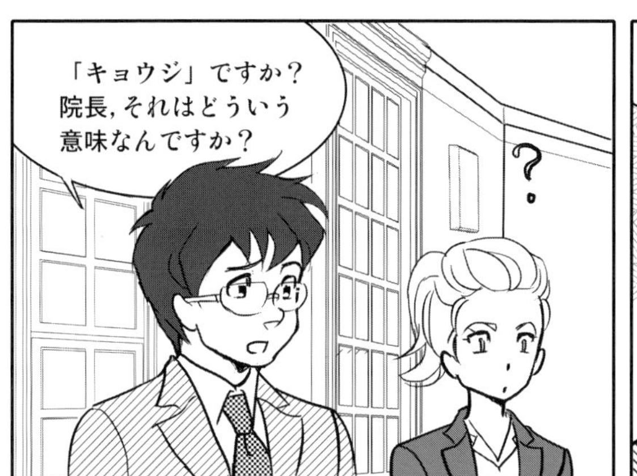
「キョウジ」ですか？
院長，それはどういう
意味なんですか？
？

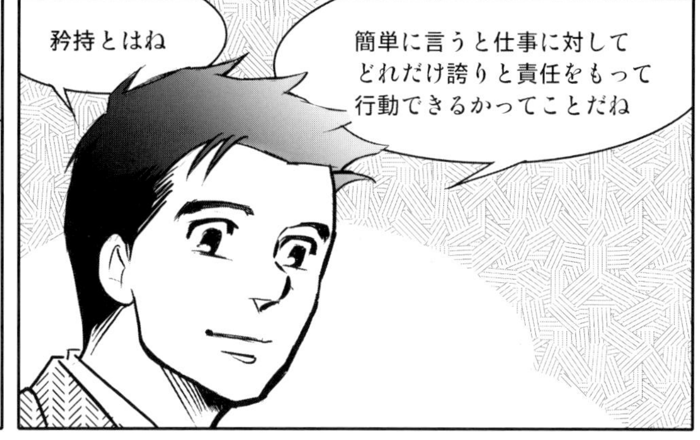
矜持とはね
簡単に言うと仕事に対して
どれだけ誇りと責任をもって
行動できるかってことだね

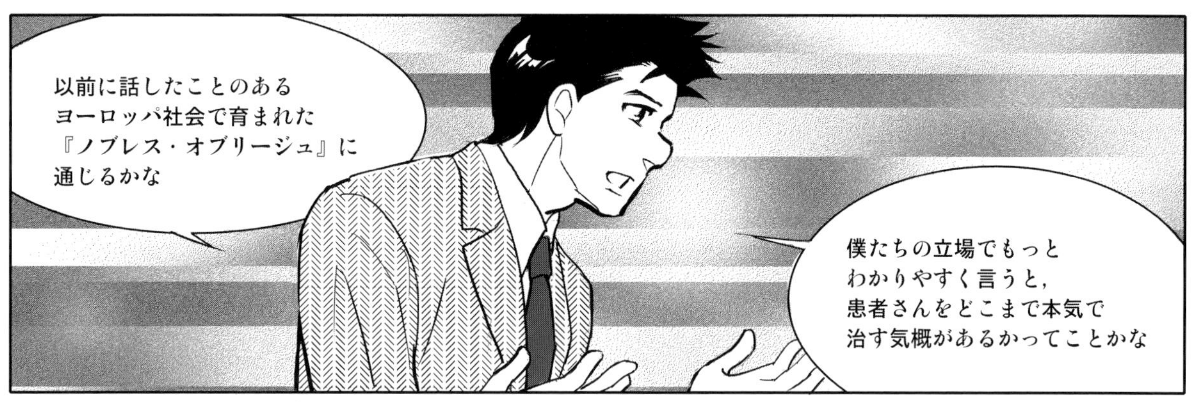
以前に話したことのある
ヨーロッパ社会で育まれた
『ノブレス・オブリージュ』に
通じるかな
僕たちの立場でもっと
わかりやすく言うと，
患者さんをどこまで本気で
治す気概があるかってことかな

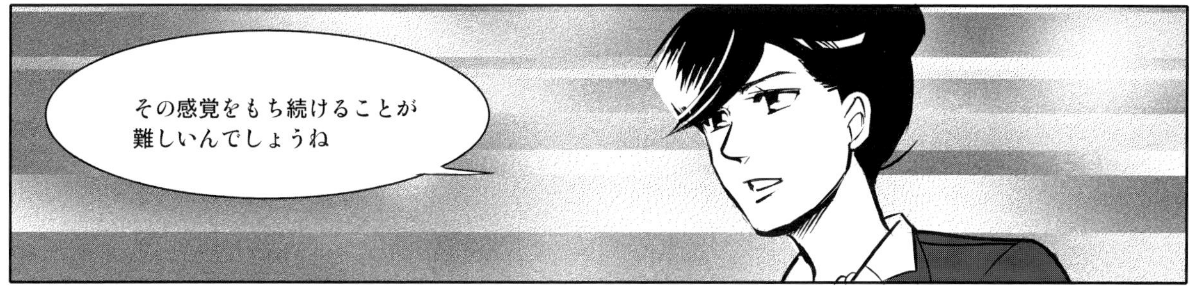
その感覚をもち続けることが
難しいんでしょうね

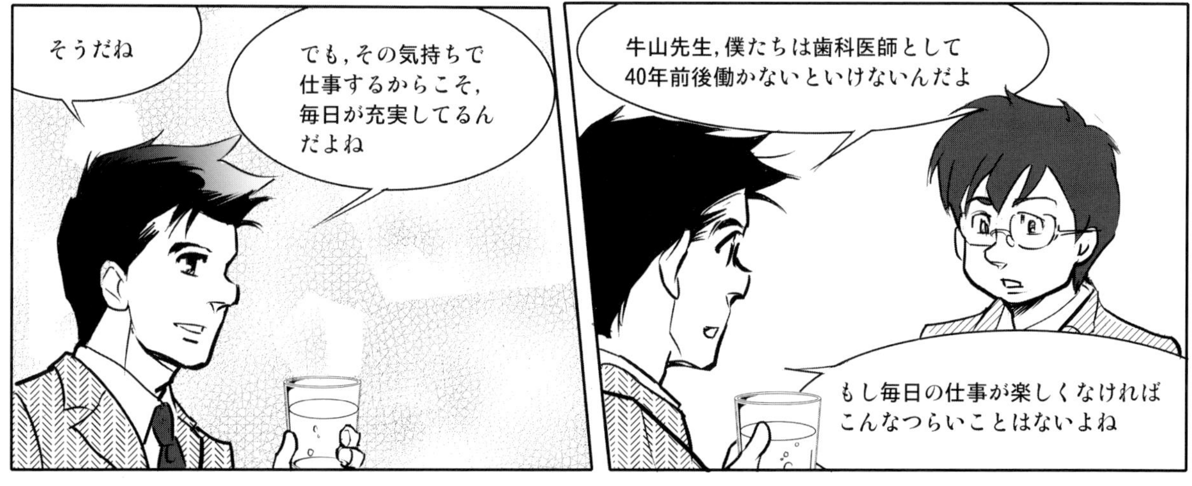
そうだね
でも，その気持ちで
仕事するからこそ，
毎日が充実してるん
だよね
牛山先生，僕たちは歯科医師として
40年前後働かないといけないんだよ
もし毎日の仕事が楽しくなければ
こんなつらいことはないよね

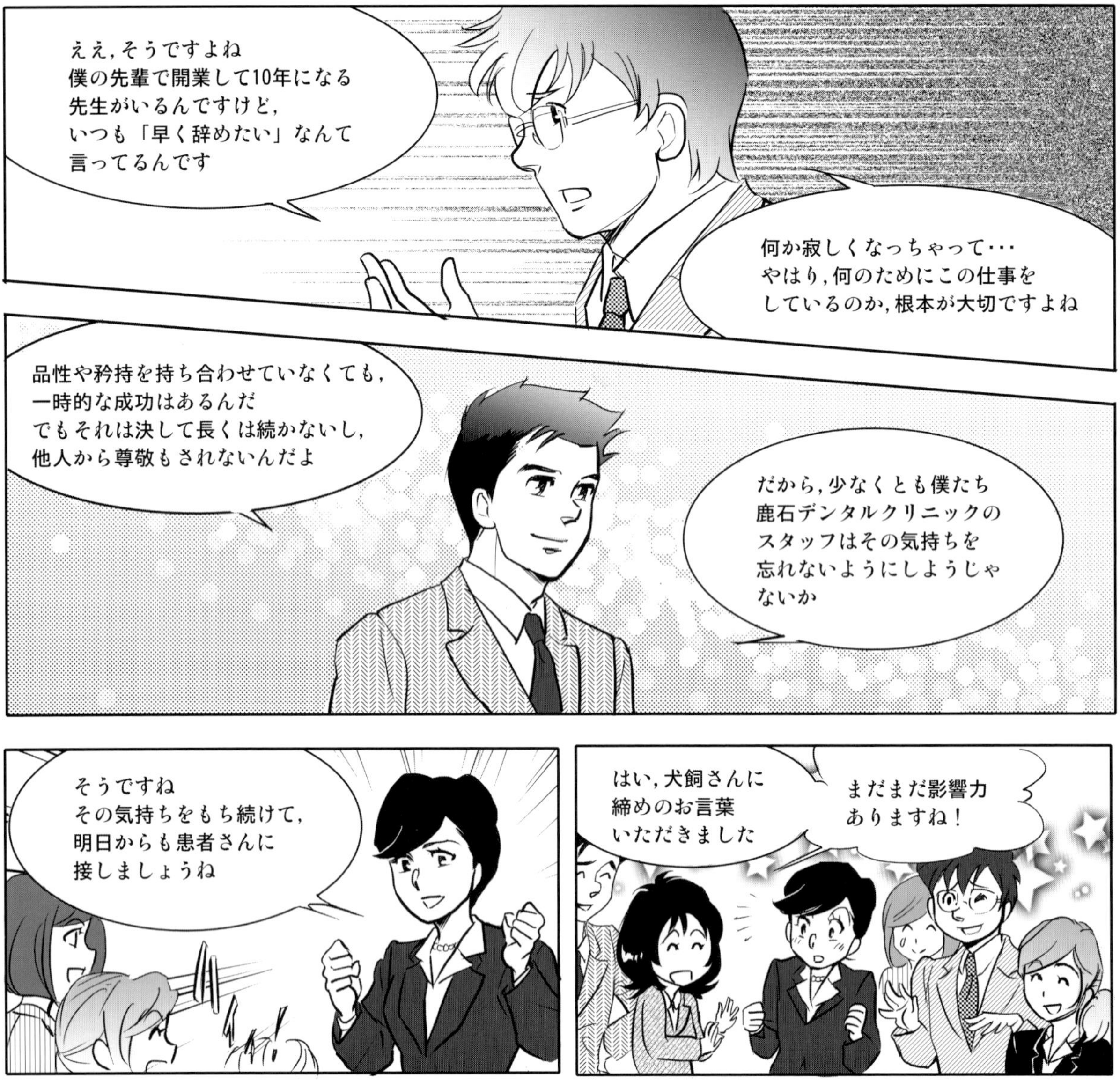

ええ，そうですよね
僕の先輩で開業して10年になる
先生がいるんですけど，
いつも「早く辞めたい」なんて
言ってるんです

何か寂しくなっちゃって･･･
やはり，何のためにこの仕事を
しているのか，根本が大切ですよね

品性や矜持を持ち合わせていなくても，
一時的な成功はあるんだ
でもそれは決して長くは続かないし，
他人から尊敬もされないんだよ

だから，少なくとも僕たち
鹿石デンタルクリニックの
スタッフはその気持ちを
忘れないようにしようじゃ
ないか

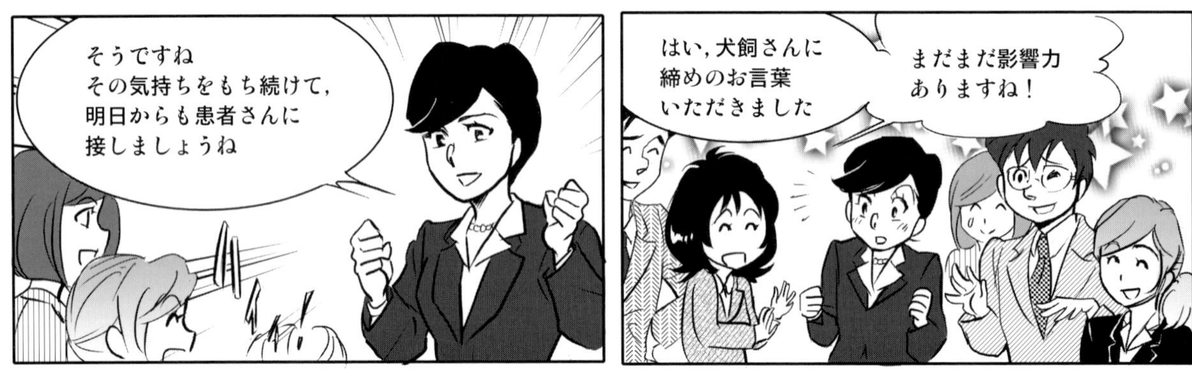
そうですね
その気持ちをもち続けて，
明日からも患者さんに
接しましょうね
はい，犬飼さんに
締めのお言葉
いただきました
まだまだ影響力
ありますね！

成功へのプロセス 30

矜持をもつ

歯科医院が成功するかどうか？　組織がうまく機能するかどうか？
この分かれ目はリーダーとそのスタッフが職や組織に対する
矜持をもっているかどうかにかかっています．
とくに人の体に接する医療人には，とりわけそれが必要とされる
ことは火を見るより明らかです．

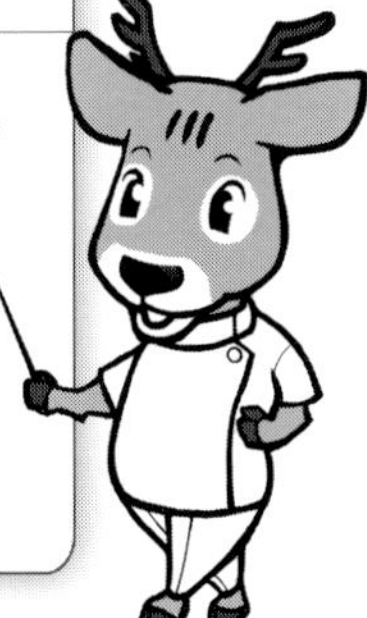

最後に

『歯科医院に本当に必要なこと』と題して私の思うところを述べました．特に，これから歯科医師，歯科衛生士を目指している学生諸子や開業準備を進めている先生方にとって，医療とは何かを今一度見つめ直す機会になったとしたら光栄です．最終話で，長期にわたり成功を収めるには，矜持が必要であると述べました．この矜持について考える機会は，日常そう多くはないかもしれません．しかし，矜持が欠けていたために，崩壊あるいは改革を余儀なくされた組織を，われわれは目の当たりにしてきました．

歯科ではインプラント体の使い回し事件が記憶に新しいところですが，まわりを見渡しても，国民を無視して党利党略に奔走したため下野した政党，ある一級建築士による耐震偽装問題，八百長問題に揺れたある協会，ファンや選手をないがしろにしたあるスポーツ機構，有名レストランにおける食品偽装問題，海外の客船沈没事故など，例をあげれば枚挙にいとまがありません．結果の重大性に差はあれ，これらの問題は，いずれもその組織の中心にいた人物に矜持という意識が欠落していたために起こった問題であると私は考えます．

われわれの業界にも同じことが当てはまるのは言うまでもありません．歯科医師，コデンタルスタッフの皆様も医療に携わる人間として，矜持をもって日々の診療に勤しんでいただけることを心より願っております．

最後になりましたが，執筆にご協力いただきました佐々生康宏先生ならびに開発牧子様，そして何より私の心に消えることのない火を灯してくださいました小野善弘先生と JIADS に心より感謝申し上げます．

高井康博

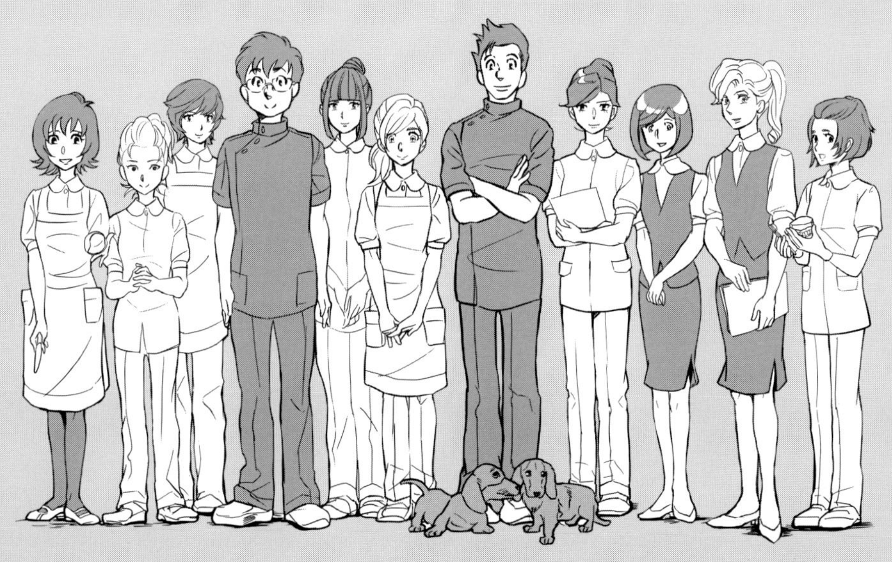

成功へのプロセス30

医療者としての姿勢

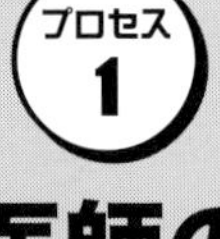

歯科医師の本分

（第2話 - 32頁参照）

当然，接遇や経営を学ぶことも重要です．また，診療時間の延長も需要があるでしょう．ただし，歯科医院にとって最も重要なことは，適切な治療を可能にする知識と技術の習得です．私たちは，プロフェッショナルであるべきです．本末転倒し大事なことを忘れないように !!

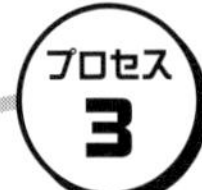

仕事を楽しむ

（第3話 - 43頁参照）

仕事に楽しい仕事と楽しくない仕事があるのでしょうか？　答えは楽しい仕事と楽しくない仕事があるのではなく，仕事を楽しくできる人とできない人の考え方の違いです．どうしたら仕事を楽しくできるかを，考えることが重要です．

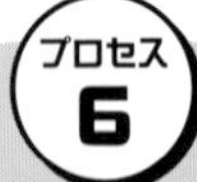

目指すは医療のクオリティ

（第5話 - 56頁参照）

コストダウンを目指すことは，どの業界でも必要なことかもしれません．ただ，行き過ぎると品質の低下やスタッフの勤労意欲の低下を招き，業界全体が劣化していくことにつながります．ましてやわれわれ医療に携わる業界では，行き過ぎたコストダウンより質のよい治療を目指すできではないでしょうか．

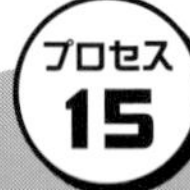

人生常に勉強

（第8話 - 87頁参照）

人生常に勉強です．医療者も常に勉強しなければ時代のニーズに対応することはできません．研修会に行って学んだことは，そのなかから取捨選択を行い，必要と感じた部分は実践・継続し成熟させなければなりません．さもなくば，研修費はドブに捨てたも同然です．

プロセス
16

患者さんの人生を変える

(第8話 - 90頁参照)

歯科医療は患者さんの人生を変える力のある職業です．歯科医療従事者ということに誇りと責任をもって仕事に向かいましょう！

プロセス
19

医療行為とその評価

(第9話 - 98頁参照)

医療という本来あるべき行為を，長期的視野をもって正当に患者さんに施し，その結果が評価されれば，医療に携わる人間として，仕事に対する喜びや誇りを感じることができます．これがスタッフの勤労意欲や院長との信頼関係の構築に寄与するのです．

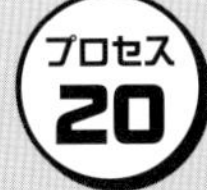
プロセス
20

メンターの必要性

(第9話 - 101頁参照)

皆さんも歯科医療に没頭できるきっかけとなる研修会やメンターが必要です．メンターは歯科医療だけでなく，足下を照らす灯台のように人生の道標にもなります．

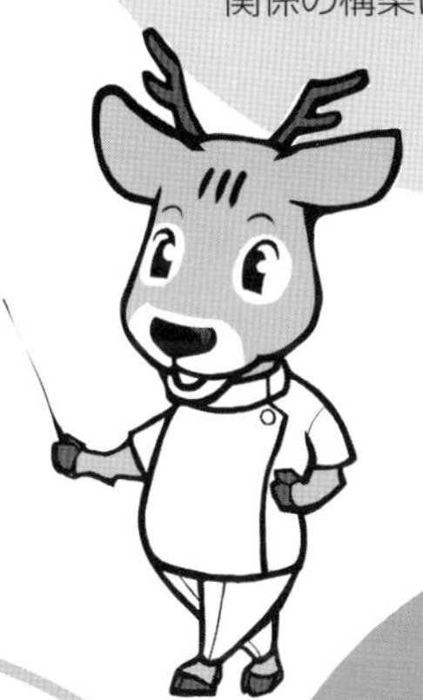

プロセス
22

常にアンテナを

(第10話 - 109頁参照)

歯科医療の進歩も日進月歩です．常にアンテナを張り巡らせて新しいものを導入することで，医院の差別化にもなりますし，患者さんのニーズにも応えられます．

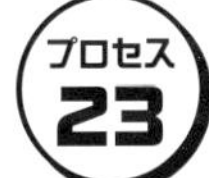
プロセス
23

患者さんのナビゲーター

(第10話 - 115頁参照)

歯科医院と患者さんの関係をどのように考えているかは重要です．その理念が言葉一つにも反映されます．われわれは患者さんを健康な方向に導く指南役も務めていることを忘れてはなりません．

医療者としての姿勢

責任の所在

(第11話 - 121頁参照)

ドクター・スタッフに仕事を任せることで，各自に責任感が芽生え，仕事に対するモチベーションが高まります．しかし反面，仕事を任せれば失敗も隣り合わせであることを十分に認識しておく必要があります．当然ながら当事者はしっかりと反省し，同じミスの再発を防ぐべく学習が必要です．また，その際に院長は最終的な責任の所在は自分にあることを自覚しておかなければなりません．その自覚がまた，スタッフとの信頼関係を維持するために必要なことなのです．

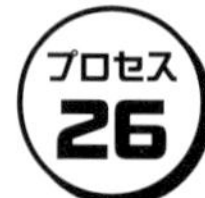

モンスターペイシェントには毅然と

(第11話 - 125頁参照)

皆さんの歯科医院にもこのような患者さんがいませんか？　近年，このような横柄な態度を取る患者さんが増加しています．医療機関として許容できる範囲を逸脱している患者さんに対しては，はっきりとけじめをつけるべきです．そうしなければスタッフは不安をかかえたまま勤務することになってしまいます．このように，トップが毅然とした態度を示すことは，組織にとって必要なことでもあります．

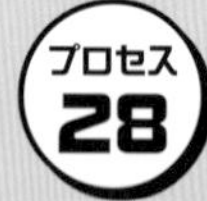

仕事のON-OFFが大事

(第11話 - 128頁参照)

人生を満喫し，スタッフや家族を守るためには，まず仕事が充実し，歯科医院運営が順調でなければなりません．しかし仕事ばかりでは長続きしません．余暇をいかに楽しむかも一つのポイントとなります．

ハードルを越える

(第12話 - 134頁参照)

人前で発表することは，とてもハードルの高いことです．しかし，そのハードルを越えると大きく成長することができます．患者さんの経過をまとめることで，反省するべき点が浮き彫りにされ，次回からの治療に活かされます．それは個人だけでなく医院力の向上にもつながります．さらに公で発表することで，多くの歯科医療従事者にも情報を提供することになります．これは業界そのものの発展に寄与することとなり，ひいては患者さんの利益にもつながります．

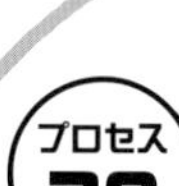

矜持をもつ

(第12話 - 142頁参照)

歯科医院が成功するかどうか？
組織がうまく機能するかどうか？

この分かれ目はリーダーとそのスタッフが職や組織に対する矜持をもっているかどうかにかかっています．とくに人の体に接する医療人には，とりわけそれが必要とされることは火を見るより明らかです．

医院としての取り組み

プロセス
4

朝礼は必須

（第4話-44頁参照）

朝礼は大事です．歯科医療はチームワークです．歯科医院のコンセプトを全員で毎朝再確認することや，その日の注意事項を確認することが皆の意識を高めます．

プロセス
7

歯科医院でも会議を

（第5話-62頁参照）

一般の企業に会議があるように，歯科医院にもそれに相当する勉強会があって当然です．勉強会を定期的に行うことで，問題点の抽出と解決策が生まれ歯科医院全体の組織力（医院力）が強くなるのです．

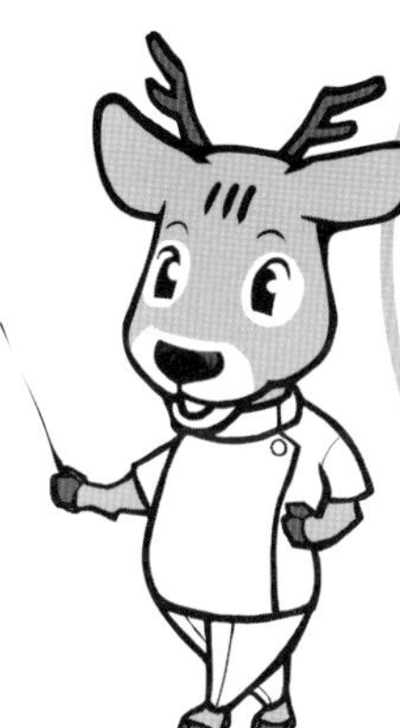

プロセス 8

治療説明

（第6話-67頁参照）

患者さんに治療の説明をするときには，いろいろなツールを使い，知識のない人でも十分納得できるようにしましょう．

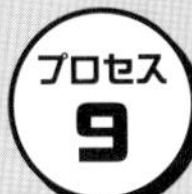
プロセス
9

コンサルテーション

（第6話-72頁参照）

初期治療終了後に行うコンサルテーションまでに患者さんとの信頼関係を構築しておきましょう．

プロセス
10

知識の共有

（第6話-73頁参照）

患者さんから信頼していただくためには，歯科医師，歯科衛生士だけでなく，受付･歯科助手･歯科技工士全員が治療の知識を共有しておく必要があります．

プロセス
11

受付業務も専門知識を

（第7話-78頁参照）

知識がなければただのお飾りと同じです．知識があるからこそ，歯科医師・歯科衛生士とコミュニケーションがとれ，チームの一員として患者さんに十分な対応ができるのです．

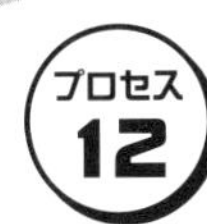
プロセス
12

来院状況の把握

（第7話-80頁参照）

受付は治療を中断した患者さんを把握し，再受診をしていただくようにサポートしましょう．

医院としての取り組み

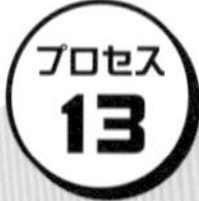
プロセス
13

インシデントレポートの作成

(第７話 - 82頁参照)

- ●失敗の情報を共有することで再発の防止につながります.
- ●患者さんに安心した医療を提供することができます.

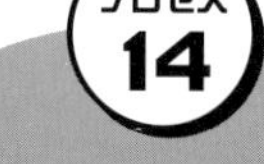
プロセス
14

問題点の抽出

(第７話 - 83頁参照)

毎月，毎週，毎日，院内の問題点を抽出し，即座に対応していくことが患者さんとの信頼関係を維持するために最低限必要なのではないでしょうか.

プロセス
17

来院動機アンケート

(第８話 - 93頁参照)

自分の医院への来院動機を調査し，何が強みで何が弱みかを明確にすることで，具体的かつ効果的な戦略を立てることが可能になるのです.

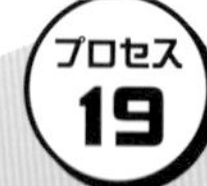
プロセス
19

医療行為とその評価

(第９話 - 98頁参照)

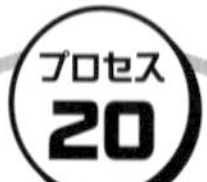
プロセス
20

メンターの必要性

(第９話 - 101頁参照)

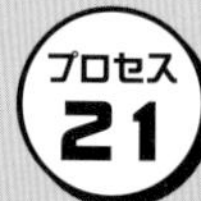
プロセス
21

医療の特色を

(第９話 - 107頁参照)

他の歯科医院にはない特色がなければ，患者さんがその歯科医院を選択する必然性はありません. 医療の特色が多いほど他の歯科医院との差別化が起こるのです．また，その特色をいかにして地域に浸透させていくかも重要です.

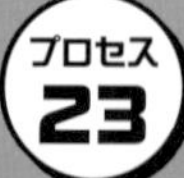
プロセス
23

患者さんのナビゲーター

(第10話 - 115頁参照)

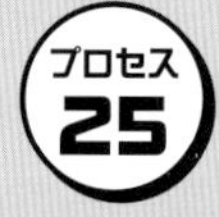
プロセス
25

責任の所在

(第11話 - 121頁参照)

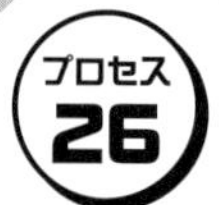
プロセス
26

モンスターペイシェントには毅然と

(第11話 - 125頁参照)

プロセス 28

ハードルを越える

(第12話 - 134頁参照)

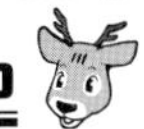

医院経営

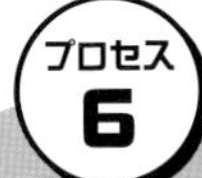

プロセス2 歯科医院のコンセプトを明確に

（第3話 - 40頁参照）

一般企業にコンセプトがあるように，当然，歯科医院にもコンセプトがあってしかるべきです．たとえば，科学的根拠をもった治療を共有・実践することで，全員が治療の目的とゴールをはっきりと認識でき，働くモチベーションが高まります．

プロセス6 目指すは医療のクオリティ

（第5話 - 56頁参照）

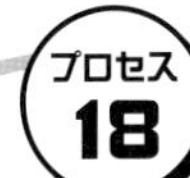

プロセス18 決算書からみえること

（第8話 - 95頁参照）

歯科医院の経営状態がどうなのか，スタッフともども知っておく必要があります．毎年第三者による決算報告で問題点を浮き彫りにし，全員で対策を考えるべきです．

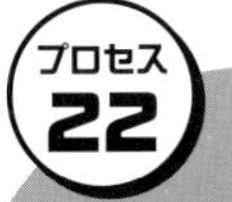

プロセス22 常にアンテナを

（第10話 - 109頁参照）

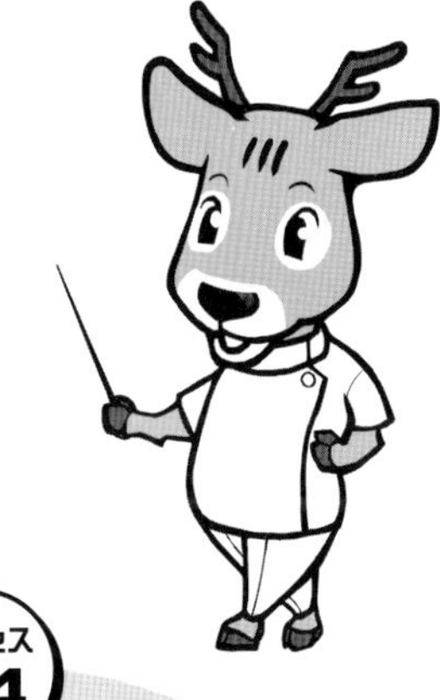

スタッフに関すること

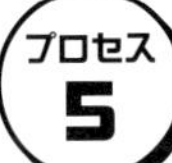

プロセス5 面接のポイント

（第4話 - 51頁参照）

チームの一員となる人材を選ぶ面接は大事です．何よりもコミュニケーション能力の高い人を探しましょう．また，院長の独りよがりではなく，一緒に働くチームメンバーの意見をよく聞きましょう．

プロセス24 スタッフ長や責任者を設ける

（第10話 - 118頁参照）

スタッフ長を置くことで，現場の問題点を吸い上げてもらい改善につなげることが容易となります．また，院長にはなかなか把握できないスタッフ間の関係性を調整してもらうことで，職場を良い環境に保つことができます．さらに各スタッフへの仕事の配分などを任せることでそれぞれの仕事に対する責任感が生まれます．そして，スタッフの成長を感じることは院長にとって非常に嬉しいことです．

プロセス29 退職報告は早めに

（第12話 - 137頁参照）

スタッフの退職は常につきものです．その際は最低でも3カ月前，できれば6カ月前にはその旨を報告してもらうようにしましょう．良い人材を確保するためにはある程度の期間が必要です．

【著者略歴】

高井康博（たかい やすひろ）

1988 年　広島大学歯学部卒業
　　　　　広島大学歯学部第一口腔外科入局
1995 年　広島大学歯学部第一口腔外科退局
1996 年　高井歯科医院開院（広島市）
2004 年　医療法人双樹会高井歯科医院移転開設（広島市）

佐々生康宏（さそお やすひろ）

2000 年　大阪大学歯学部卒業
2004 年　大阪大学大学院歯学研究科修了
　　　　　大阪大学歯学部附属病院顎口腔機能治療部医員
2008 年　重症心身障害児者施設四天王寺和らぎ苑 歯科科長
2011 年　ささお歯科クリニック 院長

マンガでわかる成功へのプロセス 30
歯科医院に本当に必要なこと　　ISBN978-4-263-46122-8

2015 年 12 月 10 日　第 1 版第 1 刷発行

著　者　高井康博
　　　　佐々生康宏
発行者　大畑秀穂
発行所　医歯薬出版株式会社

〒113-8612 東京都文京区本駒込 1-7-10
TEL.(03)5395-7634(編集)・7630(販売)
FAX.(03)5395-7639(編集)・7633(販売)
http://www.ishiyaku.co.jp/
郵便振替番号 00190-5-13816

乱丁，落丁の際はお取り替えいたします　　印刷・三報社印刷／製本・愛千製本所

© Ishiyaku Publishers, Inc., 2015. Printed in Japan

本書の複製権・翻訳権・翻案権・上映権・譲渡権・貸与権・公衆送信権（送信可能化権を含む）・口述権は，医歯薬出版(株)が保有します．

本書を無断で複製する行為（コピー，スキャン，デジタルデータ化など）は，「私的使用のための複製」などの著作権法上の限られた例外を除き禁じられています．また私的使用に該当する場合であっても，請負業者等の第三者に依頼し上記の行為を行うことは違法となります．

JCOPY ＜(社)出版者著作権管理機構 委託出版物＞

本書をコピーやスキャン等により複製される場合は，そのつど事前に(社)出版者著作権管理機構(電話03-3513-6969, FAX 03-3513-6979, e-mail: info@jcopy.or.jp)の許諾を得てください．